杏林求真：
名医临床心得录

陈江华　主　编

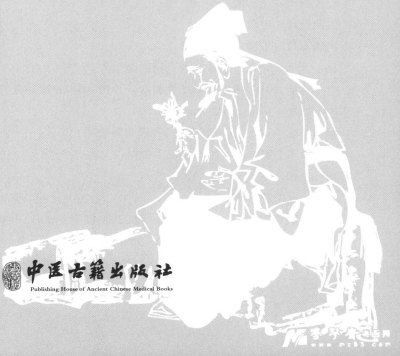

中医古籍出版社
Publishing House of Ancient Chinese Medical Books

图书在版编目（CIP）数据

杏林求真：名医临床心得录／陈江华主编．—北
京：中医古籍出版社，2022.12
ISBN 978-7-5152-2580-7

Ⅰ.①杏… Ⅱ.①陈… Ⅲ.①中医学-临床医学-经
验-中国-现代 Ⅳ.①R249.7

中国版本图书馆 CIP 数据核字（2022）第 181559 号

杏林求真：名医临床心得录

陈江华　主编

策划编辑	刘　婷	
责任编辑	吴　迪	
封面设计	宝蕾元	
出版发行	中医古籍出版社	
社　　址	北京市东城区东直门内南小街 16 号（100700）	
电　　话	010-64089446（总编室）　010-64002949（发行部）	
网　　址	www.zhongyiguji.com.cn	
印　　刷	宝蕾元仁浩（天津）印刷有限公司	
开　　本	710mm×1000mm　1/16	
印　　张	18	
字　　数	270 千字	
版　　次	2022 年 12 月第 1 版　2022 年 12 月第 1 次印刷	
书　　号	ISBN 978-7-5152-2580-7	
定　　价	82.00 元	

杏林求真：名医临床心得录
编委会

主　编　陈江华

副主编　孙建功　王成才

主　审　陈宝明

主编简介

陈江华，男，出生于 1977 年 5 月 6 日，中国中医科学院望京医院副主任医师，副教授。

毕业于北京中医药大学。为山西省名老中医陈宝明教授传承工作室主要学术继承人，并为国务院政府特殊津贴专家，首都名中医陈枫教授团队骨干。兼任中国中医药研究促进会中西医结合脑病防治与康复专业委员会委员，中国医疗保健国际交流促进会中医康复理疗专家委员会委员，中国针灸学会会员，北京中西医结合学会卒中专业委员会委员，中国中医药研究促进会青年医师分会理事。

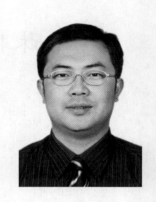

从事临床工作二十余年，师承家传，临床擅用经方，结合针灸、推拿等多种方法，治疗头痛、眩晕、失眠、面瘫、颈肩腰腿痛、胃肠疾病、月经病、更年期综合征以及脑血管疾病等。从业以来，在全国中医核心学术期刊发表论文十余篇，主编、协编专业著作三部，参与并完成多项国家级及省部级科研课题。

内容提要

本书系收集山西大同大学陈宝明教授历年发表的论文整理编辑而成，全书分为学术争鸣、理论探讨等，凡七个篇章。

第一章为学术争鸣，共收录了四篇论文，对中医界长期存有异议或争议的问题进行了探讨，并阐述了陈宝明教授的个人观点，其论观点明确，论据确凿，旨在通过争鸣，澄清本源，明辨是非，以强化对中医学术理论的准确理解。

第二章为理论探讨，共收录论文十篇，分别对经方的概念、特点和应用规律进行了论述，并对中医经典医籍中的有关章节，阐述了陈宝明教授的学习心得和体会，特别是对一些词义古僻、含意幽深的文句，刻意精研，博引旁征，探微索隐，以求参悟真谛。

第三章为《伤寒论》研究。本章共收录陈宝明教授论文二十篇，从《伤寒论》的渊源到六经辨证的创立，从对条文的诠释到六经病证的辨析，等等，其论详备，识用精微，实为后生所叹！

第四章为临床应用。共收录论文二十一篇，文中畅谈了陈宝明教授从医几十年来临床遣方用药的心得体会，并附录部分验案，揭示拓展了应用古方的内涵及外延。同时，收录了陈教授的数篇科研论文，并用现代科学数据整理统计、观察评介，体现了古方今用、古今接轨、继承创新的精神。

第五章为随师拾贝。本章记载了陈宝明教授在 20 世纪 80 年代，随师跟诊的心得体会，并总结整理了刘渡舟教授临证经验和部分验案，虽为冰山之一角，抑或能窥一斑而见全豹，观滴水而知沧海，以彰显刘老选方用药之特点。

第六章为诊余漫谈。本章对时下中医界较为关注的几个问题，提出了陈宝明教授的观点，以为抛砖引玉之用。

第七章养生防病。本章根据中医"天人相应"的理论，提出传统中医养生防病的基本原则，以及四时养生防病的具体方法，特别强调了人体脾、肾在养生防病中的重要作用。

前　言

陈宝明教授早年毕业于北京中医药大学，是全国著名中医伤寒论大家、北京中医药大学刘渡舟先生的研究生。现为全国老中医药专家学术经验继承工作指导老师及山西省名中医，原任山西大同大学中医系主任，中医学科带头人。

陈宝明教授从医五十余年，中医理论功底深厚，临床经验丰富，辨证思维缜密，选方用药精准，擅用经方治疗各种疑难杂病，每起沉疴。至今虽已年逾古稀，仍孜孜不息，手不释卷，临证带教，伏案笔耕。几十年来，在教学临证之余，撰写发表了大量著作和论文。余等幸入师门，随师守诊，聆听教诲，耳闻目染，获益良多。今收集其历年所刊之论文六十七篇，根据不同内容，分门别类，整理成册，取名为《杏林求真：名医临床心得录》。全书分为学术争鸣、理论探讨、《伤寒论》研究、临床应用、随师拾贝、诊余漫谈及养生防病等，凡七个章节，其间对个别文意重叠，或短缺遗漏者，经反复斟酌，征求先生的意见之后，进行了增减补缺。由于时间仓促，加之水平有限，在整理编写中，仍有不尽如人意之处，敬请读者批评指教。

陈江华

壬寅年暮春于北京自有书屋

目 录

第三章 《伤寒论》研究 _39

第四章　临床应用　_113

第五章　随师拾贝　_217

第六章　诊余漫谈　_245

第七章　养生防病　_259

第一章　学术争鸣

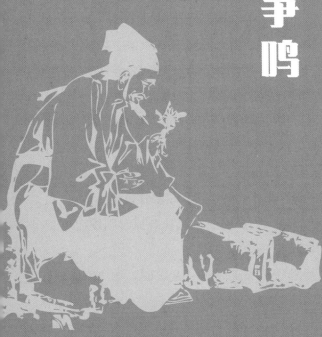

学术争鸣是科学发展的动力，特别是在自然科学中，通过争鸣澄清本源，明辨是非，以推动学术发展。本章共收录了四篇论文，文章对中医界长期存有争议的问题进行了探讨，并阐述了作者自己的观点，尊所闻，行所知，引经据典，触类旁通，其论有理有据，观点明确，论据确凿，有一定的说服力。

一　论燥邪的阴阳属性

燥，是六淫邪气之一。六淫邪气，总以阴阳来统。然而，对燥邪的阴阳属性，历代医家众说纷纭，各执一端。特别自明清以来，把燥同寒热并论，提出"温燥"与"凉燥"。根据古人"温燥"与"凉燥"之说，把温燥归为阳邪，凉燥归为阴邪，故使一邪兼备二性。可见，对于燥邪的阴阳属性，是值得研究探讨的一个问题。本文就燥邪的阴阳属性，谈谈个人的一点认识。

燥，为秋令之主气。在五行属金，通于肺。秋令天高气爽，西风肃杀，万物凋零。因其近于冬，故为次冬，阴长阳消。正如《素问·异法方宜论》所云："西方者，金玉之域，……天地之所收引也。"金性刚劲，肃杀收引。肺气清肃下降，故曰"肺降于右"，右为阴，阴气下行于阴道，故燥当属阴邪。

关于燥和温凉的关系，前人有过众多论述。如清代俞根初《通俗伤寒论》曰："深秋初凉，西风肃杀，感之者多病风燥。此属燥凉，较严冬风寒为轻；若久晴无雨，秋阳以曝，感之者多病温燥，此属燥热，较暮春风温为重。"又如费晋卿《医醇賸义》曰："初秋尚热，则燥而热；深秋既凉，则燥而凉。"由此可见把燥邪分成"温燥"与"凉燥"两种。

本人认为，就证候分类，将燥邪所致病证分为"温燥证"与"凉燥证"

是可以的，但就其六淫邪气本身的特性，把燥与温凉混谈是欠妥的。盖夏末秋初，余温未尽，常与燥邪相兼致病，不为鲜见；而深秋近冬，初凉与燥气同感，亦不必置疑。但绝不能因燥与温凉相兼而改变了燥邪本身的特性。结合临床来看，两种以上的邪气相兼致病是屡见不鲜的，诸如"风寒""风热"，等等，但绝不能因风与寒相兼而把风说成是阴邪，或把寒说成是阳邪。因此，"温燥"与"凉燥"只能是证候上的一种分类，而不能将其说成是燥邪本身的特性。

也有人据"阴盛伤阳""阳盛伤阴"的理论，便以"燥邪伤津"而推断燥为阳邪。本人认为，邪气是对正气而言，邪客人体，正气因抗邪势必受伐。而人体正气，既包括功能的一面——阳，又包括物质的一面——阴，任何一种邪气，既然言其伤正，则既可伤人的阳气，又可伤人的阴气。如火邪，不但易伤人之津液，且易伤人之阳气，即"壮火食气"。总不能因火邪既能伤阳又能伤阴而把火邪说成既属于阳邪又属于阴邪吧？《素问·太阴阳明论》说："故伤于风者，上先受之；伤于湿者，下先受之。"《伤寒论条辨》中也认为，太阳病，风伤卫，寒伤营。这些足以说明，以阳伤阴或以阴伤阳只是其病理的一方面。因此，用"燥易伤津"的特点来确立燥邪的阴阳属性，是值得商榷的。

根据以上分析，燥当属阴邪，燥不可与温凉混谈。正如清代叶天士所云："所谓六气，风寒暑湿燥火也，分其阴阳，暑统风火，阳也；寒统燥湿，阴也。"此才是对燥邪属性正确的归类法。（《山西中医》1985年第1卷第3期第41页）

二 再论燥邪的阴阳属性——兼驳燥为阳邪之非

关于燥邪的阴阳属性，历代医家争执不休，或云属阳，或云属阴，或云既属阴且属阳等。各执其一端，莫衷于一是，至今尚无定论。作者1985年在《山西中医》发表文章，陈述己之管见，曾引起同仁界的争鸣和商榷，故有必要进一步探讨，欠妥之处，冀高贤不吝匡正。

1.病邪之间的比较

比较的方法，是确立对象之间差异点和共同点的逻辑思维方法，有比较才有鉴别。无疑，六淫邪气阴阳属性的确立，也必须遵循这一方法。但是，这种比较的方法，必须建立在事物之间的差异性和同一性这个客观的基础之上，因为在任何事物之间，不仅存在着现象上的同一性和差异性，而且存在着本质上的同一性和差异性。事实证明，现象上的同一性和差异性是容易识别的，因而，自然科学研究中的比较，就不能只停留在现象上。相反，正是要在表面上差异极大的事物之间，寻找出它们在本质上的同一性，而在表面上极为相似的事物之间，要寻找出它们在本质上的差异性，这是比较方法的基本内容。在对"燥"邪阴阳属性的探讨中，有人举出了"湿"与"燥"的比较，认为"湿"是"空气潮湿而多水分"，"燥"是"空气干燥而少水分"。故以此推断"湿属阴""燥属阳"。个人认为，空气中水分的多少以及干燥与潮湿，仅仅是"燥"与"湿"显而易见的一种自然现象，而湿性重浊下移，燥性"肃杀凋零"（王冰《黄帝内经素问》）才反映了"湿"与"燥"的本质，因而，"燥"与"湿"尽管在现象上存在着一定的差异，但就其本质而言，则是同一的，故其性当同属于阴。若只注重现象上的差异性，而忽略了本质上的同一性，势必导致一种错误的结论。因为"假如一个人，能看出当下显而易见之异，譬如能区别一支笔与一匹骆驼，则我们不会说这人有了不起的聪明"（黑格尔）。

在比较中，有人还引用"水流湿，火就燥"，以说明水湿同气，燥火同性。此说如不加分析，容易给人以错觉和疑惑。但是，如果仔细训释一下这段原文，就会对其有正确的理解。《易传·文言传·乾文言》曰："水流湿，火就燥。云从龙，风从虎。"《说文解字》谓："流，水行也。"故水流湿，当理解为水流于湿。《古汉语常用字字典》谓："就，趋向之意。"故火就燥乃火易趋向于燥。从自然现象来看，燥物易燃火，故曰火趋于燥。从，有随从之意（《辞源》），故"云从龙，风从虎"即是人们通过对自然现象的观察，认识到龙与云相从，风与虎相随。结合全句的内容来看，水流于湿，火趋于燥，都是以自然界物理现象而言，是以水湿相求、火燥相迎的特点，而论述水与火的自然趋向，绝不能把水与湿、火与燥等同起来，更不能以此来说明燥邪的阴阳属性。

其次，有人还引用"燥万物者，莫熯乎火"来说明燥与火同性。我们细析一下此语的前后原文。《易传·说卦传》曰："动万物者，莫疾乎雷；桡万物者，莫疾乎风；燥万物者，莫熯乎火；说万物者，莫说乎泽；润万物者，莫润乎水。"文中"动""桡""燥""说""润"，皆用作动词，分别以说明"雷""风""火""泽""水"的作用表现，因此"燥万物者，莫熯乎火"之"燥"，是言火的作用表现，能够使万物干燥，如果因此而把火与燥等同起来，那么，文中的"雷"与"动"，"风"与"桡"，"泽"与"说"，"水"与"润"又该如何理解呢？因此，剖析一下原文之意，就会感到此论确实使人难以理解。

2. 审证求因

还有人提出，划分六淫阴阳属性，要结合临床病证，亦即审证求因。诚然，"审证求因"是中医辨证论治的重要内容，中医对于病因的审查，必须结合自然界气候的变化，从临床表现而求得，诸如恶寒发热、无汗体痛、脉见浮紧者，乃伤寒表实证，为感受风寒之邪；若少腹硬满或急结，其人如狂或发狂，则为下焦蓄血证，为瘀血蓄结于下焦等。由此可见，通过"审证"，只能求得致病之因，决不能以此来定病因之性，如果以证来说明病因之性，因见口干鼻燥等津液亏损证，而定燥为阳邪，那么上例太阳表实证和下焦蓄血证，难道亦能因表证为阳，狂证亦为阳，说明寒邪与瘀血是阳邪吗？就燥证而言，由于发生的时间及个人体质的差异，则表现出温燥和凉燥之不同。温燥证，因燥与温邪相兼致病，故多表现出一派温热的特征，而凉燥证，则因燥与凉邪相兼致病，故可见一派寒凉的表现。同一燥证，出现如此天壤之不同，那么燥邪又该属阴邪抑或属阳邪了呢？显然，从临床来看，阳证的病因不一定都是阳邪，而阴证的病因也未必都是阴邪。因此，这种论证推理的方法是欠妥的。持此论的学者，主要是为了说明因燥证与火证还都有津液不足的表现，故以此断为火与燥同属阳邪。其实，燥证与火证之所以都有津液不足的现象，主要是因为火与燥都能伤人体之津液，而且在自然现象中，火与燥皆可导致物体干枯，若仅从这一点来看，两者是有其相似之处。但是，因燥火之主令不同（燥为秋令之主气，火为夏令之主气），且其各自升降动静的特点不同（燥主肃杀凋零，火主炎热蒸腾），所以，致病特点俨然有别。故火胜则见"瞀瘛""烦燥""狂越""胕肿，疼酸惊骇"等症（《素问·至真要大论》），而燥胜则仅见"诸涩枯涸，干劲皴揭"（刘河间）。因此，燥证中不包含火热的症状，火证也不全等于燥证，火证与燥证截然不同、天壤有别，两者绝不能混为一谈，纵然在温燥证中，可以出现火热的症状，也只能责于燥夹温邪，是因温热邪气所致，决不可以温之阳性而取代燥之阴性。

再从临床角度而言，若因火热伤津而燥者，须清火生津，即"火淫于内，治以咸冷"（《素问·至真要大论》）。若因燥邪而伤津者，当以润燥养阴，即"燥淫于内，治以苦温"（《素问·至真要大论》）。如果因燥兼温而伤津者，治当以润燥养阴，兼以清火。论其证，三者皆有伤津的特点，但其治法则迥然有别，故清代吴鞠通谓："风、火、暑，三者为阳邪；……湿、燥、寒，三者为阴邪……"吴氏对火与燥做了正确的归类。

3. 有的学者根据《黄帝内经》"阴盛伤阳""阳盛伤阴"的理论，便以燥邪伤津的特点，推断燥为阳邪

本人认为，邪气是对正气而言，邪气侵犯人体，正气必然会受伤，而人体正气，既包括功能的一面，又包括其物质的一面。所以，任何一种邪气，既言其伤人之正气，则既可伤人的阳气（功能方面），又可伤人之阴气（物质方面），如火邪，不但可伤人之津液，而且可伤人之阳气，即"壮火食气"，如果根据燥邪伤津而定为阳邪，那么，火邪伤气伤津，又该定为何邪？因此，这种推论方法，确实使人感到勉强。

那么，对于六淫邪气的属性分类，究竟当以什么为标准，以什么为前提呢？我们认为，六淫邪气阴阳属性的归类，主要是通过其各自升降动静的性质特点，及其与季节、五行和五脏的关系来推断，也就是说，既要注重其自身的特点，又不能脱离与之相关的事物。如六淫邪气的风，之所以为阳邪，

首先因风本身有善行数变的特点，其次因风乃春令之主气。春为少阳初生之气，少阳者，小阳也，阳气始生初萌，故使万物欣欣向荣。风又为木之气，木性条达，在人体通于肝，肝主疏泄，因此风当属阳邪。其余五气之属性，皆以此类推。

再从季节与天气的关系来看，六气是自然界正常气候变化的表现，春主风，夏主热，秋主燥，冬主寒。四季之所以有温热凉寒的变化，完全在于四季气候变化中，阴阳气盛衰出入。亦即春夏之所以属阳，是由于春夏之主气为风为暑，因风暑为阳热之性，故施物于生长，这样使"春三月……天地俱生，万物以荣""夏三月……天地气交，万物华实"。秋冬之所以属阴，也同样是由于秋冬主气为燥为寒，因燥寒肃杀收引之阴性，故施物于收藏，这样使"秋三月……天气以急，地气以明""冬三月……水冰地坼"也正是由于一年中风暑（湿）燥寒的变化，因而表现出生长（化）收藏。从一般常识而言，一个季节的到来或过去，给人们以最明显的感觉就是气候的变化，如果离开六气阴阳盛衰消长的变化，还有什么季节可言，四季又有什么阴阳可分？故《素问·阴阳应象大论》曰："天有四时五行，以生长化收藏，以生寒暑燥湿风。"《素问·天元纪大论》亦云："天有五行御五位，以生寒暑燥湿风……五运相袭，而皆治之。"

由此可见，四时与六气是密切相关的。如果离开四时、五行、五脏，来谈六气的阴阳属性，就脱离了客观标准，就破坏了时间与空间的统一，就抽掉了中医整体观念的精髓，因此，对六淫邪气的属性，就很难得到一个正确的结论。（《江苏中医》（特刊）1994 年第 341 页）

参考文献

①林齐鸣.也谈燥邪的阴阳属性兼与陈宝明同志商榷［J］.山西中医，1986，（2）：41.

②孙振馨.易经入门［M］.北京：文化艺术出版社，1988.

③吴鞠通.温病条辨［M］.北京：人民卫生出版社，1964.

④王冰.黄帝内经素问［M］.北京：人民卫生出版社，1978.

三 论温肝补肝法——驳肝无补法之说

摘　要： 对于肝病的治疗，历代医家多以清肝泻肝论治，纵然言补肝，亦多谓补血补阴，鲜有人论及温肝补肝。本文结合临床实践，又根据肝的生理病理及阴阳互根理论，提出在肝病辨证论治中，实证热证有之，虚证寒证亦有之。在虚证中，既有血亏而体不充的血虚阴虚证，也有气衰而用不强的气虚阳虚证。只用清肝泻肝，不用温肝补肝，则有失于对肝病治疗的整体认识。

关键词： 肝气虚；肝阳虚；温肝补肝；乙癸同源

五脏之病，皆有气血阴阳之虚实，五脏之治，均有温清补泻之异同。唯肝，因其性刚愎，又为将军之官，内寄相火，外应风木，故言其实证热证者多，论其虚证寒证者少。纵然言其虚证，亦多谓血虚证阴虚证，极少有人论及肝之气虚阳虚，故其治疗鲜有人用温肝补肝之法，如宋代钱仲阳谓："肝为相火，有泻无补。"明代朱丹溪也指出"肝常有余"云云。故世医多以火热议病，一见肝病，恣用攻伐，迭进苦寒，遂成清肝泻肝之时弊，极大地影响到肝病的临床疗效。那么，肝病究竟有无气虚阳虚证？其治疗能否用温肝补肝法？对此，笔者略陈管见，以正名贤。

首先，从肝的生理功能来看，肝藏血，主疏泄，以血为本，以气为用。血属阴，气属阳，血为肝之体，气为肝之用，体阴而用阳。故其生理，既有物质的阴血，又有功能的阳气。肝之阳气具有温煦、升发和条畅的作用，而肝之阴血又是肝阳功能活动的物质基础。故正常情况下，肝阴肝阳、肝气肝血是互相依存，密不可分的，所谓"阳无阴不长，阴无阳不生""阴为阳之基，阳为阴之用"。病理情况下，则气血阴阳互相影响，即"阳病及阴，阴病及阳"。因此，在临床中既有肝之血虚阴虚证，必然会出现肝之气虚阳虚证。当然，肝之阳气不足，同样可累及其阴血之亏损。

其次，从肝与肾的关系而言，肝藏血，肾主精，精血互化，肝与肾"盛则同盛，衰则同衰"，故有"乙癸同源""肝肾同治"之说。亦即肾之阴虚，可以导致肝阴之不足。而肾之阳虚，也必然会引起肝阳之虚损。

临床中我们常见一些肝病患者，在发病过程中，出现腹胀便溏，口吐涎沫，四肢厥冷，两胁少腹疼痛，甚或引及睾丸等，一系列肝阳虚、寒湿内盛的症状。

其实，关于肝气虚、肝阳虚，从《黄帝内经》已降，历代医家都有过论述，如《素问·脏气法时论》云："肝病者，两胁下痛引少腹，令人善怒。虚则目䀮䀮无所见，耳无所闻，善恐，如人将捕之。"汉代张仲景本《黄帝内经》《难经》之意，在《伤寒杂病论》中创立了吴茱萸汤、当归四逆汤、乌梅丸以及乌头煎等方证，遂开后世温肝养肝之先河。唐代孙思邈在《千金要方》中拟制补肝汤，用治肝虚寒之"病苦胁下坚，寒热，腹满不欲饮食，腹胀恹恹不乐，妇人月经不利，腰腹痛"等症。清代肝病大家王旭高在《西溪书屋夜话录》中，详述治肝三十法，其中以《金匮要略》《近效方》白术附子汤，治"风虚头重眩，苦极，不知食味"者，"暖土以御风寒之法"。近代名医蒲辅周亦谓"五脏皆有阴虚阳虚之区别"，又谓"肝阳虚则筋无力，恶风寒，善惊惕，囊冷阴潮，饥不欲食"。且主张用附子汤温肝补肝。吾师刘渡舟先生在《肝病证治概要》中亦强调："肝虚证应当包括肝血虚、肝气虚、肝阴虚、肝阳虚四种……任何一脏，都具有阴阳气血不足的病证，肝脏也不能例外。"多年来，余在临床中，凡辨证为肝气虚、肝阳虚者，屡用温肝补肝之法而取效。曾治一李姓患者，男，43岁，患慢性乙型肝炎三年余，经中西药治疗，病情仍不稳定，反复加重。近半年来经常腹胀，入夜尤甚，难以入睡，苦不堪言。常伴肢冷便溏，大便日四至五次，两胁及少腹引痛，腰膝困乏，舌淡苔白而水滑，脉沉弦不任重按。最近化验检查：ALT 84IU/L，TBIL 21μmol/L。乙肝五项中三项阳性：HBsAg（＋）、抗–HBe（＋）、抗–HBc（＋）。肝胆B超：（－），西医诊断为慢性乙型迁延性肝炎。余辨为肝阳虚、寒湿困脾证，治以温肝散寒、健脾化湿。处方，附子汤加减：制附子10克，干姜10克，党参10克，茯苓10克，生白芍10克，苍白术备10克，柴胡10克，厚朴20克，大腹皮10克，陈皮10克，炙甘草10克，6剂水煎服。6剂药尽，腹中始转温，腹胀明显减轻，两胁及少腹引痛亦有所缓解，大便虽溏，但次数减少，舌淡苔白，脉沉弦。继以上方加减：制附子 10 克，党参 10 克，茯苓 10 克，生白芍 10 克，炒白术 10 克，厚朴 20 克，大腹皮 10 克，柴胡 10 克，川楝子 10 克，炙甘草 10 克。继服 6 剂，服上药后，上述诸症若失，眠亦转佳，舌脉正常，唯食欲欠佳。复查肝功：ALT 32 IU/L，TBIL 9 μmol/L。后又用香砂六君子汤调理数剂而愈。

由此看来，肝之为病，同其他脏腑一样，实证热证有之，虚证寒证亦有之。在虚证中，既有血亏而体不充的血虚阴虚证，也有气衰而用不强的气虚阳虚证。因此，但谓肝之实证热证，不论肝之虚证寒证；但用清肝泻肝法，不用温肝补肝法，则有失于对肝病治疗的整体认识。因此，温肝补肝法，同样也是治疗肝病的一种不可忽略的基本方法。（《吉林中医药》1988 年第 4 期 46 页。第一作者）

四 "在卫汗之可也"并非发汗解表

"在卫汗之可也"，是清代温病大家叶天士针对卫分温病而提出的治疗大法。何谓"汗之"？尚有争议。有人认为："汗之"就是辛温解肌，如清代吴鞠通《温病条辨》第四条："太阴风温、温热、温疫、冬温，初起恶风寒者，桂枝汤主之。"吴氏认为："温病忌汗，最喜解肌，桂枝本为解肌……温病初起，原可用之。"有人还认为，"汗之"就是辛凉解表，如《温病条辨白话解》说："根据前人经验及临床经验，温病初起恶风寒者只宜辛凉解表"云云。为了澄清此说，本文试从如下几点略述管见。

1. 卫分证并非表证

卫气营血辨证是外感温病辨证论治的纲领，卫气是由下焦元阳化生，依赖中焦水谷精微之气的不断补充和上焦肺气的宣达，使其敷布于周身。若没有上焦开发的功能，卫气就不能敷布于周身，就无从发挥其作用，故古人谓"肺主气属卫"，且把肺与卫气并称作"肺卫"。

卫分证是指外感热性病的初起阶段，与《伤寒论》之表证不同，在外感病中，两者同属于肺卫受邪，因其感邪性质不同，病机病理各异。如风寒邪气客于人体，邪气多从皮毛而入，直犯足太阳膀胱经。因寒为阴邪，易伤人之阳气，卫阳之气受伤，使肌表失其温煦，故表现恶寒、体痛、脉浮紧等症，尤以恶寒为重。正如《伤寒论》所云："太阳病，或已发热，或未发热，必恶寒，体痛，呕逆，脉阴阳俱紧者，名曰伤寒。"如果感受温热邪气，特别是温病初起，因肺开窍于鼻，为五脏六腑之华盖，咽喉又为肺胃之门户，因此，温热邪气经口鼻首先侵犯于肺，如叶天士所云："温邪上受，首先犯肺。"肺主气属卫，肺受邪而失其宣降，则使卫气闭郁，因此，卫分证的病理特点是肺热卫郁。卫气之所以闭郁，是由于肺热，肺热是"因"，卫郁是"果"，临床是以发热、微恶风寒为其特点，尤以发热为重。故《温病条辨》云："太阴之为病，脉不缓不紧而动数，或两寸独大，尺肤热，头痛，微恶风寒，身热自汗，口渴，或不渴，而咳，午后热甚者，名曰温病。"卫分证之所以见微恶风寒，全在于肺热卫闭，它绝不同于伤寒卫阳受伤之恶寒。正如吴鞠通所云："肺病先恶风寒者，肺主气，又主皮毛，肺病，则气膹郁不得捍卫皮毛也。"同时卫分证之恶寒，只言其微恶风寒，之所以言微，其一，指温病初起恶寒程度之轻，不若伤寒"必恶寒"之重；其二，是指恶寒时间之短，初起刹那而过，不若伤寒之必有恶寒。而且，温病因其邪气从口鼻而入，所以又以咽喉红肿热痛为症，而伤寒表证，决无此症。可见，卫分温病同伤寒表证，尽管同属外感病的初起，但以其病理特征和临床表现而言，两者迥然有别，因此卫分证并非表证。

2."汗之"，并非发汗

温病的病理发展演变过程，体现了它有一定的规律性，即如叶天士所云："大凡看法，卫之后方言气，营之后方言血。"卫气营血各个不同的阶段，不但反映疾病部位的浅深，而且表现出病情的轻重和病变的传变，是温病论治的前提。据此，叶天士提出对温病初起的治疗大法，即"在卫汗之可也"。何谓"汗之"？王冰云："发，谓汗之，令其疏散也。"《素问·六元正纪大论》

云："火郁发之。"又云："风淫于内，治以辛凉，佐以苦，以甘缓之，以辛散之。"邪在卫分，病变轻浅，其病理特征是肺热卫闭，故其治疗，以其辛而开郁，以其凉而清热，取其轻清宣泄之剂，以宣肺解郁，方如银翘散、桑菊饮，取诸般辛凉清轻之品，如此使肺热得清，卫闭得开，热清而卫和，窍达而汗畅，诚乃不求汗而自解，不治表而表自开也。方中虽然在大队辛凉剂中，投以少量辛温之品，如银翘散中之荆芥、豆豉等，但取其辛散以开闭，绝非用之发汗，故叶天士云温病"辨卫气营血虽与伤寒同，若论治法则与伤寒大异也"。温病初起，尽管病情初浅，必有伤津之弊，故每见口渴一症，如此再投辛温发汗之剂，势必因其辛温而助热，因其汗出而伤津，变证接踵而至。因此叶天士强调指出"温病忌散"，吴鞠通也指出"温病忌汗"，若"汗之则神昏耳聋，甚则目瞑不欲言"。由此可见，叶氏"在卫汗之"绝非解表发汗，只不过是一种辛凉宣泄之法，难怪吴鞠通用桂枝汤治温病一说，遭到后世诸医家的非议。（《云南中医》1987 年第 6 期第 46 页）

第二章 理论探讨

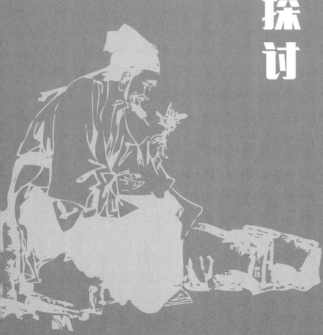

本章共收录论文十篇，这些文章对经方的概念、特点和应用规律进行了论述，同时从不同的角度，对中医理论进行了研判和探讨。其中，重点针对《黄帝内经》的相关篇章，阐述了先生的学习心得，特别对一些词义难解、含意幽深的文句，刻意精研，探微索隐，以识其经文之真要。

一　论经方的特点及其应用规律

所谓经方，从历史沿革的角度来看，在宋代以前，是指经验之方。诸如六朝诸家的经验方——经方十一家，以及唐代的《肘后方》《千金要方》《外台秘要》等所记载的方子。如《汉书·艺文志·方剂略》所说："经方者，本草石之寒温，量疾病之深浅，假药味之滋，因气感之宜，辨五苦六辛，致水火之齐，以通闭解结，反之于平。"宋代以后，我国医学界出现了百花齐放、百家争鸣的繁荣局面，特别是成无己《注解伤寒论》、庞安时《伤寒总病论》、朱肱《南阳活人书》等著作的问世，将《伤寒论》和《金匮要略》的学习研究推向鼎盛，同时将《伤寒论》《金匮要略》两书，与《黄帝内经》和《神农本草经》并称为四大经典，张仲景亦被尊为医圣，随之，《伤寒论》和《金匮要略》两书之方，亦被称为"经方"。如《金匮要略心典·徐序》曰："唯此两书，真所谓经方之祖，可与灵枢并垂者。"从此，经方的概念，已非为经验用方之称，"而是指方剂的楷模、标准、典范"，专指《伤寒论》和《金匮要略》所载之方。所谓时方，则"特指汉代张仲景以后医家所制的方剂，以唐宋时期创制使用的方剂为主"，这个概念一直沿用至今。经方不同于时方，经方有如下特点和应用规律。

（一）经方的特点

1.用药精准

《伤寒论》共载方113首，《金匮要略》载方262首。这些方剂组成的共同特点，就是用药精准。所谓精准，就是指用药精少准确，方中没有一味多余的，或者是可用可不用的药物。比如太阳病，由于误治后，正虚邪陷，邪热郁于胸膈，扰于心神而见虚烦不眠，甚则心中懊侬，反复颠倒，治用栀子豉汤。火郁胸膈为什么不用黄连、黄芩而用栀子、豆豉？诚然，栀子、黄连、黄芩皆为苦寒泻火之品，但是栀子质轻而上浮，清热之中又有宣郁的作用，与芩、连之苦降直折不同，对于热郁胸膈之证，非栀子莫属。若因火热伤气而见少气者，用栀子甘草豉汤。既然少气，为什么不用人参、黄芪等补气之品而用甘草呢？因为参芪虽有补气的作用，但是性味温燥，大有助火之弊，不若甘草之味甘性平而缓，益气缓急而不助邪热，所以仲景不用参、芪而用甘草。再如《伤寒论》第14条记载："太阳病，项背强几几，反汗出恶风者，桂枝加葛根汤主之。"第31条记载："太阳病，项背强几几，无汗恶风者，葛根汤主之。"这两条相比较，第14条是太阳中风兼项背强几几，第31条是太阳伤寒兼项背强几几，前者用桂枝加葛根汤，后者为什么不用麻黄加葛根汤，而用葛根汤（即桂枝汤加麻黄、葛根）呢？因为无论是中风或是伤寒，凡见项背强几几者，均为太阳经脉不利，津液不滋。桂枝汤方中用白芍配甘草，酸甘化阴，解肌而不伤正。若单纯用麻黄汤加葛根发汗解表，无芍药之酸敛扶正，极易伤其津液而加重病情。可见，经方用药之精准，确实已达到了炉火纯青的地步。

2.药味简洁

纵观《伤寒论》《金匮要略》的方子，都是由几味药组成，有的甚至是一味、两味或三味药组成，如甘草汤、桔梗汤、栀子豉汤等。《伤寒论》中药味最多的方剂也就是麻黄升麻汤，由14味药组成。如此组方可以有的放矢、单刀直入，既无拖泥带水之嫌，又能提高疗效。在20世纪90年代初，余曾诊治一老翁，年近七旬，患冠心病多年，近1个月来胸前憋闷，日渐加重，苦不堪言，曾服大量行气活血之药而罔效。自述每到夜晚病情加重，且全身怕冷，尤以后背为甚。余思之良久，忽悟到《伤寒论》第21条"太阳病，下之后，脉促胸满者，桂枝去芍药汤主之"。第22条"若微恶寒者，桂枝去芍药加附子汤主之"。遂处桂枝去芍药加附子汤原方3剂。当时患者因药味少而心存疑虑。复诊时患者欣然告之，服上药1剂，症状明显改善，3剂尽，胸闷荡然以除，其喜悦之情，难以言表。由此可见，治病不在药多，在于辨证准确，用药精准，此亦经方的特点。

3. 疗效力专用宏

由于经方用药简洁精准，故其临床疗效非常显著，这是经过多少代人验证于临床而得出的结论。从明代江瓘的《名医类案》到近代曹颖甫先生的《经方实验录》，以及当代经方大家刘渡舟先生的《刘渡舟伤寒临证指要》等，都记载了许多应用经方的验案。曾闻刘渡舟先生用大黄黄连泻心汤，治愈子宫内膜异位症，用芍药甘草汤治愈股骨头坏死等，都显示了经方的非凡疗效。多年来，余承蒙老一辈医家的悉心栽培，独嗜仲景之学，应用经方于临床，取得了较好的疗效。曾在2002年3月10日，诊治一患者刘某，女，63岁。自述舌痛9个月余，当地医院诊断为舌炎。患者每于夜间子时疼痛加重，不得不起床饮水，方能缓减。初诊时余见其舌红苔少欠津，脉弦细，辨为心火内盛之证，用导赤散加减，药后无效。二诊又以清心莲子饮加减，亦无寸功。三诊时详询其病情，得知自发病以来，经常心烦失眠，头晕耳鸣。余恍然大悟，此乃肾阴不足、心火亢盛之证，治当泻南补北，方用黄连阿胶鸡子黄汤。黄连10克，黄芩10克，生白芍10克，阿胶10克烊化，鸡子黄2枚兑服，肉桂6克，生地黄10克，炙甘草6克。6剂，水煎服。2002年3月28日四诊，自述服上药后舌痛顿减，其他症状均有所缓解，舌质略红苔薄白，脉略弦，继服上方10余剂而愈。由此可见，经方用药虽少，但是用之得当，则效如桴鼓。

（二）经方的应用规律

经方用药有精准简洁等特点，至若世有"经方难用"之慨叹，所以使用时必须把握好以下规律。

1.把握六经辨证的思维方法，是使用好经方的灵魂

《伤寒论》六经辨证，不但具备一般性辨证论治思维方法，同时还具备整体辨证论治、恒动辨证论治、反向辨证论治、试探性辨证论治以及比较性辨证论治等思维方法。如《伤寒论》第100条："伤寒，阳脉涩，阴脉弦，法当腹中急痛者，先与小建中汤；不差者，与小柴胡汤主之。"这一条本属肝胆气横乘伐脾土之证，治疗应当以疏泄肝胆之横，但是文中确用小建中汤温中健脾，亦即扶土抑木，这就充分体现了仲景整体辨证的思维方法。这种辨证思维方法，对后世产生了深远的影响，比如清代医家王旭高，在《西溪书屋夜话录》中提出的治肝30法，就收录了仲景扶土抑木之法。余在1989年9月，治一学生母亲，其因情志不遂而见右胁下疼痛20余日，肝胆B超正常，化验肝功能正常。曾服逍遥散、疏肝丸等药均无效，而且疼痛日渐加重。余诊后处小建中汤，连服10余剂而愈。再如第209条"阳明病……若不大便六七日，恐有燥屎，欲知之法，少与小承气汤，汤入腹中，转矢气者，此有燥屎也，乃可攻之"。阳明病不大便六七天，但其人未见潮热谵语、腹满疼痛等症状，不可用大承气汤贸然攻下，先少少与小承气汤，服后若腹中转矢气者，说明腹中燥屎已成，再与大承气汤攻下。若不转矢气，虽然六七天不大便，但肠中燥屎未成，或属胃中虚寒的痼瘕，绝不可用大承气汤攻下，这又是仲景试探性辨证论治的思维方法。可见，全面、正确把握六经辨证思维方法，是应用经方取得疗效的重要环节。

2.抓主症、用主方，是使用好经方的关键

《伤寒论》六经病证中的每一个方证，都有其主症。所谓主症，就是在一个方证中出现的主要症状，而且占主导和支配地位。它反映了这一方证的病因病机特点和规律，如麻黄八症、桂枝四症、结胸三症等。在使用经方时，抓住主症，就抓住了六经病证的纲领，纲举则目张，其他问题不攻自破，迎刃而解。2017年冬天感冒流行期间，我治疗一位患者，刘某，男，14岁。前几天因感冒发烧，经服用西药高热虽退，但出现了呕吐不止的

症状，只要闻到食物气味，旋即呕吐，到医院化验肝功，做肝胆 B 超均为正常。其父母万分焦急，前来就诊中医。经诊视，患者除呕吐之外，还伴有胸闷心烦，口苦口干，其脉弦而有力。结合病程，辨为邪入少阳、枢机不利之证，治以清解少阳，方用小柴胡汤。不几日，患者母亲打电话告知，服 1 剂呕吐减轻，3 剂后呕吐消除，且能正常饮食。经分析，该患者开始为外感风寒，经治疗大邪虽去，但余邪入于少阳，而致胃气上逆呕吐。在六经病证中，阳明病多汗，少阳病多呕，呕吐是少阳病之主症，在《伤寒论》第 101 条："伤寒中风，有柴胡证，但见一证便是，不必悉具。"抓住少阳病呕吐的主症，用小柴胡汤即可治愈。"抓主症，用主方"，是当代经方大家刘渡舟先生在应用经方过程中提出的一个重要的辨证思维方法，对于后来学者正确使用经方，确有指点迷津、醍醐灌顶之用，这是刘老对《伤寒论》的一大贡献。

3. 随证加减，是用好经方的原则

六经病证，错综复杂，每一经病随时都会发生不同的变化。在使用经方时，当根据不同病情而随证加减，所以《伤寒论》第 16 条提出："观其脉证，知犯何逆，随证治之。"其实，张仲景在《伤寒论》中，已经做出了随证加减变化的示范。如第 20 条："太阳病，发汗，遂漏不止，其人恶风，小便难，四肢微急，难以屈伸者，桂枝加附子汤主之。"第 23 条："太阳病，得之八九日……面色反有热色者，未欲解也，以其不能得小汗出，身必痒，宜桂枝麻黄各半汤。"第 20 条是言太阳病误治后，表邪未去而阳气受伤，症见漏汗不止，治用桂枝汤解肌，另加附子一枚，扶阳固表止汗，这是使用经方在药物上的加减。第 23 条是指太阳病拖延了八九天，出现不同的转归。如果见面赤身痒者，说明太阳之大邪已去，小邪不解，邪少势微，取桂枝汤和麻黄汤两方各用其半，为桂枝麻黄各半汤微发其汗，这条是说明使用经方时的灵活变通。余曾在 2006 年 5 月 30 日诊治一女孩，14 岁。患者持续高热近月余，体温一直波动在 38.5℃至 40℃之间，诊断为"非特异性病毒感染性淋巴细胞增多症"，辗转于数家医院，用大量西药治疗，热势仍持续不退，故求治于中

医。家长代述患儿发烧，每于午后加重，始觉全身发冷，意欲索衣加被，但覆被不时，又觉壮热烦躁，此时体温可骤升至40℃左右，一日之中发作数次，伴口渴引饮，大便干结，每日一行。舌红苔黄燥而厚，脉弦数。化验血常规：WBC $3.5×10^9$/L，N 70%，L 60%。据上述脉症，辨为少阳与阳明合病。用小柴胡汤合白虎汤即柴白煎加减：柴胡10克，黄芩10克，半夏10克，西洋参6克，炙甘草6克，生石膏50克_{先煎}，知母10克，粳米10克，蝉蜕10克，白僵蚕10克，薄荷10克_{后下}，竹叶10克，荷叶10克，玄参10克，生大黄4克_{后下}，生姜3片。3剂水煎服。2006年6月6日二诊，其母亲代述，上药服1剂，大便通，身热亦减，当晚服药后，即乘火车赴北京意欲明确诊治。翌日凌晨抵京，已热退身凉，自测体温36.3℃，全家人欣喜异常，谓逾月来首次热退，然业已抵京，遂至协和医院就诊，亦诊断为"非特异性病毒感染性淋巴细胞增多症"，并嘱其归家继服中药。回家后3剂药尽，体温持续正常，病情稳定，唯感口渴引饮，大便日行一次，舌淡苔薄白，脉略细。此邪热日久，灼伤津液，治以清热生津为宜，予竹叶石膏汤，继服6剂，尽收全功。其后家长欣然来告，已停药多日，患儿体温一直正常。化验血常规：WBC $7×10^9$/L，L 26%，其病告愈。该患者高热炽盛，延时月余，且日晡潮热，壮热烦渴，乃阳明气分热盛。热前寒作，欲加衣被，此寒热往来，邪在少阳。即属二阳合病之证，故用小柴胡汤合白虎汤加减，1剂热退，3剂病瘥。因此，随证加减是六经辨证论治的原则，也是临床使用好经方的基本规律。

4. 关注方后注释，是用好经方的基础

所谓方后注释，就是指方证后的注释说明。在使用经方时，必须熟悉每一方证后的注释。比如，大黄黄连泻心汤，在《伤寒论》之方后注："右二味，以麻沸汤二升渍之，须臾，绞去滓，分温再服。"亦即将大黄黄连泻心汤的药物，用滚开的水浸泡后服用。如此渍药之意，在于取诸药苦寒之气，清中焦无形之热，治疗火气痞。同是大黄黄连泻心汤，在《金匮要略·惊悸吐衄下血胸满瘀血病脉证治》篇中的方后注："右三味，以水三升，煮取一升，顿服之。"以水煎煮，意在取诸药苦寒之味，清泻血中之热，治疗吐血衄血。

药虽同，煎服方法有别，则治疗的病症各不相同，可谓异曲同工、法中之法也。经方的每一方证后都有详细的注释说明，使用时必须掌握好这些内容，方能得心应手。如果忽略了方后的注释，就使用不好经方，影响其疗效。以上仅是我们对使用经方的一些看法，欠妥之处，敬请斧正。（《现代中医临床》2018 年第 6 期第 49 页）

参考文献

①班固．汉书［M］．北京：团结出版社，1996：334.

②尤怡．金匮要略心典［M］．北京：中国中医药出版社，1996：2.

③刘渡舟．伤寒论讲解［M］．北京：光明日报出版社，1987：11-12.

④于智敏，王燕平．永炎医说［M］．北京：人民卫生出版社，2011：100.

⑤陈宝明．刘渡舟教授活用大黄黄连泻心汤［J］．北京中医学院学报，1987，10（3）：35.

⑥刘渡舟．伤寒论十四讲［M］．天津：天津科技出版社，1982：133.

二 肺阳虚与慢性支气管炎

慢性支气管炎属中医之咳嗽、痰饮、喘证范畴，临床以咳嗽、咯痰、喘息为主要表现。历代医家在其病机认识上多从肺气虚、肺阴虚立论，即使论及阳虚，亦多责之脾肾之阳。《素问·咳论》虽提出"五脏六腑皆令人咳，非独肺也"之说，然陈修园在《医学三字经·咳喘》中云："诸气上逆于肺则呛而咳，是咳嗽不止于肺，亦不离于肺也。"我们通过多年的临床研究认识到，慢性支气管炎病变主要在肺，肺阳虚是其病机关键。当本病发展到肺气肿、肺心病时，则由肺及脾、肾、心，成为肺脾同病、肺肾同病、肺心同病，其病机发展顺序依次是：肺阳气虚，脾阳气虚，心肾阳气虚，五脏功能衰竭。因此，温补肺阳是治疗慢性支气管炎的基本大法。

通览明清以前之医著，凡谈到人体阳气，皆重在"脾阳""肾阳"，间或有涉及"肺阳"者，亦未有明确提出，仅在某些论述中隐含其内容。如《素问·汤液醪醴论》提到"五脏阳以竭也""五阳已布，疏涤五脏"；《素问·经脉别论》亦云："合于四时五脏阴阳，揆度以为常也。"其中"五脏阳""五脏阴阳"当内含肺阳。另《灵枢·邪气脏腑病形》中云"形寒寒饮则伤肺"，《灵枢·百病始生》中云"重寒伤肺"，其中"伤肺"者，当为损伤肺阳之意。巢元方《诸病源候论·虚劳上气候》中提到"肺主于气，气为阳"，其中肺气、肺阳未做明确区分，而以肺气之功能代替了肺阳，故只言"肺气"而忽略了"肺阳"的存在，这也是后世众多医家之共识。

至明清时期，则更鲜有论及肺阳者，反而提出"肺喜润恶燥"之观点，这与当时的社会环境有关。当时温热病流行，温病学派崛起，临床又以肺胃阴伤者突出，加之肺痨作为常见病，而且不易治愈，亦以肺阴不足居多，再者当时社会上吸食鸦片者多，也以肺阴亏损为主要表现，故而有此论点。随着鸦片的禁绝和肺痨发病率的日益降低，阳虚痰饮之疾渐次增多，有些医家开始认识到肺阳的存在。如张锡纯在《医学衷中参西录》中说："周身之热力，借心肺之阳，为之宣通，心肺之阳，尤赖胸中大气，为之保护。"近代医家蒲辅周明确提出："五脏皆有阴阳。"在此基础上，近10年来，"肺阳"已被众多医家明确提出，并从阴阳学说角度立论，做了理论性探讨。

从理论上讲，有肺气、肺阴，当必有肺阳。《素问·阴阳应象大论》中言"阳化气"，所以，肺气的化生离不开肺阳。气的运动，推动和调控着脏腑各种功能的发挥，功能活动的低下即是气的耗损，进一步发展必致阳虚。而阳的蒸化又产生气，阳虚又会导致气虚。有肺气必有肺阳，《素问·宝命全形论》中云："人身有形，不离阴阳。"《类经图翼·阴阳体象》云："阴无阳不生，阳无阴不成。"近代医家陈良夫亦言"阴阳永相抱而不离"等。对肺而言，若无肺之阳，则无以谈肺之阴；既有肺阴，则必有肺阳与之相配，正所谓"孤阴不生，独阳不长"是也。

肺阳的生理作用，可概括为四个方面：其一，具有温煦卫外功能。其二，参与宗气的生成，在阳气的直接作用下，水谷之精气和吸入之清气化合而为宗气。其三，参与水液代谢过程，肺为水之上源，通调水道，即在肺阳作用下完成的。其四，在肺的宣降功能中，宣发是在肺阳主持下实现的。

对慢性支气管炎来说，我们基于多年的理论探讨和临床研究，认为本病的病机关键是肺阳虚。在古代文献中，多不称肺阳虚，如张仲景在《金匮要略》中称"肺中冷"，孙思邈在《备急千金要方》中称"肺虚冷""肺虚寒"。直至近代，在《蒲辅周医疗经验·辨证求本》中说："五脏皆有阴虚阳虚之别，肺阳虚，则易感冒……"这才正式提出了"肺阳虚"这一独立概念。

从慢性支气管炎的发病特点及临床表现特征来看，其病机原本当属肺阳虚。首先，慢性支气管炎初起，以寒邪侵袭者居多，加之本病多发于北方寒冷地区。寒易伤阳，寒邪侵犯人体，肺阳首当其冲，极易耗伤。其次，在慢性支气管炎的病变过程中，寒邪是主要的诱发因素，所以本病之发作，以秋冬季最多，其内在因素当与肺阳不足有关。再次，由于本病反复发作，迁延难愈，则久病必虚，其虚当以消耗肺中阳气为主。临床主要表现为宗气生成不足，宣降功能低下，温煦卫外无力，水聚而生痰饮。凡此种种，皆以肺阳虚为内在病理基础。肺阳既虚，津液不布，必聚而生成痰饮，长期留宿于肺。在此基础上，外而寒热燥湿诸邪频频诱发，内而劳作食饮诸因不断困扰。阳虚而自生内寒，痰饮郁久当可化热。正如程门雪所言："慢性支气管炎在临床上，纯寒宜温的有，温而兼清的也有，纯热宜清的就很少。"若有热者，亦为"饮以化热"，从而形成了以肺阳不足为主，兼痰湿内阻、寒热错杂的病机特点。在其累及心、脾、肾，发展到肺脾同病、肺肾同病、肺心同病等病变之前，及时控制病情，可杜绝疾病的发展，达到从根本上治疗的目的。

基于慢性支气管炎的病机特点，我们创立了以"温补肺阳"为主的基本大法。温补肺阳之法，始于张仲景《金匮要略》"肺痿，吐涎沫而不咳"一症，仲景将其归为"肺中冷"，立"甘草干姜汤以温之"，并创温阳化饮之名方"小青龙汤"。而且针对水为阴类、非阳不运的特点，立"病痰饮者，当以温药和之"之大法。外入之寒，温必兼散；内生之寒，温必兼补。于是，我们将"温补肺阳，宣肺化痰，寒热并用"作为慢性支气管炎的治疗法则，并自拟镇咳平喘胶囊，方以干姜、细辛、五味子温补敛气，扶助肺阳以治本；半夏、茯苓、陈皮、瓜蒌燥湿化痰，祛痰饮之内宿以治标；麻黄、桔梗、前胡温散寒邪；石膏、黄芩清肺中之郁热；杏仁、百部润降肺气。通过动物实验证实，本方具有良好的镇咳、祛痰、平喘作用。在临床上，我们用本方治疗慢性支气管炎 134 例，结果为，近期总有效率 91.79%，远期有效率 84.82%，疗效十分令人满意。临床和动物实验结果，进一步证实了应用温补肺阳法治疗慢性支气管炎的科学性。(《北京中医药大学学报》2002 年第 2 期 9 页）

参考文献

①张美华.试析肺阳虚［J］.南京中医学院学报，1994，10（6）：51.

②刘绪银.肺阳虚证的诊断与治疗［J］.河北中医，1998，20（4）：252-253.

③王鹏，文小敏，赵鸿云，等.肺阳虚证的实验研究［J］.湖北中医杂志，1998，20（4）：53-55.

④高雪，曲敬来.论"肺阳"与慢性咳喘病的关系［J］.中医药学报，1998，（4）：3-4.

三 谈谈肝病的辨证论治

摘 要：肝病，是一种以肝及其经脉为主而兼及其他脏腑的常见病和多发病，其病因病机之繁，临床表现之杂，实居五脏病之首，诚如清代肝病大家王旭高所言："肝病最杂而法治最广。"本文基于中医的基本理论，结合多年临床实践认为，肝病病机虽杂，但总以肝郁为要，故其治疗当重在解郁，解郁是治疗肝病最基本的规律。鉴此，笔者以《伤寒论》小柴胡汤为主随症加减化裁，用于临床，疗效颇佳。

关键词：肝郁；体阴用阳；制怒节欲

肝病，是临床常见病和多发病，它是以肝为病变中心而兼及其他脏腑，终致全身气血失调的一种慢性疾患。其病因病机之复杂，病情变化之多端，居于五脏病证之首。因此，认识和掌握肝病的证治规律，对提高临床疗效有着重要的现实意义，故做如下探讨。

1.肝病分证当以气血为纲

肝藏血主疏泄，于五行属木，它不仅能促进饮食消化、水液代谢，亦关乎人的情志变化，故曰"体阴用阳"。肝者，干也，其性每以干犯他脏为能事。诸如肝气过亢，既可上侮肺金，又可下竭肾阴，更能横犯脾胃。可谓一脏有病，五脏株连。因肝属木，脾属土，故肝病传脾及胆者最多。诚如《难经·七十七难》所云："见肝之病，则知肝当传之于脾，故先实其脾气……"张仲景亦云："肝之与脾，脏腑相连，其痛必下，邪高痛下，故使呕也。"因肝病病机复杂，证情多端，病症亦繁多，每致寒热虚实互见，因而对于肝病病型之分类，历代医家试从不同角度做过探讨，或以病名分类，或以病因分类，或以病机分类等，不一而足。近代一些医家又试从证候分类，使其名目更加繁杂，而终未得到统一。诚如王旭高所云："肝病最杂而治法最广。"故使初学者感到学无章法，用无头绪，茫茫然无所适从。基于前人的这些认识，结合多年临床实践，我们逐步认识到：肝病病机虽繁，但不外肝之气病和血病；肝病类型虽多，亦不外气分证和血分证。气分肝病，总以肝的疏泄失职、气机不利为主，多见于肝病初期或中期，表现为胸胁胀痛，口苦咽干，小便短赤，大便不通，舌质红，苔黄厚而腻等症。在气分肝病中，因人不同，又可分为肝气郁滞、气郁化火以及毒热壅滞三种类型。对于慢性肝病来说，尤以毒热壅滞者最为多见。而血分肝病则多由气分肝病迁延发展而成，见于肝病的中期和晚期。由于早期气郁化火，火盛伤阴，故其表现是以肝之阴血受损为特征，出现胸胁疼痛，五心烦热，口渴咽干，舌红少苔，脉细弦无力。或由于气滞血瘀，血脉阻滞而见面色晦暗，蛛丝缕缕，舌质紫暗，甚或出现癥瘕积聚。当然，气分证和血分证，虽是肝病过程中不同的两个阶段，两者之间既有区别，但又因其互相转化、互相夹杂而不能截然分开。临床有因气郁化火、火盛伤阴而气分病转化为血分病；又有因阴血亏少、肝失柔和，血分证中又可兼见气分证。这两种病型区分的关键，除可以其体征、病程作为依据外，舌诊是判断肝病气分或血分重要的标志。一般来说，舌淡红或舌红有苔者为病在气分，而舌红或舌红绛少苔者为病在血分。当然，肝病由气分到血分，是一个逐渐发展和加重的过程，常常由于气分之邪热日久不解，热毒伤阴而渐入血分。因此，临床又可见气分证未衰，血分证已见之气血同病证。可见肝病辨证的入手处，当首辨气血，无论肝病的发展变化多么繁杂，都离不开气血这个范畴，所以抓住了气血分证的方法，就抓住了肝病辨证的规律，就可执简驭繁，使杂乱的肝病概之于一言：气血阴阳而已。

2. 肝病病机当以肝气郁滞为要

在肝病辨证论治中，对于肝病病机的认识是很重要的一个环节。五脏发病，各有其特点，诸如肺病多气逆，脾病多湿阻，肾病多寒厥，心病多热盛。而肝为风木之脏，性喜条达恶抑郁，其气温和，又有似春天生升的特点，凡人体气机的升降出入、水液的输布、营卫气血的运行等，均赖肝之疏泄。正如《素问·五常政大论》曰："土疏泄，苍气达。"故肝病多气郁，郁则经气逆，郁久则血脉阻，是以气病可致血病，血病亦可致气病。肝病初起，无论热毒湿盛，还是传脾犯胃，总表现以气机不畅为特征，纵然到中期、晚期而病及血分，亦每因血蕴、血瘀或血虚而致肝失柔和，仍然有肝郁的特征。因此，"郁"是肝病过程中一个重要的病理改变，诚如前人所云："万病不离郁，诸郁皆属于肝。""凡病之气结、血凝、痰饮、胕肿、膨胀、癫狂、积聚、痞满，……皆肝气之不舒畅所致也。"

另外，肝郁又是肝病发展传变的一个重要病理基础，如肝气郁久不解，上可刑伐肺金，下可耗竭肾阴，中可横犯脾胃，而出现肝火犯肺、肝肾阴虚、肝脾不调等证。郁久化火，火盛又可传心，使心火上炎，心阳偏亢。可见，肝脏气血的变化，可以直接影响到五脏的生理而使其发病。其次，肝郁日久不解，化火伤阴，多渐入于血分，血分蕴热，煎灼阴液，使肝失柔和，又可出现气分郁结。可见，"气郁"是肝病发展转化过程中一个重要的病理基础。故元代朱丹溪云：肝之"气血冲和，万病不生，一有怫郁，百病生焉。故人生诸病，多生于郁。"

3. 肝病治法应以疏肝解郁为重

综上所述，凡肝病论其病因，有因寒、因热、因湿之异；论其病性亦有因虚、因实及虚中夹实之别；论其病位，更有偏上、偏中与偏下之分。但其病机，总以气郁为重，若肝郁不除，气机不利，其病就难愈。因而治疗肝病的一个重要法则，必须解郁，亦即"疏其气血，令其条达，而致和平"。实践证明，治肝病若能抓住治郁这个关键，就抓住了根本，就可提高疗效。因此，在治疗肝病中，我们总以《伤寒论》柴胡剂为基础，临证变通活用，每每取效。例如肝病初期，表现肝气郁结者，治用小柴胡汤加减以疏肝解郁理脾；若因肝郁化火而见口苦口干、小便短赤者，予小柴胡汤加牡丹皮、栀子，以解郁散火；若热毒较甚者，可加土茯苓、重楼，疏肝解毒；若因肝火伤阴而见口干、五心烦热者，可加生白芍、生地黄、麦冬、沙参，疏肝凉血；若病久而肝脾肿大，出现癥瘕者，可加土鳖虫、鳖甲、牡蛎，解郁养阴活血，等等。

总之，肝气郁结，初起而肝阴不伤，可用疏肝理气解郁之法，若日久化火伤阴者，则多属血分肝病，治当养肝柔肝解郁。治法虽异，但解郁则同。

曾治一患者，魏某，女，49岁。一月前出现周身乏力，且肝区疼痛。经某院检查肝功，GPT 240单位，TTT 10单位，TFT（＋），诊断为：急性肝炎，经用保肝等药物治疗，其效不显。1988年11月8日来我处就诊，自述肝区疼痛，口干不欲饮食，食后腹胀，恶心呕吐，舌淡苔薄腻，脉弦。辨为湿阻肝郁。遂处：柴胡12克，黄芩10克，半夏12克，苍术10克，生姜12克，太子参6克，炙甘草6克，生白芍20克，厚朴10克，陈皮10克。1988年11月15日复诊，自述服上药6剂，疼痛明显减轻，肝区痛消，食增，恶心止。舌淡苔薄而不腻，脉见微弦，又处上方6剂。先后均以上方加减，共服20余剂，诸症若失。复查GPT＜40单位、TTT 6单位、TFT（－），其病告愈。

又治一患者，陈某，男，38岁。患病两年，于1988年10月24日就诊，当时主要表现为肝区痛如锥刺，全身倦怠无力，精神欠佳，午后低热37.7℃左右，五心烦热，入夜尤甚，舌红苔薄。于1988年7月化验肝功，GPT 600单位，TTT 9单位，TFT（＋＋＋），HBsAg 1∶256。在某院诊断为：慢性乙型肝炎。中医辨为肝阴虚、气血瘀阻之证。处方：柴胡 6 克，黄芩 10 克，半夏 12 克，生姜 12 克，牡丹皮 10 克，白芍 12 克，土鳖虫 10 克，鳖甲 20 克，龟甲 20 克，牡蛎 20 克，茜草 10 克，红花 10 克，丹参 10 克。1988 年 11 月 20 日复诊，自述服上药 20 余剂，肝区疼痛明显减轻，午后低热渐退，自测体温 36.6℃，精神转佳，唯口干、五心烦热未除，且舌红脉细，又处：柴胡 3 克，鳖甲 20 克，牡蛎 30 克，龟甲 20 克，土鳖虫 20 克，熟地黄 10 克，麦冬 10 克，白芍 20 克，牡丹皮 10 克，茜草 10 克，红花 10 克，黄芩 10 克，丹参 10 克。上方略予加减，共服 40 余剂，于 1989 年 1 月上旬复查肝功，GPT ＜ 40 单位，TTT 6 单位，TFT（－），HBsAg（－），肝区疼痛、低热等症全部消失。

上述病例说明，肝病虽有气血之分，但治疗均不离解郁一法。因此，疏肝解郁是治疗肝病的关键。然解郁之药众多，而用于肝病莫过于柴胡。有人因囿于"柴胡劫肝阴"之说，故对此药欲近而畏之，甚或一见舌红脉细等阴伤之象，便置之不用。我们认为这是影响肝病疗效的一个关键所在，当然，柴胡若大量与温燥行气之品相配，因其升散、疏泄的作用太过，确有劫伤阴液之弊，但小量用于养阴生津药物之中，不但于阴液无损，且可增养阴增液之活力，从而能更好地发挥其解郁散邪的作用，实有相辅相成之用。因此，我于临床在肝病晚期治疗中，虽见有阴伤，亦在大队养阴药物中少量配以柴胡，获效甚佳。（《山西中医》1991 年第 3 期第 43 页）

四　"心气不足，吐血、衄血"刍议

"心气不足，吐血、衄血，泻心汤主之"一文，出自《金匮要略·惊悸吐衄下血胸满瘀血病脉证治》篇，对于文中"心气不足"的理解，历来争执不休。

唐代孙思邈在《千金翼方》中提出，"心气不足"当是"心气不定"，"足"乃"定"之字误。因为心主脉，脉舍神，心气不定，则神无所主，血无所归，故见"吐血、衄血"诸症。显然，他把"心气不定"解释为"吐血、衄血"的病因病机。那么，本证既为"心气不定"，其治疗何不镇静敛神，以定心气，反用大苦大寒之泻心汤，岂不方证相悖？可见，孙思邈以字误来解，于理难通。

清代尤在泾认为，本病之所以出现"吐血、衄血"，乃因心之阴气不足，阴虚则热，"血为热迫而妄行不止。"因此，他在《金匮要略心典》中指出："心气不足者，心中之阴气不足也。"他把本证的病因病机解释为阴虚火旺。验之于临床，因阴虚火旺而致吐血衄血者有之。但是，既言其为"心中阴气不足"，治当滋补心中之阴气，所谓"壮水之主，以制阳光"，仲景又何以出泻心汤？尤氏之论，亦不能自圆其说。

清代吴谦在《医宗金鉴》中提出，"心气不足"当是"心气有余"。他认为，心气有余，气有余便是火，故见心火内炽，火盛迫血妄行而见"吐血、衄血"，治用大黄黄连泻心汤，直斥血中之火热，火清则吐血衄血自止。若仅从方证观之，此说似乎成理，但是，将原文如此臆断，以方易证，恐有失仲景之本旨，而且也有牵强附会之嫌。

笔者认为，对于上述条文的正确理解，不但要结合文中的方证病机，还必须联系条文的前后内容，加以全面分析。首先，从大黄黄连泻心汤方义而论，方中大黄、黄连、黄芩，纯属大苦大寒之品，苦能入心，寒可泻热，三药相伍，实能清泻心中之火热，因而文中"吐血、衄血"之症，无疑是因血中火盛所致，绝非因于"心气不定""心气不足"或"心中之阴气不足"。

再从本篇前后内容而观之，篇中所述出血之证，论其性，有属虚属实的不同；究其因，有因寒因热的区别。泻心汤证与柏叶汤证相比，一则因于热，一则因于寒；泻心汤证再与黄土汤证相较，一则为实证，一则为虚证。仲景如此周密布局，使出血证辨之有法，循之有绳。可见，本条文之吐血、衄血，当为实证热证。

那么，本文之吐血、衄血既为实证热证，其病因为实热火盛所致，而文中之"心气不足"该当如何解释？《素问·阴阳应象大论》云："阴盛则阳病，阳盛则阴病。"又云："寒伤形，热伤气。"吴昆《素问吴注》注云："寒，阴也，故伤血。热，阳也，故伤气。"中医所谓之邪气是对正气而言，人体正气，既包括气和阳，也包括血和阴。邪气伤正，既可伤人之阳气，也可伤人之阴血。本条文证，因火热邪气过盛，伤人之阴血而见"吐血、衄血"，又因热盛而伤人之阳气，故见"心气不足"。正如《素问·阴阳应象大论》所云"壮火食气""壮火散气"。在《伤寒论》中，也同样有火盛伤气的例证，如第169条曰："伤寒，无大热，口燥渴，心烦，背微恶寒者，白虎加人参汤主之。"文中"背微恶寒"亦为"壮火食气"而使阳气不足所致。据此推论，泻心汤证中所见之"心气不足"，亦在于心火亢盛。只不过文中"心气不足"谓其热邪伤气，而"吐血、衄血"言其热邪伤血，故其治疗既不可急于固涩止血，也不能忙于补气益气，而以清泻心火为急务，正乃"釜底抽薪""治病求本"之旨也。(《山东中医学院学报》1988年第4期第30页)

五　"冒家欲解，必大汗出"之我见

"冒家欲解，必大汗出"一语，出自《金匮要略·妇人产后病脉证治》篇，原文云："产妇郁冒，其脉微弱，不能食，大便反坚，但头汗出。所以然者，血虚而厥，厥而必冒。冒家欲解，必大汗出……大便坚，呕不能食，小柴胡汤主之。"对于原文中"必大汗出"一语，历代医家争执不休，众说不一。

清代尤在泾在《金匮要略心典》中注云："汗出则邪去阳弱，而后与阴阳相和，所谓损阳而就阴是也。"高等中医院校教材认为，通过大汗出，以衰减其偏盛之阳。本条从全文观之，乃为产后阴血不足、阳盛偏亢之证。阳之所以偏亢，是由于阴血之不足，故其阴血虚为病机的关键，治当补阴和阳，所谓"阳病治阴"是也，岂敢用发大汗之法而损其"有余"之阳乎，况且大汗之法不但损阳，且可亡阴夺液，故在经文中早有"夺血者无汗"之明训。仲景在本篇首条也指出："亡血复汗，寒多，故令郁冒。"《伤寒论》第87条也提出："亡血家，不可发汗。"故以上解释实难成理。

清代吴谦《医宗金鉴》认为："冒家欲解，必大汗出者，是阳气郁，得以外泄而解也。"陈修园《金匮要略浅注》十分赞同此说。此说虽然阐述了产妇郁冒汗解之机，但是为什么要使其"大汗出"，尚欠明了，故使人读后疑窦丛生。

那么，对"冒家欲解，必大汗出"一语，究竟应如何理解呢？笔者认为，此证总的病机已如前述，是属阴血虚不能制阳而阳气偏亢，由于阳亢而气机不利、阴阳失和，故出现"呕不能食"之少阳病主症。《伤寒论》第101条谓："伤寒中风，有柴胡证，但见一证便是，不必悉具。"故取小柴胡汤为治，服药后使其"上焦得通，津液得下，胃气因和，身濈然汗出而解"。然而为什么要"出大汗"呢？笔者认为，所谓"大汗"为针对"但头汗出"而言，是言其汗出的部位广，不能仅局限于头部。故此谓"大汗"，绝非汗出淋漓，相反正是要使其汗出微然，如此才能使少阳枢机和利，阴阳得以平衡，则郁冒诸症自解矣。（《中医函授通讯》1994年第6期第14页）

六　关于"冬病在阴，夏病在阳，春病在阴，秋病在阳"新释

"冬病在阴，夏病在阳，春病在阴，秋病在阳"一语，出自《素问·金匮真言论》。历代医家对此多随文训释，特别是对"病在阴""病在阳"中"阴"与"阳"的解释，颇不一致。大约有二说，一说以四气之阴阳属性，分别释为湿、风、寒、暑四气（如隋代杨上善等）。此说似可从，但如联系本论上下文而深究其义理，则有文意不合之嫌。本段原文是承上文"欲知阴中之阴，阳中之阳"之问，以阐述四时阴阳消长与人体阴阳变化的关系，强调四时五脏阴阳的整体观。故杨氏之说可谓答非所问。另一说将"冬病在阴，夏病在阳"之阴阳，以脏腑的属性予以解释，所谓"冬病在肾，夏病在心"，又将"春病在阴，秋病在阳"之阴阳释为脏腑之位"春病在肝，秋病在肺"（如清代张志聪、高士宗等）。笔者认为对本段经文之阴阳，单纯释为五脏，只论及四时与五脏的相配，体现不出阴阳之互根及转化，更忽略了四时之间、五脏之间以及四时五脏之间的整体观。再者，忽而以阴阳言五脏之性，忽而又以阴阳言五脏之位，实感牵强附会，有失经旨。

纵观《黄帝内经》所论，大凡五脏发病，不仅与其相应季节气候的变化有关，而且因失于调摄或感受时邪，导致人体阴阳平衡失调而产生疾病者

亦颇多。如《素问·四气调神大论》云："春三月……逆之则伤肝，夏为寒变……夏三月……逆之则伤心，秋为痎疟……秋三月……逆之则伤肺，冬为飧泄……冬三月……逆之则伤肾，春为痿厥……"说明人体如违背四时养生之道，不但与本季相应脏腑会产生病变，同样会影响到与下一季节相应脏腑而致病。又如《素问·阴阳应象大论》云："冬伤于寒，春必温病；春伤于风，夏生飧泄；夏伤于暑，秋必痎疟；秋伤于湿，冬生咳嗽。"也同样说明，由于感受四时邪气，而损伤了人体正气，故在下一季节发病。两条相较，前者从四时养生而言，后者从四时病邪而论，但重点强调的是人体内因在发病过程中的重要作用。因而《素问·宣明五气》篇在论及五脏发病时，也强调指出："阳病发于冬，阴病发于夏……"亦即春天肝病，多由于逆冬气之藏，秋天肺疾，每因于逆夏气之长……

据此笔者认为，上述"病在阴""病在阳"之阴阳，当指四时五脏阴阳之属性，并以此来强调四时五脏阴阳的整体观念，故"病在阳"之"阳"，当指春夏生长之气，"病在阴"之"阴"，当言秋冬收藏之气。"冬病在阴"，是说冬季之所以致病，当责之于秋日失于摄养，所谓"奉藏者少"；"夏病在阳"，系指夏季之所以致病，乃由于春日不够注意养生，所谓"奉长者少"；"春病在阴"，是谓春季之所以致病，多因于冬日养藏不足，所谓"奉生者少"；"秋病在阳"，是指秋季所发生的疾病，系因夏日失于长养，所谓"奉收者少"。故《素问·四气调神大论》强调：圣人"春夏养阳""秋冬养阴"，即春夏养生气、养长气，以为秋冬之地；秋冬养收气、养藏气，以为春夏之基。如此解释，不仅与上下文意不悖，而且更能体现出《黄帝内经》四时五脏阴阳的思想体系。(《中医杂志》1986年第4期第69页)

七　谈谈"阳病治阴，阴病治阳"

"阳病治阴，阴病治阳"一语，出自《素问·阴阳应象大论》。本条是对中医治疗原则的一个高度概括。但是，对文中"治阴""治阳"之阴阳，则有不同的解释。有的医家认为，所谓"治阴""治阳"之阴阳，是指"从阴引阳，从阳引阴，以右治左，以左治右"的针刺原则而言。也有的医家认为是指阴经阳经而言。如杨上善《黄帝内经太素》曰："疗其本者，疗于阴经，即阳病疗阴也。阳经受邪，准阴疗阳也，即阴病疗阳也。"而张介宾则认为"阳胜者阴必病，阴胜者阳必病。阴病当治阳，阳病当治阴"，治阴即"壮水之主，以制阳光"，治阳即"益火之源，以消阴翳"，可见他所认为的治阴治阳，是指后世的滋阴与温阳两法而已。

笔者认为，对"治阴""治阳"的正确解释，必须基于对阴病和阳病的全面理解。《素问·阴阳应象大论》云："阴胜则阳病，阳胜则阴病。"从阴阳对立统一规律而言，大凡阴胜阳病，不外两种情况：一是外感阴寒之邪，而导致卫阳之气受伤；二是所以言阴胜，是由于阳虚，而阴胜更加导致阳虚，故曰"阴胜阳病"。由此可见，以上两种情况尽管都有阳气受伤的病机，但是一则是外感寒邪，表阳受伤；二则是中阳不足，寒从内生。前者属实，后者属虚。而"阳胜阴病"也有二种情况：一种是指外感阳热之邪，而使卫分、气分之阴液受伤，此乃实证；另一种是由于内在阴液的不足，导致阴火内生，虚火更加耗伤阴液，故曰"阳胜阴病"，此乃虚证。由此可见，《素问·阴阳应象大论》中"阴胜阳病"与"阳胜阴病"既是实寒证和实热证的病因病机，也是虚寒证和虚热证的病因病理。因而，文中"治阴"与"治阳"，无论针刺或服用汤液，既指散寒清热，又言温阳滋阴，实属对表里寒热虚实证治疗原则的一个高度概括。决不能囿于上述一家之说。（《吉林中医》1987 年第 2 期第 38 页）

八 《素问·上古天真论》的肾气观

《素问·上古天真论》重点说明了肾气在摄生防病、益寿延年中的重要作用，本文就此探讨如下：

1. 肾气是人类生命之起源

肾精是人类生命产生的本源，而肾精的产生则全在于肾气，由于肾气的不断充实，使肾精逐渐成熟，从而逐步具备生殖能力；又因肾气的逐渐衰退，肾精渐次减少，从而使男女失去了生殖能力。因此，肾气关系到人体性机能的活动及生殖能力。这一观点对临床医学的发展有着极其深远的影响，至今不失对临床实践的指导作用，如对男子阳痿、遗精、不育等病，多从肾论治而取验。

2. 肾气是人体生长衰老之缘由

生长衰老是人类生命过程中不可抗拒的规律，在这个过程中，肾气起着非常重要的作用，论中所叙由于肾气的盛衰，人的生命表现出几个不同的生长发育阶段，从现代医学角度来看，基本符合实际，故有一定的科学价值。

3. 肾气是益寿延年之根本

想要益寿延年，应注重保养肾气，亦为《素问·上古天真论》的重要学术思想。论中一开始就提出两种不同人的寿命并进行对比：一者为上古之人，法于阴阳，和于术数，故能保全肾气而度百岁乃去；二者为今时之人，以欲竭其精，以耗散其真，不知持满，不时御神，故使肾气耗散，年过半百而衰矣。两种不同的养生方法，两种截然不同的结果，从而揭示了肾气对人类寿命的影响。

4. 肾气是养生防病之关键

养生防病是中医学的重要内容，而养生防病尤重肾气，又为中医学的重要特点。因为肾为五脏之根，人体五脏六腑的功能，皆有赖于肾气的作用，诸如心气之运行，肺气之治节，脾气之转输，肝气之疏泄等，莫不由于肾中阳气之温化和阴精之滋润。可见肾气之强弱，直接影响着人体的健康。因此，养生防病的首要问题就在于保养肾气。(《内经新论》第 29 页，1991 年 10 月于北京)

九　读《素问·上古天真论》札记

《素问·上古天真论》是《黄帝内经》的重要篇章之一，本篇共分三段，重点以说明肾气在摄生防病、益寿延年中的作用，同时强调了肾气对人的生长发育、衰老寿夭等方面的影响。文中提出的"真人""至人""圣人""贤人"，虽系假说，但是作者旨在说明不同养生方法，可收到不同的养生成效，而且又以"天真"冠名，更突出了肾气在人的生命过程中的重要作用。

首先，从其篇名来看，"上古"亦即远古，"真"即真气，亦称正气、元气、元真之气等。中医学认为，人身之元气，乃由肾中之元阳化生而来，肾又为先天之根，元气乃为先天之真气，故曰天真。

其次，人体之元气与自然界之清气相通，故有"气入丹田"之说，此亦为天真之由；从功能而言，天真之"天"，源于"天一"，而天一是出自《河图洛书》，即"天一生水，地六成之……"古人认为，水生万物，而化生万物之水，又由天一之真阳化合，因此，在真气之前冠以"天"字，以说明元气在人体内的重要作用。总之，概括而言，天真有两个含义：其一是指淳朴无邪，是指古代人的思想很朴实，没有什么欲望和追求，所谓"淫邪不能劳其目，欲邪不可惑其心……"其二是指本元之气，人之所以有生命，生命之所以能延续，其根本在于天真，因此，天真是人的生命产生和延续的本元。可见本篇篇名的设置，就突出了肾气的重要作用。

再次，文中强调肾气对于人的衰老寿夭的作用。养生长寿是《黄帝内经》重要内容之一，而养生长寿，重在保养真元，亦是《黄帝内经》的主导思想，这一主导思想，在本篇较为突出。篇中首段就虚构出古今两种不同人的寿命，以突出真气对于人的衰老长寿的重要作用。文中指出，上古之人所以皆能年度百岁而动作不衰，是因为"上古之人，其知道者，法于阴阳，和于术数，饮食有节，起居有常，不妄作劳，故能形与神俱，而尽终其天年，度百岁乃去"法，是取法效法之义；阴阳是指四时阴阳消长的变化，即春暖、夏热、秋凉、冬寒。法阴阳，就是强调人们要顺应四时阴阳的变化，使人体气血脏腑之阴阳和谐。那么，如何取法于四时阴阳的变化呢？本篇虽未明确提出，但在其他篇章则有详尽的论述。如在《素问·生气通天论》中指出"春三月""夏三月""秋三月""冬三月"，各不相同的养生方法，以及"春夏养阳，秋冬养阴"等观点的提出，都是对自然界阴阳的取法，只有这样，才能顺从四时，才能使人体生气不竭而"尽终其天年，度百岁乃去"。否则，违背四时阴阳的变化，就会使灾害丛生，年度半百而动作皆衰。由此可见，应四时、适寒温、保养天真，是益寿延年的关键。

另外，文中还强调指出，调养身体、保养真气的另一方面，就是要"节饮食、慎起居"，要求人们应"饮食有节，起居有常"。所谓饮食有节，就是饮食应有规律；起居有常，是说人们的劳逸应有一定的常度。张景岳注曰："节饮食以养内，慎起居以养外。"在《素问》中亦从反面指出："饮食自倍，肠胃乃伤。""起居如惊，神气乃浮。"本篇亦指出："今时之人，则不然也，以酒为浆，以妄为常，醉以入房，以欲竭其精，以耗散其真，不知持满，不时御神，务快其心，逆于生乐，起居无节，故半百而衰矣。"强调人们应节饮食，慎起居，保养天真，以达到益寿延年之目的。

文中还从疾病的发生，即邪正的关系来强调天真之气的重要作用。指出："夫上古圣人之教下也，皆谓之，虚邪贼风，避之有时，恬淡虚无，真气从之，精神内守，病安从来。"这就是说，导致疾病的产生，有内因和外因两个方面，但是内因和外因相比较，内因是其矛盾的主要方面，因此强调人们要恬淡虚无，守护精神。恬，安静；淡，朴素；虚，湛然无物；无，窅然莫测。要人们做到静思寡欲，无所追求，"美其食，任其服，乐其俗，高下不相慕"。尽管这里渗透着道家"无为"的消极思想，但从另一方面理解，就是要人们少思寡欲，保养精神，统摄天真，以预防疾病的产生。(《中医函授通讯》1996 年第 5 期第 2 页)

⑩ 《素问·刺热》篇热病五脏分类方法初探

以五脏对热病进行系统归类，首见于《素问·刺热》篇，这种热病的五脏分类法，对于临床有什么意义呢？试分析如下。

1. 对疾病进行早期诊断和预防

《素问·刺热》篇分析了五脏热病的早期症状："肝热病者，小便先黄……心热病者，先不乐……脾热病者，先头重……肺热病者，先淅然厥……肾热病者，先腰痛胻酸。"同时，五脏热病在面部不同部位也有一定表现："肝热病者，左颊先赤；心热病者，颜先赤；脾热病者，鼻先赤；肺热病者，右颊先赤；肾热病者，颐先赤。"这些症状，反映了五脏不同的病理变化，与脏腑的生理特点和经络分布有着密切的关系。如肝之脉，抵少腹绕阴器，人面部左颊属肝之色部，故肝热病者，因疏泄不利而见"小便先黄""左颊部先赤"；心主神志，在志为喜，在面部为颜，故心热者"先不乐""颜部先赤"，等等。

五脏热病，在发病之前的这种先兆，尽管尚且轻微，但是月晕而风，础润而雨，见微知著，所以这种轻微的表现，标志着内在疾病的形成，掌握这些先兆症状，不但可以作为早期诊断的线索，亦是早期预防治疗、杜邪内传的依据，因此论中指出"病虽未发，见赤色者刺之，名曰治未病"。这种治未病的学术思想对后世医家影响极大，比如张仲景在《伤寒论》中论述传经时指出："若欲作再经者，针足阳明，使经不传则愈。"就是基于这种治未病的思想而提出的。

2. 提出辨证论治的原则

《素问·刺热》篇在热病五脏分类（即定位诊断）的基础上，提出了五脏热病的针刺方法：第一是循经取穴，又分三种情况，一是表里两经配穴法，如"肝热病者……刺足厥阴少阳""心热病者……刺手少阴太阳""脾热病者……刺足太阴阳明""肺热病者……刺手太阴阳明""肾热病者……刺足少阴太阳"。二是以五行生克理论配伍选穴，如"热病先胸胁痛，手足躁，刺足少阳，补足太阴"。三是本经病证取本经穴，如"热病始于头首者，刺项太阳而汗出止"。第二是按部位取穴法，如此又分两种情况，一是根据病变部位刺泻与其相对应的背部俞穴，如"三椎下间主胸中热，四椎下间主膈中热，五椎下间主肝热，六椎下间主脾热，七椎下间主肾热"等；二是如果热势较盛，病情严重者，可选用治疗热病的五十九刺，此法目前虽然少用，但多数穴位的泻热之功用还是可以肯定的。

从上述这些刺法来看，尽管其选穴配伍的方法不同，但总归是基于五脏热病的基础之上，说明了热病五脏分类法在治疗中的地位，后世温病学家也很重视，如清代吴鞠通在《温病条辨·原病》篇篇首即引录了本篇内容。

3. 探讨疾病的自愈、加重和死期

《素问·刺热》篇在热病五脏分类的基础上，运用五行生克乘侮的理论，提出了对五脏热病病情及其预后的推断。如"肝热病者……庚辛甚，甲乙大汗（指汗出邪去病愈）。气逆则庚辛死""心热病者……壬癸甚，丙丁大汗。气逆则壬癸死"，等等。大凡五脏热病，在其本脏所主之日，因得天阳之气的资助，一举驱邪外出，使汗出而病愈；相反，如果在其所不胜脏腑气王之日，由于病脏受到自然之气的克制，抗邪不利，因而病情加重，甚或出现死亡。这种方法对张仲景也有影响，如他对六经病的痊愈提出："凡病欲知何时得，何时愈？……日中得病夜半愈者，以阳得阴则解也，夜半得病明日日中愈者，以阴得阳则解也。"并指出六经病欲解之时的规律，"太阳病欲解时，从巳至未上""阳明病欲解时，从申至戌上""少阳病欲解时，从寅至辰上""太阴病欲解时，从亥至丑上""少阴病欲解时，从子至寅上""厥阴病欲解时，从丑至卯上"。《黄帝内经》这种时间生物学的观点，值得我们进一步探讨。（《北京中医学院学报》1988 年第 1 期第 21 页）

第二章 《伤寒论》研究

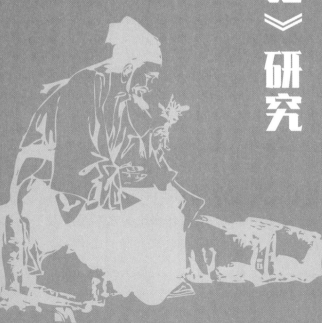

《伤寒论》是汉代张仲景所著，是中医四大经典著作之一，其理论之完备，用药之精准，被历代医家奉为圭臬。先生独嗜仲景之学，从爱伤寒、学伤寒，到讲伤寒、用伤寒，倾注了毕生心血，并结合多年教学临床，撰写出版了《伤寒论类辨》。本章收集整理先生有关《伤寒论》论文二十篇，从《伤寒论》的渊源，到六经辨证的创立；从对条文的诠释，到六经病证的辨析等，其论详备，识用精微，实为后学者所叹！

一　论《伤寒论》六经辨证论治对《素问·热论》的继承发展

《伤寒论》是否以《素问·热论》为本，历代医家争执不休，各有不同见地。多数医家认为，《素问·热论》为《伤寒论》之本源，《伤寒论》是《素问·热论》的发展。也有人认为，《素问·热论》与《伤寒论》风马牛不相及，各承一脉。本文拟从六经辨证诸方面，对此澄清本末，欠妥之处，敬请同道斧正。

1.六经概念

六经是《伤寒论》辨证论治的纲领，而《伤寒论》六经分类方法完全沿用了《素问·热论》六经分类的名称，并在此基础上补充发展了《素问·热论》六经辨证的内容，使之更趋系统和完善。然就六经含义，二者之间有着本质上的区别，《素问·热论》的六经，只以经络作为六种分证的纲领，《伤寒论》之六经，是以脏腑气血津液为本，紧密联系人体脏腑经络的生理病理，运用严密的思维逻辑方法，指导着临床的辨证论治。《伤寒论》之六经使六经辨证言之有物，论之有据，远远突破了六经的循行部位和经脉的作用。兹举太阳病为例，《素问·热论》云："伤寒一日，巨阳受之，故头项痛，腰脊强。"因足太阳之脉,上额交巅,下项,挟脊抵腰中,络肾属膀胱。可见《素问·热论》所言之太阳病,但言其太阳经脉的循行部位,而《伤寒论》则据"经脉者,内属脏腑,外络肢节"和"巨阳、诸阳主气,为六经之首,总统荣卫"及"肾合三焦膀胱,三焦膀胱者,腠理毫毛其应"等理论,引申推广,以太阳病概括了外感热性病初期的病理病机,形成了"太阳主表"的概念。因此《伤寒论》的六经分证,既是对疾病所表现的六类证候的系统概括,又表示病变过程中既不相同又相联系的六个阶段。正如前人所云,"经者,径也"据经则知邪的来去之路,"经者,界也"据经则知病的范围,彼此不相混淆。可见《素问·热论》之六经与《伤寒论》之六经,其概念大不相同。

2. 六经病证

《素问·热论》之六经与《伤寒论》之六经,有其概念上的差别,因此所述六经病证,也不尽相同,试比较如下:

太阳病:《素问·热论》为"头项痛,腰脊强"。《伤寒论》则见脉浮,头项强痛而恶寒之经证和发热消渴,小便不利,或小便自利,少腹硬满或急结,其人如狂或发狂等之腑证。

阳明病:《素问·热论》为"身热目痛而鼻干,不得卧也"。《伤寒论》则既可见目痛鼻干,额头痛,不得卧等经证,又可见大便不通,腹胀满痛,潮热谵语等腑实证,还可见身热烦渴、汗出脉洪大之热证。

少阳病:《素问·热论》为"胸胁痛而耳聋"。《伤寒论》则既可见胸胁苦满,往来寒热,口苦咽干,目眩之经证,又可见嘿嘿不欲饮食,心烦喜呕之腑证。

太阴病:《素问·热论》为"腹满嗌干"。《伤寒论》则见经证之腹满脉浮的同时,兼见自利腹痛,不思饮食而呕吐等腑证。

少阴病:《素问·热论》为"但见口燥舌干而渴"。《伤寒论》既见咽痛,生疮不能言之经证,又见恶寒蜷卧,手足逆冷,脉微细但欲寐等全身的症状。

厥阴病:《素问·热论》为"烦满而囊缩"。《伤寒论》可见经证之巅顶痛，以及消渴，气上撞心，心中疼热，饥而不欲食，食则吐蛔之寒热错杂证。

从上述对比中可见，《素问·热论》之六经病，不仅范围较小，而且病症比较简单，只局限于六经的热证和实证。而《伤寒论》之六经病，其范围较大，病情亦较复杂，每经都反映出阴阳表里寒热虚实等错综复杂的病情。因此《伤寒论》虽以六经名诸病，实以八纲统诸经，辨证掌握了六经，就抓住了准绳，正如程应旄所云："素问之六经，是以一病共俱之六经；仲景之六经，是异病分布之六经。素问之六经，是以热病而原及六经；仲景之六经，是设六经而赅尽众病。"刘渡舟先生亦认为《伤寒论》六经病证，实则囊括了外感内伤诸病，非为伤寒一病而设。仲景在自序中亦言："虽未能尽愈诸病，庶可以见病知源，若能寻余所集，思过半矣。"

3.六经辨证

所谓辨证，就是分析辨别疾病的证候，包括病因、病机、病位的审查，而六经辨证则又是《伤寒论》的重要特征。

六经辨证，首别阴阳，而阴阳区分，当验寒热，《伤寒论》首篇就提出："病有发热恶寒者，发于阳也；无热恶寒者，发于阴也。"大凡三阳经病，邪气盛而正气不衰，都有发热的表现，诸如太阳病之发热恶寒，少阳病之寒热往来，阳明病之但热不恶寒等，故曰"病发于阳"。而三阴经病，邪气不盛正气亦微，抗邪无力，表现以身冷恶寒，四肢厥逆，腹痛下利等症为主，一派纯阴用事，故曰"病发于阴"。在辨明阴阳的基础上，进一步探求病位之所在，病情之所属和病势之进退。因而将错综复杂的病变分析得井然有序，杂而不乱。这就是仲景辨证思维的妙用。

就六经病而言，如何辨明其表里寒热虚实呢？仲景运用比较分类、综合演绎、假说验证等辨证思维方法，进行分析判断。如蓄水与蓄血证，均为太阳之腑证，论其病位都在下焦，何以别之？仲景使用分析比较的方法，认为太阳蓄水证，是邪热与水液互结于膀胱，气化功能为之不利。而蓄血证，则是邪热与血结于下焦，无碍于气化功能，故指出"小便不利者，为无血也；小便自利，其人如狂者，血证谛也"。以小便利与不利，使蓄水蓄血两证大白，可谓要言不烦，一语中的。

又如《伤寒论》第 56 条："伤寒不大便六七日，头痛有热……其小便清者，知不在里，仍在表也……"伤寒头痛发热，似太阳之表证，六七日不大便，又似阳明之里证，何以别之？"其小便清者，知不在里，仍在表也"。以小便的颜色作为辨证的眼目，使人一目了然。

而且，《伤寒论》以三分之一的篇幅论述了许多变证，这样使六经辨证内容丰富多彩，在这些方面，《素问·热论》之六经病证，是远远无法与之比拟的。

4.六经病之传变

首先，纵观《素问·热论》六经传变的方式，大抵有两种，其一是一日太阳，二日阳明，三日少阳等"一二三"的传经方式，其二是一日巨阳少阴俱病，二日阳明太阴俱病，三日少阳厥阴俱病的表里传经方式。而《伤寒论》则在六经循经传变的基础上，提出了越经传、表里传、直中以及阳经传阴经、阴经传阳经等多种传变方式，这样突破了《素问·热论》"一二三"的固定呆板的传经模式，丰富发展了六经传变的内容，开拓了人们认识疾病的思路。

其次，《伤寒论》传经，是把时间和脉证有机地结合起来进行辨证，重视时间对于传经的影响，但并未完全囿于时间日期，体现了时空统一的辩证关系。如《伤寒论》第 4 条："伤寒一日，太阳受之，脉若静者，为不传；颇欲吐，若躁烦，脉数急者，为传也。"第 5 条："伤寒二三日，阳明、少阳证不见者，为不传也。"两条参伍，说明伤寒一日有传者，伤寒二三日也有不传者，传之与否，并非主观臆断，当以客观脉证为依据，见是证论是经。

再次，《素问·热论》在论述两感病时，仅举出了三种情况，即太阳与少阳，阳明与太阳，少阳与厥阴。而《伤寒论》除了表里两感之外，还列举了大量的合病与并病内容，既有三阳经的合病与并病，也有三阴经的合病与并病，诸如太阳与阳明合病之葛根汤证，太阳与少阳合病之小柴胡加桂枝汤证，阳明与少阳合病之大柴胡汤证，三阳合病治取柴胡汤或白虎汤证，太阳与少阴合病之麻黄附子细辛汤证，太阳与少阳并病之黄芩汤证，少阳与阳明并病之柴胡加芒硝汤证，太阳与少阴并病之桂枝加附子汤证，太阳与太阴并病之桂枝加人参汤证，少阳与阳明并病之大柴胡汤证，少阳与太阴并病之柴胡桂枝干姜汤证，等等。总之《伤寒论》对《素问·热论》的六经传变，从形式或内容上都有很大的发展。

5.六经病的治则

在治则上，《素问·热论》指出"视其虚实，调其逆从""通其脏腑"等原则，并具体指出"其未满三日者，可汗而已；其满三日者，可泄而已"的汗下治法。而《伤寒论》在"观其脉证，知犯何逆，随证治之"的治疗原则指导下，汗、吐、下、和、温、清、补、消八法俱备，诸如麻桂之汗法，瓜蒂之吐法，承气之下法，柴胡之和法，四逆之温法，白虎之清法，建中之补法，抵当之消法等。可谓集汗、吐、下、和、温、清、补、消八法之大成。另外，对于每一方法的使用，据不同情况而灵活多变。就下法而言，既有大承气汤之急下法和峻下法，又设小承气汤之试下法和缓下法，还有专为胃燥而设的调胃承气汤之和下法，以及土瓜根之导下法等。

《伤寒论》还纠正了《素问·热论》对少阳病的错误治法，如《素问·热论》指出："伤寒三日，少阳受之。"又云："未满三日，可汗而已。"说明少阳病亦当取汗，而《伤寒论》则指出："少阳不可发汗，发汗则谵语。"因少阳病在半表半里，发汗必伤心阳故见谵语，因此汗法为少阳四禁之一。仲景在分析病机、辨别证候的基础上，独创小柴胡汤，补充发展了六经病的辨证论治。

综上所述，《伤寒论》之六经辨证，实是在《素问·热论》基础上的继承和发展，仲景结合临床实践，引申了《素问·热论》的精义，从而探索出六经辨证的一整套理法方药的规律，为中医学的发展做出了重大的贡献。（《山西中医》1987年第5期第4页）

二 试论《伤寒论》对《黄帝内经》肝病理论的继承和发展

《伤寒论》是中医学中一部理法方药俱备的大经大作，论中包含了丰富的肝病证治内容，这些肝病证治理论，就其医理而言，莫不与《黄帝内经》肝病理论一脉相承。那么，张仲景是如何继承发展了《黄帝内经》的肝病理论的呢？本文就此略陈管见，冀同仁不吝匡正。

1. 承《黄帝内经》治则，立治肝之大法

对于肝病的治疗，继《黄帝内经》"辛散""酸收""甘缓"三大原则提出之后，张仲景在《伤寒论》中进行了长足的发挥。《素问·脏气法时论》云："肝苦急，急食甘以缓之。"张仲景据《黄帝内经》之旨，在《伤寒论》中创拟了"扶土抑木"之治肝大法，而且将其灵活扩用到肝病证治的整个理法方药之中。从辨证到立法，从处方到用药，都体现了《黄帝内经》这一学术思想。如论中第 100 条，见肝胆之脉证而"先以小建中汤；不差者，小柴胡汤主之"治法的提出，以及治疗肝胆病的小柴胡汤、吴茱萸汤方中人参、甘草、大枣等药的配伍，都是对《黄帝内经》"甘以缓之"这一治肝法则的具体应用。

再如，足厥阴肝，外禀风木而内寄相火，下连寒水为乙癸同源，上接心火成子母相应。又厥阴者，寒之极、阴之尽也，寒极则热生，阴尽则阳复，故厥阴肝病，以阴阳胜复、寒热错杂为其病机特点，以"消渴，气上撞心，心中疼热，饥而不欲食"等为临床表现，临证既可见"消渴""心中疼热"之阳热实证，又可见"饥而不欲食""下之利不止"等阴寒虚证。若仅以一方一法而治之，势必会出现治寒遗热、治热遗寒，补虚则碍邪，祛邪则伤正之弊端。张仲景根据上述特点，灵活应用了《黄帝内经》温清补泻的治疗原则，为治疗足厥阴肝病创立了寒热并用、攻补兼施之大法。从而对于错综复杂的肝病，既有法可循，又有方可用。

2. 本《黄帝内经》医理，拟治肝之诸方

《伤寒论》113 方，直接用于肝病治疗的竟达 16 方，分析治肝诸方的配伍，同样是以《黄帝内经》理论为指归。如《素问·阴阳应象大论》云："火郁发之，木郁达之。"《素问·脏气法时论》亦云："肝欲散，急食辛以散之，用辛补之，酸泻之。"所谓"达之""散之""补之""泻之"均强调了肝主疏泄的生理特点。故又在《素问·四气调神大论》中，将肝之生理作用取象于春气之发陈，木性之条达。基于《黄帝内经》对肝脏这一生理特性的认识，张仲景在《伤寒论》中创拟了疏肝解郁诸方，以顺应肝气条达之性。如论中柴胡诸剂，其立法均重于疏肝解郁。

3. 融《黄帝内经》精义，述诊肝之关要

《素问·玉机真脏论》曰："脾脉者土也，孤脏，以灌四傍者也。"脾胃为后天之本，气血化生之源。脾胃气的强弱，决定着肝病的转归及其预后，故《素问·平人气象论》又云："平人之常气禀于胃。胃者，平人之常气也，人无胃气曰逆，逆者死。"张仲景在《伤寒论》中，引申发展了《黄帝内经》这一精义，通过诊察脾胃之气的盛衰，以推测肝病之预后及转归。如论中第256条："阳明少阳合病，必下利，其脉不负者，为顺也，负者，失也。"清代尤在泾曰："负者，少阳旺而阳明衰，谓木胜乘土也。"阳明少阳合病，必因肝胆之气横而克伐脾土，使脾胃失其升降，故必下利。肝脾同病，若阳明胃气不衰，即"脉不负者"，则为顺；否则，胃气衰败即"脉负者"，木气横逆无羁，则为失也。

再如，论中第365条在叙述足厥阴肝脉下利时指出："下利，脉沉弦者，下重也；脉大者，为未止；脉微弱数，为欲自止，虽发热，不死。"下利而脉沉弦者，厥阴肝之病也。肝主疏泄，喜条达而恶抑郁，若肝失疏泄，气机不利，湿邪内蕴，湿热胶结，迫注大肠，故见下重。然其转归预后如何？张仲景察之以脉，"脉若大者"，大则病进，为邪盛而病进，故曰"为未止"。若脉微弱数者，数乃滑数流利之象，《黄帝内经》曰："脉弱以滑，是有胃气。"因胃气来复，故其下利"为欲自止"。两相比较，同为厥阴肝病下利，一则利未止，一则利欲止，其转归预后迥异，全因于脉中胃气之有无。

其次，论中第339条"伤寒，热少，厥微，指头寒，嘿嘿不欲食。……欲得食，其病为愈"以及第332条之肝寒厥利，以"食以索饼"后的热势，推测胃气的存亡，判断肝病的转归及预后。

综上所述，可见张仲景在《伤寒论》中，不仅遵循了《黄帝内经》对肝病辨证论治的原则，而且在实践中丰富发展了《黄帝内经》的基本理论。因此，《伤寒论》对于肝病的辨证论治，是《黄帝内经》肝病理论原则的具体运用和发展。（《河北中医》1994 年第 2 期第 6 页）

三 《伤寒论》六经辨证思维逻辑方法初探

摘 要： 掌握运用正确的逻辑思维方法，是认识自然世界，揭示自然事物内在规律的重要前提。《伤寒论》之所以能为中医学确立完整的辨证论治体系，正是由于张仲景运用了辩证唯物主义的逻辑思维方法。本文结合六经病证具体内容，从以下四个方面做了探讨。

在自然科学的研究探讨中，掌握并运用正确的思维逻辑方法，是揭示自然物质内在规律的重要前提。因为"任何科学都是应用逻辑的。对于自然科学家来说，除必须使用形式逻辑外，更重要的是借助于辩证的思维形式和方法。""因为只有它，才能为自然中所发生的发展过程，为自然界中的普遍联系，为从一个研究领域到另一个研究领域，提供类比，从而提供说明方法。"因此，"逻辑之对于他，有如比例和透视之对于画家一样"的重要。《伤寒论》之所以能确立中医学完整的辨证论治体系，成为历代医家所推崇的不朽之作，正是由于作者张仲景掌握和运用了正确的思维逻辑方法，从而揭示了六经病证的内在规律。本文拟作如下探讨。

1. 六经辨证的归纳演绎法

归纳和演绎，是认识事物过程中既相区别、又有联系的两种思维形式。所谓归纳，就是由特殊到一般，由具体到抽象，从对个别事物的认识中得出一般性结论的推理方法；而演绎则是由一般到特殊，由概括性的原则到具体的使用，从已有的一般道理和理论，推知某一个别事物的未知属性，二者相辅相成。这一科学方法，体现在六经辨证论治的每一个环节。譬如：在六经辨证方面，张仲景依据《黄帝内经》"善诊者，察色按脉，先别阴阳"的理论。以发热恶寒的类型，归纳出六经病证各自的特点。如论中第7条："病有发热恶寒者，发于阳也，无热恶寒者，发于阴也。"就是仲景在分析六经病机的基础上，认识到三阳经病，由于邪盛正不衰，正气抗邪有力，故总以发热为特征，诸如太阳病之发热恶寒，阳明病之但热不恶寒，少阳病之往来寒热等。而三阴经病，由于正虚邪陷，正气抗邪无力，故表现以恶寒为主。诸如身冷肢厥，下利腹痛等，尽管在其恶寒程度上有轻重之分，但总归不见发热。其后各篇，都是根据这个标准，对六经病证进行分析判断。如第269条："伤寒六七日，无大热，其人躁烦者，此为阳去入阴故也。"第301条又谓："少阴病，始得之，反发热，脉沉者，麻黄细辛附子汤主之。"前条以热去增躁，言病邪由阳入阴。后条少阴病，因反见发热，阴病见阳症，谓病邪由阴出阳。如此以寒热分阴阳，以阴阳统六经，实有提纲挈领、执简驭繁之用。在论治方面，张仲景根据《黄帝内经》《难经》的理论，综合临床实践，归纳出对于阴阳虚实补泻的原则。如《伤寒例》篇指出："夫阳盛阴虚，汗之则死，下之则愈；阳虚阴盛，汗之则愈，下之则死。"即阳热内盛、阴液内伤的病人，治疗当下其内热，以存真阴使病获愈，故曰"下之则愈"。若不循这一原则而误用了汗法，不但因其辛温助阳，更因其汗出而伤阴，遂致病情加重或死亡，故曰"汗之则死"。对于因表阳虚而感受寒邪的病人，因其寒邪盛于表"其在皮者，汗而发之"。治当发汗，汗出邪去，表病自除，故曰"汗出则愈"。否则误施下法，徒伤正气，必致正虚邪陷，病情加重，故曰"下之则死"。张仲景归纳出的这一治疗大法，贯彻运用于六经各篇。如第90条："本发汗，而复下之，此为逆也；若先发汗，治不为逆。本先下之，而反汗之，为逆；若先下之，治不为逆。"第44条："太阳病，外证未解，不可下也，下之为逆。"这些治疗原则的确立，都是从《伤寒论》阴阳虚实补泻的法则中演绎而来，从而有效地指导着六经辨证论治。

2. 六经辨证的分析综合法

分析和综合是抽象思维的基本方法。所谓分析，就是把复杂的事物分解为各个部分、方面、环节和层次，分别加以研究的一种方法。而综合则是在分析的基础上，把事物的各个部分、各个方面和各种因素结合起来，以把握事物的本质和规律的一种思维方法。综合必须以分析为基础。没有分析，认识就不能深入，当然，没有综合，分析也会是盲目的和不全面的。因此，二者在整个认识过程中，是不可分割的。《伤寒论》运用了这种思维方法，指导着六经病的辨证论治，在极其复杂的病证中，探讨出其内在规律，从而把握住疾病的本质。如第99条："伤寒四五日，身热恶风，颈项强，胁下满，手足温而渴者，小柴胡汤主之。"但"身热恶风颈项强"乃太阳之表证，"胁下满"是少阳半表半里证，"手足温而渴"则又是阳明之里证。三阳证俱，若治取太阳之汗，恐伤阳明之津，或从阳明之下，又犯少阳之禁，故汗下皆非所宜，唯取小柴胡汤，以和解少阳之半表半里。使枢机利、表里和而三阳病俱解，此即"三阳合病，治取少阳"之谓。同样第219条："三阳合病，腹满，身重，难以转侧，口不仁，面垢，发汗则谵语，遗尿……若自汗出者，白虎汤主之。"本条亦为三阳合病，可是以"腹满身重，口不仁，面垢，谵语，遗尿，自汗出"等阳明热证为主，故治疗当以清解阳明为主，方用白虎汤。此又常中之变法也。如果不循分析综合这一科学的思维逻辑方法，当治少阳而误攻阳明，应治阳明，反取少阳，必致变证百出，后患无穷。论中还运用分析综合的方法，以做出疾病的鉴别诊断。如第73条："伤寒，汗出而渴者，五苓散主之，不渴者，茯苓甘草汤主之。"第70条："发汗后，恶寒者，虚故也。不恶寒，但热者，实也。"第282条："自利而渴者，属少阴也。"第277条"自利不渴者，属太阴"等，这些症状的提出，似乎是言不尽意，未能概其全貌，然而从逻辑学的角度去认识，正是张仲景在临床实践中，撇开了疾病中非本质症状，抽取出其特有的本质性症状，故能以"渴"与"不渴"等，做出疾病病位、病性的鉴别。可见，掌握正确的分析综合方法，是六经病辨证论治的重要前提。

3. 六经辨证的假说验证法

所谓假说，是依据科学原理，经过一系列思维过程，对被观察对象作出一些假定性的解释；验证是在假说前提下，采取相应的措施对其加以证实。

张仲景使用此法，可见于以下几个方面。

3.1　对病因的假说验证。胃主受纳与腐熟水谷。因此，阳明病多反映在对于饮食物的消化吸收方面。但是阳明为病，有因寒因热之别，若因于热者，热为阳邪而能消谷，故多为能食；若因于寒者，寒为阴邪，易伤胃中阳气，多不能食。仲景于第190条提出："阳明病，若能食，名中风；不能食，名中寒。"第194条又云："阳明病，不能食，攻其热必哕。所以然者，胃中虚冷故也。"文中以能食与不能食的症状，对阳明病病因进行假说，继之又以治疗加以验证。如此匠心设计，反映出仲景缜密细致的思维方法。

3.2　在诊断上的假说验证。张仲景把这种假说验证的思维方法，用于六经病的诊断。如第56条："伤寒不大便六七日，头痛有热者，与承气汤。其小便清者，知不在里，仍在表也，当须发汗……"伤寒不大便六七日，又头痛发热，此乃燥热内结于阳明之实证，治当用承气汤泻下阳明实热，然概为阳明证，其小便当赤，今反见小便清者，尽管不大便，其邪气仍在表而未化热入里，治疗当从太阳之表。

再如第6条："太阳病，发热而渴，不恶寒者，为温病。若发汗已，身灼热者，名曰风温。"伤寒与温病，虽然同为外感热病，但伤寒是感受风寒之邪，而温病则是感受风温之邪。伤寒初期，治当辛温解表，而温病初期治当以辛凉宣肺。如果热病初起，用辛温发汗之法，非但表证不解，反而由发热变为灼热，更增热势，据此便可断为风温。仲景如此假说验证，以作为伤寒温病的鉴别诊断，于临床有着现实的价值。

3.3　对六经病治疗的假说验证。《伤寒论》第209条："阳明病，……若不大便六七日，恐有燥屎，欲知之法，少与小承气汤。汤入腹中，转矢气者，……此但初头硬，后必溏，不可攻之。"阳明病见不大便六七日，恐为燥屎内结，但又未见潮热、谵语等大承气汤典型症状，故不可贸然峻攻，必须探明腹中有无燥屎。为此，仲景提出假设治疗，先少与小承气汤，服后以病人是否出现"转矢气"，来验证其腹中有无燥屎的形成。若药后"腹中转矢气者"，说明燥屎已成，当以大承气汤峻攻。"若不转矢气者"，虽然大便硬，但燥屎未成，乃属中焦虚寒的"痼瘕"之证，治当以温补。如此假说验证，反复推敲，实能表现出作者严谨的科学态度。

3.4 对六经病传变的假说验证。六经病证的传变是错综复杂的，其传变方式，基于个人体质差异及感邪轻重之不同，有一般传经、表里传经、越经传和直中等多种形式，即使是同一经的传变，有传也有不传，有传此也有传彼的情况，那么如何来判断这些复杂多变的传变情况呢？张仲景除在时间上对六经传变提出假说之外，还假设了一系列脉症，来验证其传与不传，或传于何经。如第4条："伤寒一日，太阳受之，脉若静者，为不传；颇欲吐，若躁烦，脉数急者，为传也。"第5条："伤寒二三日，阳明、少阳证不见者，为不传也。"按一般的传经规律，伤寒一日，太阳受之，二日阳明受之……但是又不能完全拘泥于时间，传与不传或传于何经，患病时间是一个凭证，然更当注重脉证。因此仲景提出了几种假设情况，伤寒一日，"脉若静者"，说明邪仍在表而未传，没有影响内在气血，故其脉"静"；相反，若见"脉数急"或"颇欲吐，若躁烦"者，说明邪已传于少阳或阳明，故见到少阳、阳明的主症。伤寒二三日，如果仍不见少阳阳明脉症者，亦为不传。可见，伤寒一日有传经的情况，伤寒二三日也有不传经的可能。如此把脉症和时间结合起来加以假说验证，体现出了仲景灵活的辨证思维。

3.5 六经病预后的假说验证。六经病之预后，有两种不同的转归，一则邪去正复，病向痊愈；一则正衰邪进，病转恶化。为了判断这两种不同的转归，仲景采用了假说验证的方法。如第332条："伤寒，始发热六日，厥反九日而利；凡厥利者，当不能食，今反能食者，恐为除中。食以索饼，微发热者，知胃气尚在，必愈。恐暴热来出而复去也。"大凡六经病证，以发热为阳气尚存，厥利为阴寒用事。今见病人发热六天，厥冷却九天，而后复见下利，说明阳不胜阴，阴气独盛，因其阳虚寒盛，故中焦不能温运而当不能食，又假设了两种可能，其一是由于胃阳渐复，病向痊愈；另一种是由于脾阳衰而发为"除中"，病趋恶化，为了判断这两种不同的情况，仲景提出"食以索饼"而加以验证。食饼后患者续渐发热，说明中焦阳气来复，若食饼后患者暴然热出，便可断为"除中"。如此使用假说验证的方法，以推断六经病证的预后。

4.六经病的比较分类法

比较和分类，是认识事物的两种基本思维逻辑方法。所谓比较是确定事物之间差异点和共同点的方法。而分类是以比较为基础，并根据事物的共同点和差异点，区分事物的不同种类。张仲景对于六经辨证，就采取了这种思维逻辑方法。诸如在病因、证候以及病机等方面，都做了十分细致的比较和分类。如第1条："太阳之为病，脉浮，头项强痛而恶寒。"是太阳病的总纲。但是，在太阳病中，因素体不同，或感邪有偏风偏寒的差异，又有中风和伤寒的区别。对此，仲景举出临床主要脉症来加以比较。太阳中风以伤风邪为主，风为阳邪，故以发热、汗出、恶风、脉缓为特征；而伤寒则以感受寒邪为主，寒为阴邪，故见恶寒无汗，周身骨节疼痛、脉紧。如第2条："太阳病，发热汗出，恶风，脉缓者，名为中风。"第3条："太阳病，或已发热，或未发热，必恶寒，体痛，呕逆，脉阴阳俱紧者，名为伤寒。"同是太阳病，通过分析比较，则同中求异，分出了太阳中风和太阳伤寒两大类型，而其中脉浮、头项强痛可并见。不同点在于前者汗出、脉浮缓；后者无汗、脉浮紧。在太阳腑证中，又以小便利与不利症状的比较，将其分为太阳蓄血与蓄水之证。这样，就使纷繁复杂的太阳病，能够纲目昭然，辨证既有章法可循，施治亦有的放矢。用这种以客观症候为依据的比较分类方法，区别其中的异同，对临床是有直接指导意义的。

通过上述分析，可见《伤寒论》六经辨证的整个理法方药过程，就是一个严密的辩证思维过程。正因为如此，方使错综复杂的六经病证，有条不紊，丝丝入扣，使《伤寒论》398条层层相因，步步入深，并能垂中医辨证大法于后世。因此，深入学习研究张仲景思维逻辑方法，不但有助于提高临床辨证的思维能力，而且对继承发扬仲景学术思想，促进中医学术理论的发展，亦具有重要的现实意义。(《实用中西医结合杂志》1988年第1期第57页)

参考文献

①列宁.列宁哲学笔记［M］.北京：人民卫生出版社，1956：88.

②恩格斯.自然辩证法［M］.北京：人民出版社，1956：28.

③爱因斯坦.爱因斯坦文集［M］.北京：人民出版社，1974：216.

④成无己.注解伤寒论［M］.北京：人民卫生出版社，1974：45.

⑤王冰.黄帝内经素问［M］.北京：人民卫生出版社，1978：48.

四 试论《伤寒论》太阳篇之汗法

汗法，是中医八法之一，是一种用于祛除表邪、解除表证的治疗方法。就《伤寒论》而言，其中病证复杂多变，而与之相适应的治法也是多种多样。诸如麻桂之汗法、瓜蒂之吐法、硝黄之下法、柴芩之和法、姜附之温法、芩连之清法、参草之补法及虻蛭之消法等，可谓集汗、吐、下、和、温、清、补、消八法之大成。然而，太阳篇中则以汗法为主，因为太阳者，又名巨阳、大阳也，为六经之首，总统营卫，肥腠理，温肌肉而司开合。故《灵枢·营卫生会》篇云："太阳主外。"六经相较，太阳为病，以表证居多，故"太阳之为病，脉浮，头项强痛而恶寒"为其太阳病之提纲。因此，太阳病之治法，是以汗法为主。

所谓汗法，就不只是简单地发汗而已，它必须有一定的法则和准绳。就是说，既要汗而祛邪，又要做到汗不伤正。当汗而不汗谓之失汗，不当汗而汗之则为误汗。那么，何为当汗，何为不当汗呢？应视缓急，分标本，以握分寸。如但表无里，当汗无疑。表里同病，且表里俱实者，当先表后里；表实里虚者，当先里后表；表里俱缓者，当表里同治。如果表里治疗失序，则为误治。正如《伤寒论》第90条云："本发汗，而复下之，此为逆也；若先发汗，治不为逆。本先下之，而反汗之，为逆；若先下之，治不为逆。"

太阳病之汗，既有一汗不解再汗之法，又有"一服病瘥停后服，不必尽剂"之说。既要使其出汗，但又不可出大汗，汗之太过与不及，皆为汗不得法。这就体现出《伤寒论》之"保胃气，存津液"，注重正气，治病留人的精神。纵观太阳篇之汗法，大抵有五种：

1. 解表发汗法

又称峻汗法，适用于太阳伤寒表实证。缘于寒伤营阴，卫闭营郁，肌腠不通，而见恶寒发热，头身疼痛，无汗气喘，脉呈浮紧，方如麻黄汤。方中用麻黄发汗解表，宣肺平喘。桂枝解肌发汗，通达阳气，配麻黄以开表闭。杏仁利肺平喘。炙甘草固护正气，共奏发汗解表之功。

2. 解肌散风法

本法用于太阳中风表虚证。所谓表虚证，是言风伤卫阳，卫外失司，营卫不谐，营阴外泄，而见发热、汗出、恶风、脉缓等症，方用桂枝汤。方中以桂枝辛温发汗，解肌祛风，配甘草，辛甘以实卫阳。芍药酸苦微寒，养阴滋营，配甘草，酸甘以护营阴。姜枣调胃气资汗源，安内以攘外。诸药相伍，于发汗之中有敛阴之旨，和营之中又有调卫之功。故此法发汗而不伤正，止汗而不留邪。

3. 发汗疏筋法

经脉乃气血运行之通路，故曰"经脉者，所以行气血，营阴阳，濡筋骨，利关节者也……"邪客太阳，经脉受邪，气血为之不畅，经输为之不利，故见发热恶寒，无汗，项背强几几等症，方用葛根汤以发汗解表，疏通筋脉。方中重用葛根，一则同麻、桂以解表邪，再则以疏通筋脉之阻滞，并升举阳明之津液，缓和筋脉之拘急，以奏发汗疏筋之功。

4. 解表蠲饮法

本法解表以散其外邪，蠲饮以消其内饮，故为表里两治之法。常用于素体内有水饮，而复感外邪之表里夹杂证。表现为发热恶寒，无汗，兼有干呕，咳逆，气喘，或面呈水斑、水环、水色甚或黧黑晦暗，因内有水饮，故以咳痰稀薄，量多，痰呈泡沫状，落地成水为其特征。方用小青龙汤。方中麻、桂相配，重用麻黄以增发汗解表之力，且能宣肺平喘，以开宣水之上源而消内饮。干姜、半夏温中化痰，以治心下之水气，细辛在外助麻、桂以解表邪，在内佐姜、夏以消痰水，配五味子以收温散寒饮、敛气平喘之功。芍药酸敛，以防诸药辛温太过。炙甘草守中扶正。诸药相配，解表蠲饮，两解表里。

5. 解表清热法

本法亦为表里两治之法，既解在外之邪气，又清阳郁之里热，用于太阳表邪不解，阳气闭郁不伸，寒邪入里化热之证。见有发热恶寒、身痛无汗、烦躁不安、脉浮紧有力等症，方用大青龙汤。方中重用麻黄，配桂枝、生姜，辛温发汗解表，以开表闭。加石膏，一则清热除烦，再则佐麻、桂以开表之阳郁。杏仁辛温宣肺解表。甘草、大枣甘润调脾，滋其汗源。诸药相伍，共奏解表清里之功。

另外，在《伤寒论》太阳篇，还有三个小汗之法，以补充上述五种汗法之不足，用于太阳表证不解，小邪稽留营卫。诸如，太阳小邪不解，阳气郁遏不伸而见面赤身痒，发热恶寒，热多寒少，形如疟状等症，方用桂枝麻黄各半汤。或服用桂枝汤后大汗出，大邪虽去，但小邪未除，而见发热恶寒，形如疟状，方用桂枝二麻黄一汤。及太阳小邪不解，部分化热入里，而见发热恶寒、热多寒少之桂枝二越婢一汤证。这些方证尽管都属太阳表证，但总归小邪稽留营卫，病势较缓较轻，与一般太阳表证不尽相同。上述五种汗法均非所宜。故以麻桂加减化裁为三个小汗之方，然既言其小，在用量上一定要注意小而轻，方可合作者之原意。

总之，太阳篇之汗法，在太阳病的治疗中占有重要地位，应当深究。故本人不揣学识浅薄，对此谈一点肤浅认识，以求同道斧正。（《陕西中医函授》1986 年第 5 期第 15 页）

五 浅论《伤寒论》阳明篇之下法

下法乃中医八法之一，具有通导大便、荡涤实热、破瘀逐水等作用的方法被称为下法，多用于里实热证。《伤寒论》不但设立"辨可下不可下"等专篇论述，且还散见于六经诸篇。在《伤寒论》六经病中，分别立有缓下法、和下法、峻下法、急下法、润下法、导下法、温下法及试下法等。诸法示人当权衡病势，把握分寸，使其药证相投，药到病除。可见，《伤寒论》所谓下法并非简单攻下而已，还具有一定的法规和准绳。

1. 缓下法

用以缓缓攻下之法，称为缓下法。本法适用于病轻势缓、病位偏上之实证里证。如太阳腑证之蓄血，病本邪实，非攻不除，但又因其病轻势缓，不可猛攻峻下，故治取抵当丸，取丸者缓意，以图峻药缓行之用。再如阳明腑证，虽痞满腑实已成，但燥实未具，故见其不大便，或大便硬而潮热谵语，或心烦腹满等症，不若大承气汤症之痞满燥实坚俱备，故治用小承气汤。之所以称为缓下，是因其剂小、量轻、作用缓和，以缓取效，是相对于峻下法而言。

2. 和下法

用以调和胃气而通下的方法，称为和下法。若邪热初传阳明，或误用汗下而肠中津液亏耗，以致燥热津亏、胃气不和，但因其腑实不甚，故虽见其腹部胀满、大便不通，但燥而未坚，治当和下之法，方用调胃承气汤。本法作用缓慢平和，且方中又用炙甘草，故于祛邪之中寓甘补之意。

3. 峻下法

用以猛攻急下之法，称为峻下法。此法为诸下法中最猛之法。阳明腑实证已成，痞满燥实坚俱备，其症见大便干结，数日不行，腹满疼痛拒按，潮热谵语，手足濈然汗出，舌苔焦燥起刺，脉沉实而有力。此证非峻攻不足以祛邪，非猛下又难以泻实，故方用大承气汤以荡涤六腑，推陈致新，一举攻邪外出，以取速效。但因本法泻下之力较猛，若用之不当，邪虽去而正气亦伤，故当慎用，切莫草率从事。

上述三法为《伤寒论》下法中之常法，均以排除邪实、清除里热为治，但因其病有轻重缓急之异，故治方有大小调胃之不同。大承气汤攻下之力最猛，故其症为痞满燥实坚俱备；小承气汤攻下之力逊于大承气汤，故用以治疗阳明腑实以痞满里实为主、燥坚不甚者；调胃承气汤为泻下之缓剂，治疗阳明腑实初起，燥热虽盛而痞满未具者。三者治阳明腑实证虽同，但同中有所异。现以图示之（见下图）：

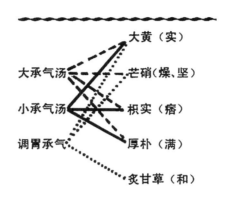

4. 急下法

急下法亦称峻下法。但因本法所用之证，势急病重，故又不全同于峻下法。此法多用于因邪热内结、燥热太盛而下劫肝肾之阴液，症见视物不清、目睛不和，或下利清水之热结旁流，或因热灼神明而昏不识人，甚则循衣摸床，直视微喘，独语如见鬼状等。诸症均示证情危重，真阴危亡立待。要存其真阴，必泻其实热，泻其实热以救真阴，病情危重，如救焚然，当须急下，故用大承气汤以釜底抽薪。

5. 润下法

脾主运化，转输津液；胃主受纳，腐熟水谷。脾胃互为表里，以行津液、化气血。若胃强脾弱，强阳煎灼弱阴，使脾为胃行津液之功能受约，以致热逼津液偏渗于膀胱而见"小便频数"，不能还于胃中以滋润大肠，而见"大便难"，成为"脾约"之证。此证本因胃燥津伤，复见小便频数，使津液愈伤，津液愈伤则胃燥愈甚。治当润下通便，方用麻子仁丸，润肠通便，故称润下法。

6. 导下法

若因津液受伤，阳明燥热而大便硬，且其部位偏下者，治当因势利导，从肛门纳药而导下，故称导下法。此证虽因津亏而大便不通，但又因其病位偏下，内无热结，故不可攻下，误攻必致津液下夺。治用蜜煎导、土瓜根或猪胆汁，纳入谷道，导而下之。若此，既可通便，又不伤津。

7. 温下法

临证因热结津伤而致大便不通者有之，因水寒气冷、痰饮凝结而大便不下者亦有之。诸如寒实结胸，症见大便不通、腹部硬满疼痛，甚或气喘咳逆等。治疗非温则水寒气冷不消，非攻则痰凝气结不除，故用温下之法，方如三物白散。

8. 试下法

所谓试下法，乃试探性的泻下之法。如《伤寒论》第 209 条："阳明病……若不大便六七日，恐有燥屎，欲知之法，少与小承气汤，汤入腹中，转矢气者，此有燥屎也，乃可攻之。若不转矢气者，此但初头硬，后必溏，不可攻之。"阳明病，不大便六七日，恐为燥屎内结，但又未见潮热谵语等大承气汤适用之典型症状，故不可贸然峻下，必须探明腹中有无燥屎，先少与小承气汤试下之。若药后"腹中转矢气者"，说明燥屎已成，当以大承气汤峻攻；"若不转矢气者"，大便虽硬，但燥屎未成，故不可峻攻。

综上所述，《伤寒论》对下法的使用，既有其原则性，又有其灵活性，可谓法活而机圆，故学者必当深究。（《中医函授通讯》1992 年第 5 期第 8 页）

六 《伤寒论》第 131 条刍议

《伤寒论》第 131 条谓："病发于阳，而反下之，热入，因作结胸。病发于阴，而反下之，因作痞也。"本条主要说明结胸与痞证的成因。对于文中"病发于阴""病发于阳"之"阴阳"的含义，历来争议很大。如张隐庵根据论中第 7 条"发热恶寒者，发于阳也；无热恶寒者，发于阴也"提出"病发于阳者，发于太阳也……病发于阴者，发于少阴也。"张氏谓阳为太阳，阴为少阴。认为病在太阳而误用下法，以成结胸；病在少阴误用下法以成痞证。其实，如果把发于阳和发于阴之"阴阳"释为"发热恶寒"和"无热恶寒"的话，在太阳误下而成结胸者，姑且成立（其实结胸多因少阳误下所致），少阴误下成为心下痞一说，却使人费解。纵观《伤寒论》全书，5 个泻心汤证，都是在发热的基础上误治所致，没有一个是在无热恶寒的情况下出现的。如第 151 条云"脉浮而紧，而复下之，病反入里，则作痞"等，更何况少阴以心肾阳衰为本证，故其提纲为"脉微细，但欲寐"岂有误下成痞之理？纵然是误下，也只能使阳气更虚，厥利更甚，决然不会成为寒热错杂之心下痞。因此，张氏之说，实难使人置信。

柯韵伯认为：阳者指外而言，形躯者也；阴者指内而言，胸中心下也。柯氏以内外论文中之阴阳，这种解释如果单独用来理解条文，似乎成理，但若从论文全篇内容观之，则不能不使人疑窦丛生。《伤寒论》第 149 条曰："伤寒五六日，呕而发热者，柴胡汤证具，而以他药下之……若心下满而硬痛者，此为结胸也，大陷胸汤主之。但满而不痛者，此为痞，柴胡不中与之，宜半夏泻心汤。"可见，同样是病发于少阳半表半里，误下后既可成为结胸，又可成心下痞。在此，结胸和痞证的成因并无内外之分，更何况，内、外本身也是较为笼统的相对概念。

近来，还有人提出"病发于阳"是指"胃阳素旺，且有水饮留滞之人"；"病发于阴"是指"胃阳不足，且无水饮内停之人"（见《伤寒选读》）。笔者认为，凡胃阳素旺者，因其阳热伤津，每多津液不足，燥热内生；而胃阳不足者，因阳不化津，反见水饮内停，痰湿凝聚。再验于临床，阳盛者，未必皆有痰水，阳虚者，亦未必皆无水饮。故阳气的盛衰和津液的多少，只能言其然，不能言其必然，因此，这种解释，亦不能自圆其说，难以立论。

那么，文中"病发于阳""病发于阴"究竟指何而言？笔者认为：仲景此处"发于阳""发于阴"之"阴阳"，主要是针对病邪而言，即"病发于阳"是指患者感受了阳热邪气。邪热为病自有在表在里之别，在表者治当清解，入里才能泻里。医者不辨表里，贸然攻下，必致正气受伤，邪热内陷，邪热与胸中痰水互结，而成实热结胸之证。"病发于阴"主要是指患者感受寒饮之邪，寒饮为患治当温化，医者反用下法，徒伤中阳，遂成心下痞证，诚如《金匮要略·妇人杂病脉证并治》篇曰："妇人吐涎沫，医反下之，心下即痞……泻心汤主之。"如此理解，既不失仲景之原意，又切合于临床。（《吉林中医》1989 年第 2 期第 46 页）

七 《伤寒论》第 174 条新解

《伤寒论》第 174 条云："伤寒八九日，风湿相搏，身体疼烦，不能自转侧，不呕，不渴，脉浮虚而涩者，桂枝附子汤主之。若其人大便硬，小便自利者，去桂枝加白术汤主之。"本条亦复见于《金匮要略·痉湿暍》篇。此条历来众说不一，争论焦点就是对文中"大便硬，小便自利"机理的解释。

如柯韵伯认为："……其人大便硬，小便利者……脾家虚，湿土失职，不能制水，湿气留于皮肤，故大便仅见燥化。"沈目南亦云："若中虚邪陷，逼迫津液，偏渗前阴，不润肠间，则大便坚，小便自利。"诸医家皆认为本条"大便硬，小便自利"是由于脾虚湿滞。然而纵观《伤寒论》诸证，凡湿邪为患者，无不以小便不利为其主症，如下焦蓄水的五苓散证，阳虚水停的真武汤证，以及阴虚水停的猪苓汤证等。本证既是脾虚水停，何不见小便不利，反云"小便自利"呢？故此说确实使人费解。

还有的医家认为"大便硬，小便自利"乃津液不足之证，如成无己云："……此小便利，大便硬为津液不足……"至于为何出现津液不足，成氏未有深究，然据方测证，既属津液不足，岂敢复用附子、白术等温燥伤津之品？更何况本证当是以湿邪为主，湿为阴邪，岂能伤津乎？故此说更难自圆其说。

本人认为，本条所论乃是卫阳不足，风湿之邪盛于肌表的伤寒类证，风湿滞于肌表，影响了营卫之和谐，气血之运行，故见"身体疼烦"以至到了"不可转侧"的地步。盛于肌表的湿邪，又最易内侵困遏脾土，脾气被困，故当见大便溏薄、小便不利诸症，正如《素问·阴阳应象大论》所云"湿盛则濡泄"。王冰亦云："湿胜则内攻于脾胃，脾胃受湿则水谷不分，水谷相和，故大肠传导而注泻也。"但是此证大便溏薄、小便不利绝非脾虚所致，而是因于湿盛，若湿邪消则可使大便由溏转硬，小便由不利转利，故仲景于桂枝附子汤中，重用桂枝配附子，一则温散表湿，和营实卫，再则以桂枝化气行水，使湿邪从小便而解。因此在服药后见到"大便硬，小便自利"的现象，正说明气化以行，阳气以通，水湿之邪自有出路。但因湿性黏滞，又恐肌表之邪未尽，故于方中去桂枝加白术，以术附相配并走皮内，以逐肌表水湿之邪，俟水邪去则诸症自平。所以仲景在其方后注云："此以附子、术，并走皮内，逐水气未得除……"

在《伤寒论》中，仲景常用这种假设推理的思维方法，突出六经辨证论治，如第 41 条："伤寒，心下有水气……服汤已渴者，此寒去欲解也，小青龙汤主之。"因伤寒夹有水饮，饮为阴邪，故口不渴，服小青龙汤后而口渴者，正是寒饮得以温散、胃阳之气渐复的征象，如此辨证分析，使其丝丝入扣，步步深入，耐人寻味。

根据以上分析，本人认为本条"大便硬，小便自利"当是药后的一种机转，绝非专指病态而言。(《国医论坛》1986 年第 3 期第 7 页)

八 《伤寒论》"烦"字小议

"烦"字散见于《伤寒论》六经诸篇，凡 63 条次。准确地理解论中"烦"字之义，对于正确领会诸条原文，必定大有裨益。《伤寒论》六经病中的"烦"字，大抵有以下几种用法：

其一，烦者，热也。《说文解字》谓："烦，热头痛也。"段玉裁注曰："烦，如炎如焚。"可见，热乃烦之本义。《伤寒论》用此义的条文很多，诸如第 121 条云："太阳病，吐之，但太阳病当恶寒，今反不恶寒，不欲近衣者，此为吐之内烦也。"方有执注云："不恶寒不欲近衣，言表虽不显热而热在里也，故曰内烦。"再从病因病机的分析而观之，太阳病，治当汗解，今误用吐法，必致邪陷津伤，邪陷表去，故"反不恶寒"，津伤热生，故"不欲近衣"，因而文中"此为吐之内烦也"，即内热之意。

其二，烦乃烦闷之义。如《增修互注礼部韵略》谓："烦，闷也。"《三国志·魏书·华佗传》中云："胸中烦懑，面赤不食。"文中"烦懑"即闷懑之义。而《伤寒论》第38条："太阳中风，脉浮紧，发热恶寒，身疼痛，不汗出而烦躁者，大青龙汤主之。"第61条："下之后，复发汗，昼日烦躁不得眠，夜而安静，不呕，不渴，无表证，脉沉微，身无大热者，干姜附子汤主之。"上述两条中所言之"烦"，均当烦闷而解。前条乃因表闭寒郁化热而致，故其烦为阳热所扰之实烦；后条则因下后复汗，误治之后阳气大衰，阳衰则阴盛，阴来搏阳，故见烦躁不宁之状，其烦为阳虚阴搏之虚烦。从病机来讲，二者虽有寒热虚实之异，但都是用以说明病人躁扰不宁的自觉症状。

其三，《伤寒论》中之"烦"字，有时还可当作程度副词来使用，常译作"很""甚""颇"等，如论中第146条："伤寒六七日，发热微恶寒，支节烦疼，微呕，心下支结，外证未去者，柴胡桂枝汤主之。"《伤寒论译释》注云："支节烦疼，四肢关节疼痛之甚。"论中类似此种用法很多，诸如第174条之"身体疼烦"，第175条之"骨节烦疼"，第156条之"其人渴而口燥烦"，等等。上述诸条之烦，分别以修饰"疼""燥"。从语法上来讲，只能把"烦"作为副词，故可译作"很疼""疼得很"，或"口中烦得很"等。若拘于"热""闷"之义，不但词义不通，而且与所论之病因病机相悖。纵观注释《伤寒论》诸家，对烦字的这种使用法，多数未深研细究，常随文释义，一过了之。如伤寒大家成无己，在注释第174条云："烦者，风也；身疼，不能自转侧者，湿也。……身有疼烦，知风湿但在经也。"可见他把文中之烦，当作因风所引起的一个自觉症状来解释，若此，身体疼痛且烦，实在令人费解。其实，"烦"字当作副词来使用，亦有据可查，如《增修互注礼部韵略》曰："烦，不简也。"不简，乃繁多之义。《商君书·农战》云："烦言饰辞，而无实用。"意即语言啰唆，辞藻华丽。文中"烦"就是用作副词，"烦言"即多余的语言。

总之，《伤寒论》中所见之烦字，随不同的文义，其用法迥然有别，因此正确理解"烦"字的原义，是准确解释原文的关键，故浅述于上，望予以指正。(《江苏中医》1988 年第 8 期第 45 页）

九 《伤寒论》药物炮制方法初探

中药炮制（古称炮炙或修治），是我国一项传统的药物加工技术，它有着悠久的历史。我国现存最早的医方书《五十二病方》，就记载着炮、炙、燔、煅、熬、渍等多种炮制方法。《黄帝内经》也有"制半夏"等的记述。而《伤寒论》全面系统地总结了汉代以前中药炮制的方法，使之成为中医理法方药的一个重要内容。本文试归纳分析如下，欠妥之处，敬请同道斧正。

1. 炙法

炙，《说文解字》曰："炮肉也"。《说文段注》："以物贯之，而举于火上以炙之也。"可见炙法就是以火制药之法。《伤寒论》中炙法分蜜炙法和姜炙法：

1.1 蜜炙法。在药物中加入适量的蜂蜜，拌炒后入煎。《伤寒论》用蜜制的药物主要是甘草，蜜炙后的作用：（1）温脾益气，蜂蜜性味甘平，甘能入脾补中，拌甘草炒炙后又增温补之用，如太阳病中阳不足而见腹满下利时方用理中汤，方中甘草蜜炙，既能协同参术温中补脾，又以其甘缓之性，制干姜之温燥。（2）甘温通阳，伤寒若因心之气血阴阳虚衰，而见"脉结代心动悸"时，用炙甘草汤，方中以炙甘草为君，配参、枣补脾，以化生气血，协桂枝通心阳而通利血脉。（3）甘缓消痞，若因屡经误下，而中虚成痞者，当用甘草泻心汤治疗，方中以甘草蜜炙为君，配参、枣以行甘缓调中之用，共奏辛开苦降甘调之功。（4）甘缓止痛，少阳病位在胆，胆木横逆必伐脾土，故论中云："伤寒阳脉涩，阴脉弦，法当腹中急痛。"仲景选用小建中汤补土抑木，以炙甘草配芍药，酸甘以化阴，配饴糖，甘温补中，共行甘缓温中止痛之用。（5）甘缓平冲，水属阴其性平静，若因心脾阳虚，镇水无权，每见水气上冲，而见"心下逆满，气上冲胸"等症，治用苓桂术甘汤，方中以炙甘草配桂枝，温阳降逆，以平降水逆之势。

1.2　姜炙法。指用生姜汁搅拌药物后入炒的方法。本法主要是为了消除某些药物的不良作用，如厚朴气味辛苦，性温，峻烈，生用对咽喉有较强的刺激作用，必以姜炙后才能缓和其峻烈之性，消除其刺激，因此古人谓：厚朴若"不以姜制，则棘人喉舌"（《太平惠民和剂局方》）。

2. 浸法

《伤寒论》中有三种浸法：

2.1　酒浸法。即用酒浸泡药物的方法。《伤寒论》凡取大黄活血破瘀者，均以酒浸后入煎，酒味辛香升散，酒制后，则可增大黄活血化瘀的作用。另外，因大黄性味苦寒，生用每有苦寒败胃之弊，酒制后，以酒温烈之性，制约其苦寒之偏，故《医方集解》曰："大黄苦寒峻猛……加以酒晒，则性稍缓和。"

2.2　醋浸法。醋，古称"苦酒"，其性味酸涩苦温，入肝经血分，有解毒杀虫、去瘀止痛之功。伤寒病至厥阴，其位在肝，肝体阴用阳，故治当以养血柔肝。乌梅丸是厥阴病的主方，方中以性味酸涩之乌梅为君，以醋浸后更益其酸味，如此制后，不仅能引诸药入肝，更有生津养阴调肝补肝之功。其次，厥阴病常因脏寒蛔扰，而见蛔厥之证，古人认为"蛔得酸则静"，乌梅醋制更有安蛔降蛔杀蛔的功用。

2.3　水浸法。对一些有毒或性味峻烈之药，采用清水浸泡后入药，如杏仁、麻黄等，浸泡后，不但能减除其毒性，且能缓和其性味之过偏。

3. 炮制

《说文解字》谓："炮，毛炙肉也。"《说文段注》："炙肉者，贯之加于火。"炮制法，就是把药埋在灰火中，"炮"到焦黑的一种药物加工之法。《伤寒论》使用炮法的药物，主要是附子、干姜。姜、附均为大辛大热之品，故有温中散寒、回阳救逆之功，然而凡药无有不偏，偏则利害相连，姜、附之辛热，多有伤阴化燥之弊，故姜、附用于温中散寒，多炮制后入药，这样既可缓和其辛温燥烈之性，又可减低附子的毒性。

4. 熬法

对《伤寒论》中熬法，有不同见地，或谓干炒，或谓水炒，或谓水煎。《说文解字》云："熬，干煎也。"《方言》："凡以火而干五谷之类，……谓之熬。"故《伤寒论》中之熬法，即今之炒法。其作用：（1）可降低某些药物的毒性，如白散中之巴豆，为大辛大热有毒之品，泻力峻猛，虽能攻逐痰湿水饮之凝结，但必经炮制后方可入药，故方后注云："巴豆去皮心，熬黑，研如脂。"如此制后，可减其毒性，以缓和其泻下，免除伤正留邪之弊，民间亦有"巴豆不去油，力大胜过牛"之说。（2）矫正某些药物不良气味，如水蛭，乃为咸寒有毒之品，有较强的逐瘀破积之功，但因有毒，且气味腥秽，必炒后入煎。（3）醒脾和胃。某些药物，经炒后气味芳香，故增其醒脾和胃之功。如猪肤汤之白粉，便是炒后入药。

5. 烊消法

烊，《玉篇》谓"炙也"，将药物置于锅中，小炒后冲服。如阿胶性味甘平，有滋阴养血之功，但因阿胶为血肉有情之品，且质地胶黏，有滋腻伤胃之弊，因此，取阿胶烊消，一则制其黏腻之性，再则便于冲服。

6. 蒸法

《伤寒论》中使用此法的药物只有乌梅。如乌梅丸方后注云：乌梅以苦酒渍后，"去核，蒸之五升米下"。如此制后，使乌梅得米饮以增保胃气之用，且便于捣泥成丸。

7. 洗法

为了去除某种药物腥秽不良之气味，仲景常使用洗法炮制。

7.1 清水洗法。如《伤寒论》中桂枝去芍药加蜀漆牡蛎龙骨救逆汤中之蜀漆，其性味辛苦寒，有涤痰散火之功，但因其性味腥秽有毒，故当"洗去腥"而后入药，以避免药后败胃之弊。

7.2 酒洗法。《伤寒论》诸方中之大黄，常用酒洗法制取，因酒能"宣导百药"，故可增大黄推陈致新、宣通肠胃气机的作用。

8. 研末法

为了更有效地发挥某些药物的作用，仲景常使用研末冲服的方法。如大陷胸汤方中之甘遂，虽有泻水逐饮之功，但因其难溶于水，故作汤剂煎服，效力较差，必取甘遂研末冲服，便可提高疗效。

9. 㕮咀法

《说文解字》谓："咀，含味也。"《段注》："㕮即哺字，古㕮哺通用。"《康熙字典》曰："㕮咀，修药也。"因此㕮咀法，就是将药物切碎的方法。《伤寒论》中桂枝汤，调胃承气汤方后皆注云"㕮咀"，意即将药物打碎后再行煎煮。

10. 修剪法

为了不影响药物的功效，《伤寒论》中对许多药物进行修剪，诸如桃仁、杏仁去皮尖及双仁，厚朴、桂枝、大黄、猪苓、附子等去皮，麦冬去心，乌梅去核，虻虫去翅足等。其作用大抵如下：（1）提高疗效。如古用桂枝，多为粗枝，外皮常有粗糙的木栓层，其栓皮含挥发油甚微，若不去除，则往往影响桂枝解肌发汗之功用。（2）减少毒性及不良反应。《伤寒论》中，凡使用桃仁、杏仁者，均强调去皮尖，据《本草纲目》所云："双仁者有毒，故去也。"另外，古人认为，某些药物（特别是木质类药物），其心可致烦，如《修事指南》谓："去心者免烦。"故仲景指出麦冬去心后入药。但据临床所见，麦冬连心使用，并非会致人心烦，故此说存疑待考。

综上所述，张仲景对药物的加工炮制是很重视的，《伤寒论》中这些炮制方法，不仅总结了汉代以前药物炮制法的经验，而且为后代炮制学的发展奠定了基础，是学习研究仲景学术思想不可忽视的一个重要内容。（《光明中医》1987年第5期第41页）

十 《伤寒论》方药煎服法及其意义

关于方药煎服法，早在《黄帝内经》中即有所记载，张仲景继承和发展了《黄帝内经》的学术思想，对方药的煎服方法做了系统全面的发挥，使之更趋完善。本文试对《伤寒论》方药煎服法及其意义加以阐述，以期对学者有所裨益。

1.《伤寒论》方药之煎法

1.1 另包先煎法：在《伤寒论》中，使用解表发汗之峻药时，常常用先煎去沫之法。如此煎煮，既可消减其升散温燥之气，以防过汗亡阳，又可缓辛温燥烈之性，以免药后心烦。大凡论中用麻黄者，均以此法煎煮。对于质地致密、板滞、黏腻之品，亦用先煎之法。诸如瓜蒌、葛根等药，均需先煎以取尽其味。本人于临床，凡此类药物，每嘱患者，在煎煮前先用冷水浸泡20～30分钟，更能煎出其有效成分。

1.2 后下入煎法：针对不同药物性味的特点，根据病情而使用后下入煎法。如桂枝既有解肌散风调和营卫之功，又有温通经脉行阳消阴之用，若用于外感表证，当另包后下以取其辛香走窜之气味，如桂枝人参汤方后注云："上五味，以水九升，先煮四味，取五升，内桂，更煮取三升……"本方先煮人参汤四味，取其温中散寒、补脾益气的功用，后下桂枝，使其不受人参、干姜的羁绊，否则五药同煎，则变桂枝芳香走表之力，为温里通阳之用，就达不到表里两解的目的。再如大黄，多数情况是与他药同煎，取其味厚力雄，以行破结化瘀之用，诸如茵陈蒿汤及抵当汤中之大黄，均与他药同煎，并行破结化瘀之用。而大承气汤和柴胡加龙骨牡蛎汤中之大黄，都后下入煎，如此取其苦寒之气，以清热导滞推陈致新，清泻阳明之邪热。同时，对不宜入煎之品，则用分冲兑服法，如鸡子黄、阿胶、猪胆汁、白通（童便）等物，均当以药液兑冲服用。

1.3 麻沸汤渍法：麻沸汤即滚开水，因水刚开时，水面有水泡如麻子大，故取名麻沸汤。用开水浸泡药物，搅拌后去滓饮汤，谓之麻沸汤渍法，如大黄黄连泻心汤，仲景使用两种煎法：（1）《金匮要略》用本方煎煮顿服，取其味厚力雄，清泻血分之邪热，治疗吐血衄血。（2）《伤寒论》用麻沸汤渍法，如此渍药之意，是厚其气而薄其味，以宣泄中焦火郁，治疗火气痞证。

1.4 去滓重煎法：本法先将药物煎煮时许，然后去滓再煎浓缩取服。大凡和解之剂，诸药之性味有或辛或苦或甘之不同，作用又有或开或降或缓之区别，其效应有或取其气，或取其味之差异，如若以常法煎煮，则难免因性味不匀和而影响疗效，使用去滓重煎法，则使诸药性味匀和，作用协调，故能达到和解之用，从而提高疗效。正如陈修园所说："去滓重煎，有其能。"诸如小柴胡汤，半夏泻心汤等方便用此法。

1.5 分煎合服法：将一个方中的药物，酌情分煎，最后将药液合而服之。如附子泻心汤，煎附子取其味厚重浊下行之性，意在温补肾阳以固表实卫；另渍三黄，取其气薄轻清上行之用，意在宣泄郁热以消满除痞。如此煎煮，上可清热开郁，下可温阳实卫，寒热并用，相济不悖，可谓寒热异其性，生熟异其味，药虽同行，气味温凉殊途，而功效各奏。仲景用药之妙，其方法之精细若此。

1.6 煎煮丸药法：对一些性味峻烈之品，仲景不但根据病情改汤为丸，而且常用煮丸药之法，而成峻药缓行，以攻为和，这样既可使药物缓缓发挥作用，又不至于因药力过猛、过急而出现伤正留邪之弊。如实热结胸偏上、病势偏缓之时，仲景将力大用猛的大陷胸汤加入白蜜、杏仁、葶苈子等制成丸剂，煎煮顿服，取"丸者，缓也"之意。仲景这种灵活变通的用药方法，实是给我们临床用药以很大的启迪。

1.7 甘澜水煎法：甘澜水又称"劳水"。此煎法始见于《黄帝内经》，如《灵枢·邪客》篇对半夏秫米汤的煎法论述说："……其汤方以流水千里以外者八升，扬之万遍，取其清五升煮之……"张仲景取此水，煎煮苓桂枣甘汤，以治疗下焦水邪上犯欲作奔豚之证。古人认为，水为阴邪，其性易动，故水邪为患，若以常水煎煮，则有以水助水之弊，甘澜水则能抑其水性而变动为静，而杜水邪上泛之势。

1.8 潦水煎煮法：潦水乃雨后池中之积水，又称"无根水"。《伤寒论》中治疗阳黄而兼表证之麻黄连翘赤小豆汤即用此水煎煮。大凡湿热为患，胶结难解，治疗应当兼顾，然而如用常水煎药，难免助湿而留邪，故取潦水之无根味薄，利湿不助湿，扬长避短，分消走泄，便可达到愈病的目的。

1.9　清浆水煎法：清浆水又称"酸浆水"，用清水浸泡米饭七日以上，待味变酸，水面起白花即成。用此水煎药，取其性凉善走，能调中益气，通关开胃，解烦消渴化滞。仲景用此水煎煮枳实栀子豉汤，治疗大病瘥后而劳复之证。其实用价值，有待临床验证。

1.10　水酒同煎法：酒乃水谷精悍之气，有通心阳利血脉之功，因其性剽悍滑疾而不易入于血脉，故用其煎药时，需加入一倍之水，以变悍为柔而减其滑疾之性。如《伤寒论》炙甘草汤即用此法煎煮，以通心阳而治结代。因酒味芳香，易于走散挥发，故当后下为宜，而且时间不宜过长。

1.11　苦酒煮沸法：古称苦酒即今之米醋，因其性味酸涩，故有消肿敛疮，活血行瘀止痛之功。少阴病邪从热化而见咽中生疮不能言语时，仲景用半夏、鸡子清纳于苦酒中，煮沸去滓含咽，以行米醋消肿敛疮止痛之功。

2.《伤寒论》方药之服法

2.1　一次顿服法：药汤煎成，将其一饮而尽，称为顿服。此法多用于危急重笃之病证，如阳虚欲脱之患者，常因无根之阳外越浮散，顷刻间一场大汗，而使阴阳离决，故急当回阳救逆，力挽残阳，取姜附急煎顿服，以取速效。此法属中医急救法之一，确有单刀直入、快刀斩麻之势。

2.2　频频含漱法：又称"含化法"，将煎好之药液频频含漱，缓缓咽下，使药物持续、缓慢地作用于局部而产生作用，如前述之苦酒汤及半夏汤即用此法。据临床所验，此法因其药物的直接作用，故见效特快。

2.3　药后啜粥法："保胃气，存津液"是仲景治疗之大法，而且贯穿于整个理法方药的过程中。首先，药后啜粥，就是此法在用药上的体现。如桂枝汤方后注云："……服已须臾，啜热稀粥一升余……"一则以米粥养胃气以资汗源，再则借助热粥，鼓舞卫阳祛邪从汗作解。其次，在服峻烈药后，亦常用"糜粥自养"。这种糜粥养胃的方法，实有其临床价值。曾闻余师刘渡舟老师曰，早年见一患者，大病瘥后，形体羸弱不支，且呃逆久久不除，诸医均以参芪投之无效，一医但用米汤冲服少量人参末，调治数日而瘥。

2.4 定时服药法：《伤寒论》中，根据病势，提出了定时服药的方法。如第54条："病人脏无他病，时发热，自汗出，而不愈者，此卫气不和也。先其时发汗则愈，宜桂枝汤。"意即对发热汗出的营卫不和证，服桂枝汤调和营卫，必俟其未出汗时服药，因此时营卫较趋稳定平衡，易于调治，且可避免服药后汗出过多而伤正。

2.5 针后服药法：《伤寒论》第24条："太阳病，初服桂枝汤，反烦不解者，先刺风池、风府，却与桂枝汤则愈。"风邪初客，邪气壅盛于太阳之经表，投与桂枝汤后，因邪重药轻，杯水不救车薪，故非但表证不解，反而更激惹其邪气使热势更增，此时当先针刺风池、风府，开太阳经气之闭，宣泄太阳经中之风邪，再服桂枝汤，啜粥温覆取汗。可谓针药并行，乃法中之法也。

2.6 试探服药法：《伤寒论》第209条云："阳明病……若不大便六七日，恐有燥屎，欲知之法，少与小承气汤，汤入腹中，转矢气者，此有燥屎，乃可攻之；若不转矢气者，此但初头硬，后必溏，不可攻之……"大凡苦寒峻猛之剂，都有苦寒败胃之嫌，若用之不当，徒伤其胃气，故在主症不兼备的时候，仲景提出了先以小承气汤试探服药的方法。这就提示我们，在临床上绝不能孟浪从事，应当根据病情用药。

2.7 一药两用法：在同一个处方中，对同一种药物，采用不同的两种方法服用，以增强其疗效。如桃花汤中用一斤赤石脂，取其一半煎汤服用，一半为末冲服，以增强收涩固脱之性，共奏固肠止利之功。仲景如此用药，可谓匠心独运，深得要旨。

2.8 随证服药法：张仲景对于方药服用的次数和时间，是多种多样的。如服药次数，既有顿服法，还有一日二服、三服及四服法。服药时间，既有平旦服，又有食前服或不定时服，诸法均随证而设，因人而异。如不遵循这些方法，就会影响疗效。如理中丸方后注云："上四味，捣筛为末，蜜和丸，如鸡子黄大……日三服，夜二服，腹中未热，益至三四丸……"今人用理中丸，多泥于日二次，次一丸，实与仲景原旨相违，故其疗效不佳，当引以为戒。

总之，《伤寒论》在方药的煎服法上，其论甚详，其意深奥无穷，应当深

加探讨，故本人不揣简陋，略谈于此，敬望同道斧正。(《国医论谈》1988 年第 2 期第 6 页)

十一 《伤寒论》厥证浅析

厥者，逆也，气机厥逆而不顺。厥者，寒也，四肢厥冷而不温。故《伤寒论》第 337 条曰："凡厥者，阴阳气不相顺接，便为厥。厥者，手足逆冷是也。"可见厥，既谓其病机，复言其症状。厥证最早见于《黄帝内经》。如《素问·厥论》《素问·气厥论》等。并在这些篇章中分别提出了"煎厥""薄厥""寒厥""热厥""昏厥""气厥"以及"六经之厥"等。张仲景在《黄帝内经》厥证理论的基础上，从病因病机及其病证治疗诸方面对厥证进行了发挥。《伤寒论》398 条，涉及厥证的就有 47 条，其论述分别散见于太阳、阳明、少阳、太阴、少阴、厥阴各篇。而且，厥证又是厥阴病的主要证候，现综合全文试做如下探讨：

1. 寒厥（又称为阴厥）

《伤寒论》之寒厥是指阳虚阴盛之证。这与《黄帝内经》中"阳气衰于下"之寒厥的病机相同。"四肢为诸阳之本""清阳实四肢"，阳虚不能达于四末，故见四肢手足厥冷。兼见下利清谷，汗出不止，脉微欲绝，或身反不恶寒，其人面色赤之"格阳""戴阳"证。治疗当用四逆汤、通脉四逆汤、白通汤等方。如第 388 条云："吐利汗出，发热恶寒，四肢拘急，手足厥冷者，四逆汤主之。"所论乃是阳虚阴盛之寒厥。"寒厥"证，是因虚致寒，因寒致厥。多因于心肾机能衰弱。因心为火脏，为阳中之太阳，肾为水火之宅，为阴阳之根，内藏元阴元阳，寄有相火。阴寒内盛，阳气衰弱，内不能温运脏腑，外不能充达四肢。故诸方均以姜附为君，单刀直入，以温通心肾之阳气。

2. 热厥（又称阳厥）

《黄帝内经》所论之热厥，多因阴虚阳盛而致，即"阴气衰于下"，故仍属虚证。而《伤寒论》之热厥，则由于热邪深伏，阴气济糜被阻，阴阳之气不能周流贯通而致，因此属于热证、实证。所出现之厥冷，乃是阳郁被阻，阳气不达于四肢之故，因此热是其因，是其本，厥是其果，是其标。其厥冷的程度取决于热邪的轻重，所谓"热深厥深，热微厥微"。"热厥"证，除见四肢手足厥冷之外，还有口舌干燥，烦渴欲饮，不恶寒反恶热及舌红苔黄，小便短赤等症，治当清泄内热，所谓"寒因寒用"之法也。如《伤寒论》第350条："伤寒脉滑而厥者，里有热也，白虎汤主之。"就是论述热厥之证治。

3. 蛔厥（又称脏寒）

蛔厥多由于上焦有热，胃肠有寒，蛔虫就温避寒，上扰胸膈，使阴阳之气逆乱，阳气不达于四肢所致。表现为腹痛，四肢厥冷，或时时烦躁，吐蛔等症，治疗用乌梅丸。方中辛甘酸苦并用，既可降蛔伏蛔，又可杀蛔祛蛔，使蛔制而厥回。如《伤寒论》第338条："蛔厥者，其人常自吐蛔，今病者静，而复时烦者，此为脏寒……蛔闻食臭出，其人当吐蛔也。蛔厥者，乌梅丸主之。"根据临床表现的特点，本证多见于现代医学之胆道蛔虫症。

4. 脏厥（又称三阴脏厥）

多由寒厥发展而来。由于内脏极度虚衰，阳气重度衰弱，微弱之阳气内不能温脏，外不能暖肢，故其肢体冷如冰雪，其神情躁无暂安，其脉微细欲绝。进一步发展就会出现阴盛亡阳之危象。如《伤寒论》第338条："伤寒，脉微而厥，至七八日，肤冷，其人躁，无暂安时者，此为脏厥。"无疑，脏厥是诸厥之危重证候，《伤寒论》虽未列出方治，但参附之类在所必须。参考历代诸家，亦可选用四逆加人参汤并加灸关元、气海以回其阳。1989年2月，余返故里度假，其间诊一年逾古稀之老翁。其患"高血压"数年，经常头目眩晕，肢体麻木，半月前，一日晨起后，左侧肢体活动失灵，口角轻度歪向右侧，言语謇涩。近日来，逐渐神识不清，不省人事，当地医院诊断：脑血栓形成。连日来大量用维脑路通、甘露醇、丹参注射液等药，未显其效，儿女围其身旁，惊恐万状。于1989年2月16日下午，邀余为其诊治，切其脉沉伏不起，握其两手冰冷至肘，望其舌红苔黄燥而起刺，家人谓其近日来额上时时出冷汗。余谓：此阴阳不续，大有离决之势，若有一场大汗，旋即命丧。经云："凡阴阳之要，阳秘乃固。"故治当回阳救逆，佐以醒神开窍。遂处四逆加人参汤：（1）制附子10克，红参10克，干姜10克，炙甘草6克。水煎顿服。（2）安宫牛黄丸1丸，以温水送服。服上药后，翌日清晨，神清厥回，汗出亦止，儿女近前亦能识之。余切其脉已不沉弦，舌苔转薄，又以温阳养阴之品调理数剂，手足全部转温而愈。

5. 水厥

本证多由水饮内停，阳气被阻，有形阻遏无形所致，故见四肢厥冷，兼有水气凌心、心阳失温之心悸，水不化津则口渴，甚或周身皮肤水肿，小便不利，舌淡苔白，脉沉弦而紧。本证在《伤寒论》《金匮要略》中均有论述，《伤寒论》第356条："伤寒，厥而心下悸者，宜先治水，当服茯苓甘草汤，欲治其厥。不尔，水渍入胃，必作利也。"方中重用生姜温胃以宣散水饮，水饮去则肢厥自回，用茯苓健脾利水通阳，正所谓"通阳不在温，而在利小便"（叶天士）。

6. 血虚寒郁厥

本证既不同于阳虚阴盛之"寒厥"，也有别于热深厥深之"热厥"，多是患者素体血虚，复感寒邪，寒气凝涩，血脉阻滞，使阳气不达于四肢，故见手足厥冷，且伴有手足麻木，头目眩晕，面色不华，口唇色淡，心悸失眠，舌质淡白，脉细紧。治疗当养血散寒、温通血脉，方用当归四逆汤。《伤寒论》第351条："手足厥逆，脉细欲绝者，当归四逆汤主之。"上述之证，多见于现代医学之"雷诺氏征""脉管炎"等病。

7. 痰厥

胸为阳位，司天空，胸为上气海。由于痰饮阻塞于胸中，使胸中之阳气闭阻，气机不畅，可见四肢厥冷。因其病因为痰，称之为痰厥。表现除见手足厥冷外，且舌苔滑腻，脉见沉弦，治疗根据"其在上者，因而越之"的原则，选用瓜蒂散。如《伤寒论》第 354 条："病人手足厥冷，脉乍紧者，邪结在胸中，心下满而烦，饥不能食者，病在胸中，当须吐之，宜瓜蒂散。"

8. 气郁厥

本证多由于疏泄不利，气机不畅，阳郁不达而见四肢厥冷。表现除有四肢厥冷外，多伴两胁胀满，口苦咽干，由于情绪的改变而诸症加重，脉多见弦紧。《黄帝内经》曰"木郁达之，火郁发之"，治疗当理气解郁、畅达气机，方用四逆散。近年来余从刘渡舟教授门诊，曾见先生治一张姓青年患者，阳痿三年，诸医尽投附子、鹿茸等温热壮阳之品，毫无效果。于 1986 年 1 月 15 日求刘老诊治，患者自述除阳痿外，长年四肢冰冷，且伴有心烦急躁、眠差多梦，问其小便，频数短赤，舌尖红赤，脉沉弦有力。刘老辨为气郁化火、阳气不达之证，遂投四逆散：柴胡 12 克，白芍 20 克，枳实 12 克，甘草 9 克。服 4 剂知，14 剂而愈。

9. 寒浊犯胃厥

本证由于寒浊犯胃，使脾胃升降失调，中阳受阻，阳气不达于四肢，故见四肢厥冷，且伴频繁呕吐，或干呕涎沫，或寒浊之邪夹肝气上犯于厥阴巅顶而见头痛如劈、烦躁欲死等症。治疗当温胃化浊，降逆止呕，方如吴茱萸汤。如《伤寒论》第 309 条："少阴病，吐利，手足厥冷，烦躁欲死者，吴茱萸汤主之。"

10. 寒热错杂厥

本证多由上焦阳郁，下焦阳虚，阳郁则热，阳虚则寒，故形成上热下寒、阴阳错杂之格局。阳既郁且虚，不达于四肢，故见手足厥逆，并伴有咽喉不利、唾脓血及泄利不止等症，脉见沉迟，治用麻黄升麻汤以清上温下，调内畅外，其厥自回。如《伤寒论》第 357 条："伤寒六七日，大下后，寸脉沉而迟，手足厥逆，下部脉不至，喉咽不利，唾脓血泄利不止者为难治，麻黄升麻汤主之。"

综上可见，《伤寒论》对于厥逆证的论述是较为完备的，故当深究，本

人不揣浅薄试作此说，欠妥之处，敬请同道指正。(《大同医学专科学校学报》1990 年第 2 期第 25 页）

十二 《伤寒论》水气病辨析

因水邪所致诸疾，谓之水气病。水邪为患，浩浩然莫之能御，故水气病于临床，变化莫测，病情多端。兹就《伤寒论》中水气病辨析如下：

1. 水痞

痞者，闭也，是言气机不畅，闭塞于心下。痞者，满也，又谓心下胀满不适。《伤寒论》中所谓之心下痞，有痰气痞、饮气痞、火气痞、寒热错杂痞等，亦有因水邪阻逆于心下之水痞。如《伤寒论》中第 156 条云："本以下之，故心下痞，与泻心汤。痞不解，其人渴而口燥烦，小便不利者，五苓散主之。"本证乃因误下而至水热互结，水阻气滞，痞塞于心下，故见心下痞满，治用五苓散以温阳化气行水。

2. 水逆

又名水吐。多因水结下焦，逆于胃脘，使胃气上逆，故见呕吐。水逆的特点有二：其一是口渴欲饮，饮之则吐；其二吐出之物多水而少食，治用五苓散以温阳化气行水。如《伤寒论》中第 74 条所云："中风发热，六七日不解而烦，有表里证，渴欲饮水，水入则吐者，名曰水逆，五苓散主之。"

3. 水渴

口渴，多因热盛伤津或阴虚津亏所致，但亦有因水邪内停，气不化津而致者。因水停而致渴者，虽欲饮水，因饮水后复增水邪，故使口渴益甚，实有随饮随渴之势，故亦称之为消渴。治用五苓散以温阳化气行水，如《伤寒论》中第 71 条所云："若脉浮，小便不利，微热消渴者，属五苓散。"

4. 水烦

足太阳膀胱为寒水之脏，本寒而标热，中见少阴之热化，故太阳之气由水而生，太阳之水则由气而化。若邪热入于太阳之腑，常因水蓄气郁而见心烦，故称之为水烦。治用五苓散以行气利水。如《伤寒论》中第74条云："中风发热，六七日不解而烦……五苓散主之。"

5. 水利

下利一症，其因种种，若因水停而下利者，称为水利。水利证除见大便稀溏外，必兼小便不利，此乃小肠之清浊不别、水液之偏渗故也。治用五苓散，"利小便，以实大便"也。如《伤寒论》中第159条云："复利不止者，当利其小便。"可知利小便亦为仲景治利之一法。

6. 水蓄

又称蓄水。乃因太阳表邪不解，邪热随经入腑，与水相结而成。因水热结于膀胱，气化不利，故本证以小便不利为辨证之眼目，同时伴见身热，脉浮、小腹胀满等症，严重时因水结气凝，气不化津，而见烦渴吐逆，治用五苓散以温阳行气化水。

7. 水厥

厥者，逆也，气机阻遏而不通；厥者，冷也，手足逆冷而不温，故云"凡厥者，阴阳气不相顺接便为厥。厥者，手足逆冷是也"。《伤寒论》中之厥，不但有寒厥、热厥、痰厥、气厥等，更有水阻气郁之水厥。本证之所以见厥，乃因阳气为水所阻而不达于四肢所致，故其治用茯苓甘草汤以温胃化饮。如《伤寒论》中第356条："伤寒，厥而心下悸者，宜先治水，当服茯苓甘草汤"。

8. 水悸

悸者，心下悸动而不安也。在六经病中所见之心下悸，有因汗多而心液受伤者，有因火逆而心神受扰者，还有因气血不足而心失温煦濡养者，更有因水气凌心而蒙蔽心阳者。因水气凌心致悸者，称之为水悸，其治疗当别其水停之位而治之。若因脾虚制水无权而水气上逆者，治当健脾利湿，方用苓桂剂；若因下焦阳虚而气化不利者，治当温阳利水，方用真武汤。

9. 水眩

《说文解字》谓"眩，目无常主也"，即视物不清之义。从内科杂病而论，一谓眩病多风，关乎肝；又谓眩病多痰，责之于脾。故《素问·至真要大论》云："诸风掉眩，皆属于肝。"元代朱丹溪亦云："无痰不作眩。"《伤寒论》中亦有论及水眩之证，如第 67 条云："伤寒若吐、若下后，心下逆满，气上冲胸，起则头眩，脉沉紧。"此因误治后，阳虚水停，水邪上冒清窍，故见头眩，治用苓桂术甘汤以温阳健脾、利水降冲。

1989 年春，余曾治一中年男性患者刘某，苦于眩晕十余载，西医诊为：美尼尔氏综合征，屡治罔效。近一年来病情加重，每日头晕目眩，如坐舟车，且间隔十日大发作一次，发作时则天旋地转，闭目而不敢视物，伴恶心呕吐、肢冷汗出。望其面色黧黑，舌淡胖大，边有齿痕，脉见沉弦。据此辨为水眩之证，药用茯苓 30 克，桂枝 10 克，白术 10 克，炙甘草 6 克，泽泻 20 克。服药 6 剂，头目眩晕明显好转。续服 40 余剂，其病告愈，随访至今未犯。

10. 水鸣

水鸣者，乃因水邪内停而腹中雷鸣也。本证多因脾虚而水湿不运，水停胁下，游走肠间，故见腹中雷鸣作响，同时伴有腹满下利、干噫食臭等症。如《伤寒论》中第 157 条云："伤寒，汗出解之后，胃中不和，心下痞硬，干噫食臭，胁下有水气，腹中雷鸣，下利者，生姜泻心汤主之。"清代吴谦等人主张，生姜泻心汤方中加茯苓，以健脾利水。据临证所验，实为经验之谈。

11. 水冲

火属阳而主动，其性炎上，水属阴而主静，其性下趋，此乃物理之常也。

在人体，当阳虚不能制水时，水气冲逆于上，而见"气从少腹上冲心者"，《伤寒论》中将此证称为"奔豚"。亦有人谓"愤豚"，以喻病作时，若有愤怒之小豚在腹中奔跑，治当温阳平冲降逆，方用桂枝加桂汤。（《中医函授通讯》1990年第5期第15页）

十三　《伤寒论》腹满症状辨析

腹满，俗称"腹胀"或"肚胀"，是指腹部胀满不适，《黄帝内经》又称"中满""腹气满"等。《伤寒论》亦作"腹微满""腹胀满""腹大满""腹都满"等，凡二十余条文次。其中所言"心下满""心下逆满""少腹满""小腹满""小腹硬满"，以及"腹满痛""腹满时痛"等症，因其部位及兼症之异，故另立篇章叙述。《伤寒论》所叙之"腹满"，论其病因病机非常复杂，但总以中焦脾胃气血阴阳失调为主。诚如黄元御所言："太阴，脾之经也。脾主升清，胃主降浊，清升浊降，腹中冲和，是以不满。脾病则清阳不升，脾病累胃，胃病则浊阴不降、中气凝滞，故腹满也。"兹就《伤寒论》腹满证之病机治则辨析如下。

1. 肝气乘肺

肺主气，主宣发、肃降，通调水道，在五行属金；肝主藏血，主疏泄，在五行属木。金克木，若肝木太旺，或肺金不足，则肝木侮金，《伤寒论》称之为"横"。横者，狠也，言其肝气之横逆不顺也。肺金受肝木之侵侮，故失其通调水道、下输膀胱之功，使水液内停，水气郁阻中焦，故见腹满。如第109条："伤寒发热，啬啬恶寒，大渴欲饮水，其腹必满……此肝乘肺也，名曰横，刺期门。"成无己注曰："伤寒欲饮水者愈，若不愈而腹满者，此肝行乘肺，水不得行也。"《伤寒论译释》亦注曰："肝强则土必弱，津液不能上输于肺，故渴欲饮水，水入反停贮不化，气机郁滞，所以腹满。其治疗当刺期门，以泻肝气之盛，使肺气得平、水津得布，腹满等症自失矣。"

2. 肝气乘脾

肝主疏泄，属木；脾主运化，属土。木克土，若肝气旺或脾气虚时，则肝气放纵而不拘，以乘伐脾土，《伤寒论》又称之为"纵"。纵者，无拘也。因脾土受制而失其运化，故见腹满。如第 108 条云："伤寒，腹满谵语，寸口脉浮而紧，此肝乘脾也，名曰纵。刺期门。"成无己注曰："腹满谵语者，脾胃疾也；浮而紧者，肝脉也。脾病见肝脉，木行乘土也……名曰纵。治以刺期门，以泻肝气之盛，而使脾得平矣。"

3. 热郁及腹

胸为半表半里之位，外可出太阳之表，内可入阳明之里。故柯韵伯将栀子豉汤视为治阳明病开手三法之首法。热郁胸膈下及阳明，则见阳明气滞不通，故腹部胀满。治用栀子厚朴汤宣郁散满。如第 79 条云："伤寒下后，心烦腹满，卧起不安者，栀子厚朴汤主之。"成无己注曰："下后但腹满而不心烦，即邪气入里为里实，但心烦而不腹满，即邪气在胸中为虚烦，既烦且满，则邪气壅于胸腹间也……栀子厚朴汤，吐烦泄热。"

4. 热盛阳明

《黄帝内经》云："诸腹胀大，皆属于热。"足阳明者，胃也。邪热盛于阳明，胃中腑气壅塞，故见腹满。治当清解阳明之热，热清其腹满自消。如第 219 条云："三阳合病，腹满，身重，难以转侧，口不仁，面垢，发汗则谵语，遗尿。……若自汗出者，白虎汤主之。"柯韵伯注曰："阳明病，而略兼太少也，胃气不通，故腹满……里热而非里实，故当用白虎而不当用承气。"

5. 热结阳明

六腑以通为用，邪热壅结阳明，与胃肠中的燥屎互结成实，则使腑气闭而不通，故见腹部胀满特甚，古人喻为"腹满如合瓦"之状。治当通下阳明实热，用大承气汤。如第 255 条云："腹满不减，减不足言，当下之，宜大承气汤。"成无己注曰："腹满不减，邪气实也。"《黄帝内经》曰："大满大实，自可除下之。大承气汤下其腹满。"

6. 阳明湿热

邪至阳明，从燥化者，则为阳明热证、实证；从湿化者，则为阳明湿热之证。湿热壅结中焦，湿阻热伏，胃肠之气壅滞不利，故见腹满。治用茵陈蒿汤清热利湿。如第 260 条云："伤寒七八日，身黄如橘子色，小便不利，腹微满者，茵陈蒿汤主之。"钱天来注曰："身黄如橘子色者，湿热之邪在胃……邪实壅滞，而腹微满也。"

7. 寒湿郁阻

阳明发黄，既有湿与热合者，复有寒与湿郁者。前者多为阳黄，后者则为阴黄。寒湿之邪阻滞阳明，则使气机不通而见腹满。《金匮要略》云："腹满时减，复如故，此为寒。"可见，寒湿郁阻之腹满，不若热实内结之"腹满不减，减不足言"，当为时满时减。治当温中利湿，方用茵陈四逆汤类。如第 195 条云："阳明病，脉迟，食难用饱，饱则微烦，头眩，必小便难，此欲作谷疸，虽下之，腹满如故。"《医宗金鉴》曰："今脉迟，迟为中寒，中寒不能化谷……食郁湿瘀，此欲作谷疸之征，非阳明湿热腹满发黄者比。"

8. 脾胃阳虚

阳虚阴盛，阴盛寒生，脾主大腹。脾胃阳虚，中焦寒盛，故见腹满。《黄帝内经》云："诸湿中满皆属于脾。"治当温中健脾，方如四逆辈。如第 372 条云："下利，腹胀满，身体疼痛者，先温其里，乃攻其表，温里宜四逆汤，攻表宜桂枝汤。"章虚谷注曰："脾脏虚寒，故下利，浊阴不化，故腹胀，所谓藏寒生满病也……里为本，表为标，故当先温里，后攻表也。"

9. 汗伤脾气

汗生于阴而出于阳，若治不得法必伐脾气，脾气受伤，不能升清降浊，气壅中焦，故见腹胀。如第 66 条云："发汗后，腹胀满者，厚朴生姜甘草半夏人参汤主之。"刘渡舟教授注曰："本条论发汗伤了脾气，或脾气素虚，因而运化水湿的功能低下，湿而生痰，痰湿中阻，气机被遏，造成腹中胀满。治用厚朴生姜甘草半夏人参汤以消痞散满。"

10. 吐伤胃津

胃以津液为本，故曰"保胃气，存津液也"。若过用吐下，胃中津液必伤，津伤则胃燥，燥实阻结于肠胃，阳明腑气不通，故见不大便而腹满。治当调胃承气汤以和胃润燥。如第 249 条云："伤寒吐后，腹胀满者，与调胃承气汤和之则愈。"

11. 胃气衰败

《伤寒论》第 232 条云："若不尿，腹满加哕者，不治。"不尿者，即小便闭而不通，又曰"关"；"哕者"，土败而浊气不返，又曰"格"。既"不尿"且"哕者"，名为"关格"也。因土气衰败，气阻中焦，故见腹满。尤在泾注曰："若不得尿，腹加满，哕加甚者，正气不化而邪气独盛，虽欲攻之，神不为使，亦无益矣，故曰不治。"（《中医函授通讯》1993 年第 6 期第 2 页）

十四 《伤寒论》发热症状辨析

摘　要：发热是指全身温度高于正常。以手扪之，身体有热。本症最早见于《黄帝内经》。在《伤寒论》中亦作"身热""烦热""微热""无大热""有热状"等，且散见于六经诸篇。本文从发热症的病因病机及其病位等方面，进行了详细辨析，故对指导临床辨证论治有着重要的意义。

关键词：发热；微热；烦热

发热是临床常见症状之一，为《伤寒论》三阳经病之主症，故曰："发热恶寒者发于阳，无热恶寒者发于阴。"但是，在三阴病中，亦有发热者。此就

《伤寒论》之发热辨析如下：

1. 全身发热

全身发热是指全身温度高于正常，以手扪之，身体有热。本症最早见于《黄帝内经》，且设专篇论述。在《伤寒论》中，亦作"身热""烦热""微热""无大热""有热状"等。凡70余条文次，散见于六经诸篇。就其病因病机而言，有因寒、因热、因痰、因湿、因水之异，其病性也有虚有实，及虚中夹实之不同，辨其病位，则有在表在里，或半表半里之别。

太阳伤寒。亦称太阳表实证，乃因风寒客于肌表所致。寒性凝滞，卫阳被遏，邪正分争，故见发热。但因邪在表，故伴恶风脉浮、身痛无汗等症。治用麻黄汤，发汗解表。此亦"体若燔炭，汗出而散"之意。如第35条："太阳病，头痛发热，身疼，腰痛，骨节疼痛，恶风，无汗而喘者，麻黄汤主之。"喻嘉言注曰："寒邪外束，人身之阳气不得宣越，故令发热。"

太阳中风。又称太阳表虚证，是太阳表证的又一种类型，风为阳邪，其性开泄，风中太阳，故使肌疏汗出，因风为阳热之邪，阳气被遏与邪气相争，故亦见发热，如第2条云："太阳病，发热，汗出，恶风，脉缓者，名为中风。"成无己注曰："风，阳也……风则伤卫，发热汗出恶风者，卫中风也。"徐灵胎亦曰："风为阳邪，最易发热。"然此发热因伴有汗出，故以手扪之，必觉热而湿润，不若伤寒之干热烫手。

荣卫不和。荣为阴，行于脉中，为卫之守。卫为阳，行于脉外，为荣之使。荣滋卫而使卫气不亢，卫护荣而使荣阴不泄，荣卫相互为用，相互制约，此为荣卫调和。若荣卫失谐，荣阴不能制阳而卫阳偏亢，阳亢则热，故此证的特点不是外邪干扰，而属荣卫本身的失调，故论中第54条云："病人脏无他病，时发热，自汗出，而不愈者，此卫气不和也。"治疗当以桂枝汤，先其时发汗，荣卫和则愈。

太阳温病。《伤寒论》第6条云："太阳病，发热而渴，不恶寒者，为温病。"太阳病，无论伤寒或中风，均不应见口渴，若见口渴者，当属温病。温病为温热邪气所感，温为阳邪，阳盛生外热，故以身热为甚，同时伴有汗出，口渴不恶寒等症。对于温病发热的治疗，当以辛凉轻清之剂，若误用辛温发汗之法，因辛温而助热，使热势益增。故云："若发汗已，身灼热者，名曰风温。"尤在泾注曰："温病者，冬春三月，温暖太甚，所谓非常之暖，人感之而即病者也。……伤寒，阳为寒郁，故身热而恶寒，温病阳为邪引，故发热而不恶寒也。伤寒，寒伤在表，汗之则邪去而热已，风温，温与邪得，汗之则风去而温胜，故身灼热也。"

下焦蓄血。太阳之为病，或病于经，或病于腑。病于经者，有中风和伤寒之异，病于腑者，则有蓄水和蓄血之别。所谓蓄血，乃因太阳经表之邪热不解，随经入里，与血相结。因瘀热结于下焦，故其人除见如狂或发狂，少腹急结或硬满之症状外，兼见发热，如第 126 条云："伤寒，有热，少腹满，应小便不利，今反利者，为有血也。"第 257 条又云："病人无表里证，发热七八日，虽脉浮数者，可下之。……至六七日不大便者，有瘀血，宜抵当汤。"成无己注曰："伤寒有热，少腹满，是蓄血于下焦。"验之于临床，凡瘀血发热，其症有两个特点。其一，虽身热，但热势不甚，且多表现为手足心热。其二，身热多以午后或夜间为甚（见翕翕发热条）。

火郁胸膈。心主血，肺主气，心肺同居于上焦。伤寒误治，化热入里，郁于胸膈，必致胸中气郁不畅，而见烦热或胸中窒痛。如第 78 条："伤寒五六日，大下之后，身热不去，心中结痛者，未欲解也。"《伤寒论译释》注一："本条云身热不去，主要是因为胸中热邪郁结，形之于外的一种反映。"其治疗当据《黄帝内经》"火郁发之"之意，取栀子豉汤，宣泄郁热。

实热结胸（见潮热条）。

邪热蕴肺。肺为五脏六腑之华盖，皮毛之合也，太阳病，若因失治或误治，外邪闭郁化热内蕴于肺，使肺失清肃，其症在见咳喘的同时，突出表现为身大热，治当清肺平喘，如论中第 162 条："下后，不可更行桂枝汤，若汗出而喘，无大热者，可与麻黄杏仁甘草石膏汤。"文中所言"无大热者"，乃表无大热也，故非太阳伤寒、中风之身热可比，据临床所验，此证之身热，常为高热不退。故刘渡舟先生注曰："本证由于邪热在肺，肺合卫而主皮毛，常可见到发热，甚至高热不退，故不可被无大热一语所惑。"确非虚言。

阳明热证。《黄帝内经》云："两阳合明，谓之阳明。"阳明属土，位居中州，外合肌肉，为水谷之海，故阳明之气最为强盛，抗邪有力。邪至阳明，邪盛而正气不衰，邪热充斥全身，故其身热特甚，治用白虎汤清泄阳明里热，如第176条："伤寒脉浮滑，此表有热，里有寒，白虎汤主之。"《医宗金鉴》注曰："此言伤寒太阳证罢，邪传阳明，表里俱热，而未成胃实之病也。"后世又将身大热、汗大出、口大渴、脉洪大，称之为"白虎四大症"。

阳明腑证（见潮热条）。

湿热蕴结。胃者土也。脾为湿土，胃为燥土，邪至中焦，若与燥土相合，则为阳明腑实之证，若与脾湿相从，则成中焦湿热之证。湿热之邪，蕴郁中焦，热恋湿而湿不得泄，湿阻热而热不能越，湿热郁于肌表，则见身黄发热。然而，又因湿为阴邪，热为阳邪，所以湿热身黄之发热，身虽热而口不渴，身虽热而脉不数，后世将其称作身热不扬，治疗当清热利湿，如第261条所云："伤寒身黄发热者，栀子柏皮汤主之。"《医宗金鉴》注曰："伤寒身黄发热者，设有无汗之表，易用麻黄连翘赤小豆汤汗之可也。"

太少两感。太阳与少阳相表里，其脉互相络属，太阳之邪不解，可飞渡于少阴，少阴阳气回复，其邪亦可外出于太阳。故临床既可见少阴阳虚之脉沉，又可见太阳表郁之发热，后世将此证称为"太少两感"。治当两解太少，方用麻黄附子细辛汤。如第301条"少阴病，始得之，反发热，脉沉者，麻黄细辛附子汤主之"。尤在泾注曰："此寒中少阴之经，而复外连太阳之表，以少阴与太阳为表里，其气相通故也。"

脏病还腑。厥阴与少阳相表里，少阳病进，可转入厥阴，厥阴病衰，亦可转出少阳，故曰："实则少阳，虚则厥阴。"邪至厥阴，本当以身寒，肢冷，手足厥逆为其主症，若厥阴之邪转出少阳，此乃脏病还腑也，故见少阳证之发热，临证当因势利导，治从少阳。如第379条云："呕而发热者，小柴胡汤主之。"章虚谷注曰："发热者，邪势向外，故以小柴胡汤转少阳之枢，其邪可经表解矣。"

阴退阳复。厥者，阴之极、寒之盛也。邪至厥阴，必因寒盛而阳气极微。然而，厥阴肝，为风木之脏，内藏相火，故有阴极阳复，寒极生热之机，因而厥阴病以阳复阴衰为顺，阳衰阴盛为逆。故曰，有一份阳气，便有一份生机。厥阴病，阳复的特点就是身热。故第 334 条曰："伤寒，先厥后发热，下利必自止。"厥阴阳复之身热，必是一身手足尽热，且以此区别于阴盛格阳之肢厥身热。

阴盛格阳。《黄帝内经》云："阳虚生外寒，阴虚生内热。"阳虚生寒，此言阴阳之对立，若阳虚寒盛，盛大之阴寒逼迫虚阳外越，亦可见身热面赤，后世将此称为真寒假热之格阳证或戴阳证。如第 11 条云："病人身大热，反欲得近衣者，热在皮肤，寒在骨髓也。"成无己注曰："皮肤言浅，骨髓言其深；皮肤言外，骨髓言内。身热欲得近衣者，表热里寒也。"

水热互结。阴虚则阳盛，阳盛则生热，邪热不解，热盛伤阴，使水热结于下焦，故见身热口渴、小便不利等症。治用猪苓清热育阴利水。如第 223条："若脉浮发热，渴欲饮水，小便不利者，猪苓汤主之。"成无己注曰："此下后热于下焦者也。……猪苓汤利小便，以泄下之热也。"

除中发热。《黄帝内经》云："人以胃气为本。"故曰有胃气则生，无胃气则死。伤寒邪至厥阴，多为阴盛而阳微，阴极阳生，寒极热来，若身热渐复，说明病渐痊愈，医者不解其意，见热而以寒药治之，必因苦寒败胃，而致暴然热出，能食之除中。如第 333 条："伤寒，脉迟，六七日，而反与黄芩汤彻其热。脉迟为寒，今与黄芩汤，复除其热，腹中应冷，当不能食，今反能食，此名除中，必死。"

霍乱发热。霍，迅速之意；乱，即变乱之意。霍乱是一种暴然吐泻的疾患。故《灵枢·五乱》篇指出："清气在阴，浊气在阳……清浊相干……乱于肠胃，则为霍乱。"霍乱多由感受外邪引起，故亦多兼见发热头痛之表证。如第 383 条："问曰：病发热，头痛，身疼，恶寒，吐利者，此属何病？答曰：此名霍乱。"治当根据偏热偏寒之不同，分别选用五苓散或理中丸。

大病瘥后。伤寒病后，邪气虽退，正气未复，若调摄失宜，常可引起再度发热，如第 394 条："伤寒差已后，更发热者，小柴胡汤主之。"因在病后发热，正气大虚，故虽有病邪，亦当以固护正气为主。故论中举小柴胡汤，以方中参、草、枣扶正，柴、芩清热，以此举一反三。

气津两伤。《伤寒论》第 396 条云："伤寒解后，虚羸少气，气逆欲吐者，竹叶石膏汤主之。"伤寒解后，是言大病已去，而见虚羸少气者，此为病后气血津液之不足、余热未尽之证也。每见低热不退。治用竹叶石膏汤清热、养阴，益气和胃。

2.翕翕发热

《尔雅释诂》谓："翕，合也。"《广雅》谓："翕，炽也。"《广韵》谓："翕，火炙，又动也，盛也。"时人又谓："翕翕者，如鸟合羽，轻附浅合之貌。"可见翕翕发热者，是言发热轻浅，且热在肌表也。若合羽所复，言热在表也。方有执亦谓："翕为温热而不蒸蒸大热也。"《伤寒论》言"翕翕发热"者，凡 2 条文次，其病因病机，则为太阳经表受邪，经脉不利所致。

风中太阳。太阳为六经之首，主表而统摄营卫，为人体一身之藩篱。故外邪伤人，太阳首当其冲。风邪客于太阳，卫阳之气闭郁，故见翕翕发热也，此乃太阳中风热，热在肌表之特征。治用桂枝汤以调和营卫，解肌散风。如第 12 条："太阳中风，阳浮而阴弱。阳浮者，热自发；阴弱者，汗自出。啬啬恶寒，淅淅恶风，翕翕发热，鼻鸣干呕者，桂枝汤主之。"张隐庵注曰："翕翕者，动起合聚之意，太阳邪正之气相持，故翕翕发热。"

水停膀胱。《素问·灵兰秘典论》云："膀胱者，州都之官，津液藏焉，气化则能出矣。"可见膀胱的气化功能与水液代谢关系密切。水邪内停膀胱，亦会郁遏太阳经气，太阳之经气不利，则见"翕翕发热"，此证似表证而非表证，治当利下窍以开外窍。如第 28 条云："服桂枝汤，或下之，仍头项强疼，翕翕发热，无汗，心下满，微痛，小便不利者，桂枝去桂加茯苓白术汤主之。"唐容川注曰："此方是太阳之水不下行，故去桂枝重加苓术，以行太阳之水，水下行则气自外达，而头痛发热等症自然解散，无汗者，必微汗而愈矣。"

3.蒸蒸发热

蒸蒸者，热气升腾之貌也。蒸蒸发热，是喻发热之甚犹如热气蒸腾，自内腾达于外。诚如方有执所言："蒸蒸，热气上行貌，言热自内腾达于外，犹蒸炊然。"《伤寒论》言"蒸蒸发热"者，仅一条文次，其病因病机，为热盛阳明所致。故为阳明腑实证的重要特征。

热结阳明。阳明为多气多血之经，邪至阳明，若燥热与胃燥敛结成实者，则见日晡潮热，故曰：潮热者，实也。若燥热敛结而未成实者，则见蒸蒸发热。治当和胃泄热，方用调胃承气汤。如第 248 条："太阳病三日，发汗不解，蒸蒸发热者，属胃也，调胃承气汤主之。"成无己注曰："蒸蒸者，如热熏蒸，言甚热也。太阳病三日，发汗不解，则表邪已罢，蒸蒸发热，胃热为盛，与调胃承气下胃热。"

4. 潮热

《说文解字》谓："潮，水朝宗于海。"王充《论衡》曰："水者，地之血脉，随气进退而为潮。"《初学记》又曰："水朝夕而至曰潮。"潮热是指发热如同海水涨潮一般，按时而至。成无己谓："一日一发，按时而发者，谓之潮热。"秦之桢亦曰："潮热者，如潮水之有准，而不失其时。"《伤寒论》谓"日晡潮热"，后世则称"午后潮热"。验之于临床，其病因病机有四：其一见于阴虚证，其二见于热入营血证，其三见于湿温病，其四见于阳明病。《伤寒论》所言之潮热，则多为阳明脉证之特征，全论总有 5 条文次论及。

燥结阳明。一日之中，六经各有王时，阳明王于申酉。申酉者，日晡也。阳明腑实，燥热内结，故痞满燥实坚的同时，必见发热，此燥热蒸腾之故也。然其热必随王时而发，故发热有时，治当泻下阳明之实热。方用大承气汤。如第 212 条："伤寒，若吐，若下后，不解，不大便五六日，上至十余日，日晡所发潮热，不恶寒，独语如见鬼状。"成无己注曰："阳明旺于申酉戌，日晡所发潮热者，阳热盛也。"方有执亦谓："潮热，阳明王于申酉戌，故热作于此时，如潮之有信也。"

阳明中风。风热中于阳明，阳明经表闭郁，故见发热有时，谓之潮热。治当清解阳明郁热。如第 231 条："阳明中风，脉弦浮大而短气，腹都满……有潮热，时时哕。"尤在泾注曰："阳明闭郁，故短气腹满……有潮热。"刘渡舟先生指出："证虽有潮热，然不见大便难，腹痛拒按，可知阳明经表之邪热并未尽归于腑，而成阳明腑实证。"

水热结胸。结胸为《伤寒论》之病证名，多因误治，以致邪热入里与痰水互结而成。因邪热与痰水互结于胸中，故症见潮热。第 137 条："太阳病，重发汗，而复下之，不大便五六日，舌上燥而渴，日晡所小有潮热，从心下至少腹硬满而痛不可近者，大陷胸汤主之。"日晡潮热，颇似阳明腑实之证，但阳明之热较甚，每兼谵语，而本证虽有潮热，其热不若阳明之热盛，故曰"小有潮热"。这在辨证上是发人深思的。潮热，若属阳明者，不但热势较甚，每兼谵语，本证虽有潮热而不过甚，所以特提出一"小"字，这在辨证都有一定区分。又因本证与阳明腑实证有雷同之处，故有人称之为"类阳明证"。

5. 暴热

《左传》云："暴，疾也。"《博雅》又谓："暴，猝也。"暴热者，谓其突然发热也。《伤寒论》言"暴热"者，但一条文次，其病因病机乃为胃气衰败，阳气暴亡。

胃气暴亡。厥阴为病，以阴盛阳虚为逆，阳复阴退为顺。而阳气的衰复，则验之于寒热。一般以寒多热少者为阳气衰，热多寒少者为阳气复。然，阳复之发热，必是微续发热，若见暴然发热者，此乃阴寒极盛，逼阳外亡，故为胃气衰败。胃阳暴亡之兆，亦主死候。如第 332 条："伤寒，始发热六日，厥反九日而利。凡厥利者，当不能食，今反能食者，恐为除中（一云消中）。食以索饼，微发热者，知胃气尚在，必愈；恐暴热来出而复去也。"魏念庭注曰："食索饼以试之，若发热者，何以知其胃气亡，则此热乃暴来出而复去之热也，即如脉暴出者，知其必死之期也。阴已盛极于内，孤阳外走，出而离阴，忽得暴热，此顷刻而不救之证也。"（《大同医学专科学校学报》1992 年第 1 期第 24 页）

十五　《伤寒论》心烦证治探讨

心烦，为临床常见症状之一。《伤寒论》对于心烦的论述，散见六经诸篇。

诸烦症之中，推其因，有因热、因寒、因水、因痰之不同；论其位，有在表、在里、在半表半里的区别；究其病性，有虚证、实证，更有虚实夹杂证的差异，故烦症虽一，然证情繁杂，实有穷究之必要。

1.《伤寒论》烦证之归类

1.1 实热心烦。《说文解字》谓："烦，热头痛也"，《伤寒论》中烦症，多因实热导致，特别在三阳病中，因热致烦者竟达 14 条文次，如第 121 条："太阳病，吐之，但太阳病当恶寒，今反不恶寒，不欲近衣者，此为吐之内烦也。"第 239 条："病人不大便五六日，绕脐痛，烦躁，发作有时者，此有燥屎……"两条均见烦症，前条是因吐后津伤，邪气入里化热，后条是阳明实热内结而见烦躁不安，但总以燥热所致，故当以清泻为治。

1.2 寒浊心烦。在六经病中，因热而致烦者较多，因寒而致烦者亦非鲜见。如第 309 条："少阴病，吐利，手足厥冷，烦躁欲死者，吴茱萸汤主之。"本证因寒浊之邪犯于中焦，使中焦阳气受抑而见烦躁欲死，治疗当温胃化浊。

1.3 水郁心烦。太阳经表之邪不解，随经入里，常可影响膀胱气化功能，使水蓄气郁而见心烦。如第 74 条："中风发热，六七日不解而烦，有表里证，渴欲饮水，水入则吐者，名曰水逆……"治用五苓散行气化水。

1.4 痰阻心烦。痰为阴邪，若有形之痰阻于胸中，使胸中阳气受阻，气机不畅，因而发生心烦，治当用瓜蒂散涌吐在上之实邪。如第 355 条云："病人手足厥冷，脉乍紧者，邪结在胸中，心下满而烦，饥不能食者，病在胸中，当须吐之，宜用瓜蒂散。"

1.5 蛔扰心烦。伤寒病至厥阴，多为寒热错杂、阴阳胜复之证，蛔喜温避寒，因其上热下寒，故上入其膈而扰乱心神，出现心烦，蛔静则烦止，蛔扰则烦作，故其特点是时烦时止。如第 338 条所云："蛔上入膈，故烦，须臾复止，得食而呕，又烦者，蛔闻食臭出……"治用乌梅丸。

1.6 阳郁心烦。《伤寒论》因阳郁而致烦者，散见于太阳、少阳、厥阴诸篇，其中多因误治所致。如第 76 条："发汗吐下后，虚烦不得眠，若剧者，必反复颠倒，心中懊憹，栀子豉汤主之。"邪在表当汗，在里当下，在胸中当吐，今汗吐下后，而见心烦不眠，说明实邪虽去，余热未尽，热郁于胸膈，故见虚烦，治用栀子豉汤宣泄郁热，舒畅气机，此亦"火郁发之，木郁达之"之意也。

1.7　阴虚心烦。阴虚则阳盛，阳盛则生热，热盛则生烦，故在少阴阴虚热化证中，多见心烦。如黄连阿胶汤证之"心中烦，不得卧"等，治疗取滋阴降火、泻南补北之法。

1.8　阳虚心烦。烦证本是热扰心神的反映，但是在阳虚阴盛的情况下，每因重阴搏阳而出现心烦。如第118条："火逆，烧针汗之，因烦躁者，桂枝甘草龙骨牡蛎汤主之。"心主神，汗为心之液，因火逆而发汗，多损其心阳，使心阳不敛，神气浮越，轻则心烦，重则惊狂。治当温复心阳，重镇安神。

在三阴病中，病本阳衰，当以吐利肢厥等症为主，若复见其心烦躁扰不安者，多为阴盛阳脱。如第296条："少阴病，吐、利、躁、烦，四逆者，死。"尤在泾注云："邪既结而烦躁者，正气不能胜而将欲散乱也。"

1.9　阴阳两虚心烦。《伤寒论》第69条："发汗，若下之，病仍不解，烦躁者，茯苓四逆汤主之。"柯琴注云："先汗后下，于法为顺，而表仍不解，是妄下亡阴，阴阳俱虚而烦躁也。"

2. 烦症在六经辨证中的意义

2.1　提出病位诊断及其治疗。定位诊断是辨证论治的基本内容。在六经病变中，常以烦症来确定病变部位并指导治疗，如第25条："服桂枝汤，大汗出，脉洪大者，与桂枝汤如前法。"第26条："服桂枝汤，大汗出后，大烦、渴不解，脉洪大者，白虎加人参汤主之。"上述两条皆谓大汗出，说明汗不得法，故汗后脉由浮缓变为洪大，然而洪大之脉既同，治法迥异，一则用桂枝，一则用白虎，关键在于症。前条所示，脉既变而症未变，病位仍在太阳，后条不但脉变洪大，而且复见大烦，渴不解，说明因汗后津伤胃燥成热，病位已经去表而入里，故属阳证。

2.2　提示病邪传变及其转化。关于六经病的传变，早在《黄帝内经》就有论述，但是《伤寒论》不但注重时间，更注重脉证。如第4条："伤寒一日，太阳受之，脉若静者，为不传，颇欲吐，若躁烦，脉数急，为传也。"可见，在病变过程中，一日有传者，二日亦有不传者，如若见到躁烦一症，无拘一日二日，必是表邪入里，阳明燥热已成，故把躁烦一症，作为内传阳明的依据。

2.3 提示正邪盛衰及其预后。大凡疾病的过程，不外是正邪斗争的过程。在三阴病中，若见到心烦一症，常常是阳气来复、正气拒邪的一种反映，正如尤在泾所云："伤寒邪欲入而烦躁者，正气与邪争也。"如《伤寒论》第289条："少阴病，恶寒而蜷，时自烦，欲去衣被者，可治。"第298条："少阴病，四逆，恶寒而身蜷，脉不至，不烦而躁者，死。"同为少阴阳虚寒化证，一则可治，一则不可治，其辨证的眼目在于心烦一症。第289条在恶寒蜷卧等阴证中出现了时自烦，反映了阳气有来复之机，正气犹能抗邪，故曰"可治"。第298条则是但躁不烦，一派纯阴用事，反映了阳气极虚，已无能力与邪气抗争，故曰"死"。可见心烦一症，既可反映正邪之盛衰，又可以此判断其疾病的预后。

综上所述，心烦一症，在《伤寒论》中确实占有重要地位，它对于六经辨证起着重要的指导作用，学者切莫忽略。本人不揣浅陋，略述于此，望高贤斧正。（全国第二次心病学术会议《论文集》，1989年4月于洛阳）

参考文献

①许慎.说文解字［M］.北京：中华书局，1979.

②尤在泾.伤寒贯珠集［M］.上海：上海科技出版社，1978.

③柯琴.伤寒来苏集［M］.上海：上海科技出版社，1978.

十六 桂枝汤证分类及加减运用规律

（一）桂枝汤证分类

《伤寒论》第13条云："太阳病，头痛发热，汗出恶风者，桂枝汤主之。""头痛发热，汗出恶风"后世医家称之为"桂枝四症"，凡病见头痛发热汗出恶风者，无问中风伤寒或杂病，均当选用桂枝汤。纵观《伤寒论》中对于桂枝汤的使用，大抵有如下分类：

1. 六经经表桂枝汤证

《伤寒论》六经病证，虽各有其特点，但每一经都囊括着阴阳、表里、寒热、虚实等八纲辨证的内容。桂枝汤能调和营卫、解肌散风，故凡六经经表之证，多用此方治疗，诸如第12条为太阳中风表证，第234条为阳明表证等，均可用桂枝汤治疗。

2. 表里同病桂枝汤证

《伤寒论》表里同病而使用桂枝汤者，有两种情况，其一是表证夹有里实，治当先解表后攻里，如第44条云："太阳病，外证未解，不可下也，下之为逆……"若先攻其里，必然徒伤里气，使表邪乘虚内陷，故曰"下之为逆"。治疗当先解表，因伴有实热而津液受伤。因此，解表一定护其津液。桂枝汤不但可以解肌，且能调荣养阴，故本证以桂枝汤最为适宜。

其二是表证夹有里虚下利，若证轻势缓者，当表里同治，如桂枝人参汤证，反之重证势急者，当先治里后治表，如第91条、第372条等。若先行攻表，误发虚人之汗，必有亡阳虚脱之虞。

3. 误下后表不解桂枝汤证

汗下本为祛邪而设，若误用汗下之法，其表证仍在者，仍以表证论治，当选用桂枝汤。如柯琴所云："盖此时表虽不解，腠理已疏，邪不在皮毛而在肌肉，故脉证虽同麻黄，而主治当属桂枝。"

4. 杂病类桂枝汤证

桂枝汤既能外调营卫，又可内和脾胃气血阴阳，因此，凡见营卫不和、脾胃失调者，均可选用桂枝汤。如论中第53条、第54条，因条首未冠"太阳病"，又无"恶风"一症，故此汗出均属杂病的范围。患者仅表现"自汗出"或"时发热，自汗出"。治疗以桂枝汤"复发其汗"即愈，此即发汗所以止汗之意也。诚如徐灵胎所云："自汗与发汗迥别，自汗乃荣卫相离，发汗使营卫相合……复发者因其自汗而更发之，则营卫和而自汗反止矣。"

（二）桂枝汤加减证分类

桂枝汤通过加减化裁，用于多种兼证、变证和夹杂之证。这些加减化裁规律大抵归纳如下：

1. 误治后桂枝汤加减证

1.1 误治而肺气上逆证。如第 43 条："太阳病，下之微喘者，表未解故也。桂枝加厚朴杏子汤主之。"太阳病本当汗解，若误下伤正，影响了肺之宣降，故见气喘，但因表证未尽全除，故仍以桂枝汤解肌散风，调和营卫，加厚朴杏子以降气平喘。

1.2 误治后荣血不足证。发汗本为驱邪而设，若汗出太甚，非但"病必不除"，且易导致营血受伤，如第 62 条："发汗后，身疼痛，脉沉迟者，桂枝加芍药生姜各一两人参三两新加汤主之。"后世医家将此方用于妇人产后及血虚身痛诸证，每获佳效。

1.3 误治后阳气受伤证。太阳病因误治而阳气受伤者，有两种情况：其一，误治而阳伤邪陷者，如第 21 条是因太阳病误下后，使胸阳受挫而邪气内陷，故见"脉促""胸满"。于桂枝汤方去芍药之酸敛，以振奋胸阳，透陷落之表邪外解。若同时恶寒者，于方中另增附子一枚，以温补阳气。其二，误治后阳气受伤较重者。如第 20 条乃因汗出过多，伤阳损液，阳伤不能固营，而见汗出"遂漏不止"，津液不能柔筋，故见"四肢微急，难以屈伸"。气化不能，故小便难，治当固阳止汗，调和营卫，于桂枝汤中加附子一枚。

1.4 误治后气血阴阳不和证。如第 279 条，本属太阳病，而误用下法后既无吐利，又无恶寒，但见"腹满时痛"，故属太阳气血阴阳不和之证，治用桂枝加芍药汤以调和气血。如邪气外搏于阳明，兼见阳明之实者，当于上方中加大黄以泻阳明之实。本证进一步发展，使脾气更虚，而见木来乘土之重证，当在桂枝加芍药方中再加饴糖，变调中为温补，称之为小建中汤，仲景亦用此方，在《金匮要略》中治虚劳里急诸证。还有桂枝甘草汤证，桂枝去芍药加蜀漆龙骨牡蛎救逆汤证，桂枝加桂汤之奔豚证，桂枝去桂加茯苓白术汤证及桂枝甘草加龙牡汤证等，均属误治后的桂枝汤加减证。

2. 太阳经脉不利证

六经为病，皆有主症、兼症和夹杂之症，如第 15 条之汗出恶风是太阳中风之主症，而兼见"项背强几几者"，乃因风邪阻滞经疏不利所致，故为太阳中风之兼症，于桂枝汤中加葛根，一则疏通其经脉，再则取甘寒生津之用以缓解经脉拘挛。

总之，桂枝汤临床应用范围极广，绝非用于太阳中风一证。(《中医函授通讯》1989 年第 2 期第 10 页)

十七　试述《伤寒论》治则的两条规律

治则，是中医学辨证论治的重要组成部分，对诊治疾病具有普遍的指导意义。那么，何谓治则?《说文解字》曰："则，等画物也。"段玉裁注云："等画物者，定其差等而各为介画也。"《辞源》又谓则为"法则"之意。可见，所谓治则，就是治病的法则或规则。

诚然，辨证论治是中医学的基本内容，而治则又是辨证论治的关键，是中医治疗学的规范化理论。因而，把握准确的治则，是正确应用治法的前提。

有关中医治则理论，早在《黄帝内经》就有记载，如《黄帝内经》云："劳者温之……燥者濡之。"又云："审其阴阳，以别柔刚，阳病治阴，阴病治阳。"古今医家，在其理论探讨和临床实践中，都有所创新和发展，使之日臻完善。《伤寒论》六经辨证论治，就是对《黄帝内经》治则理论的运用和发展。因而，探讨研究《伤寒论》治则规律，是研究仲景学说的一个重要内容。兹就论中一般治则规律，做一初探。

1. 调和阴阳、补偏救弊，是贯彻六经证治的基本法则

阴阳学说，是中医认识人体、诊治疾病的重要基础理论。中医学认为，疾病产生和变化的基本规律，不外是阴阳的偏盛偏衰，即人体内阴阳平衡的失调，所谓"阴盛则阳病，阳盛则阴病"。因而，调和阴阳、补偏救弊，乃是治疗疾病最基本的法则。《伤寒论》六经病的治法很多，诸如麻桂剂之汗法，瓜蒂散之吐法，承气类之下法，柴胡剂之和法，四逆辈之温法，白头翁汤之清法，炙甘草汤之补法，以及抵当汤之消法等。这些众多治法的创立，莫不以调整阴阳这一基本法则为指归，亦可说，每一治法都是这一法则的具体演化。以太阳中风为例，其基本病机是营（阴）卫（阳）失和，故曰："阳浮者热自发，阴弱者汗自出，治疗以桂枝汤。"方中用桂枝配甘草，辛甘化阳以实卫。芍药配甘草，酸甘化阴以调营。俾营卫充实，则阴阳自和而病愈。再如少阴病，邪至少阴，有寒化与热化之分，寒化者，乃因少阴阳衰而阳不化阴，治当温阳散寒，方如四逆辈；热化者，多由少阴阴亏而阴不制阳，治当滋阴潜阳，方如黄连阿胶汤。治阴治阳虽异，而调和阴阳，使之归于平衡这一总则则同。因而，调和阴阳贯穿于六经证治的全篇。

2. 保胃气、存津液，是六经证治的又一重要准则

脾胃为水谷之海、气血化生之源，是人体脏腑经络之根，故《素问·平人气象论》曰："人以水谷为本，故人绝水谷则死，脉无胃气亦死。"张仲景继承《黄帝内经》这一学术思想，全论从立法到组方，从用药到瘥后摄养，都恒守了注重脾胃、顾护中州的原则大法，并将其作为六经证治的重要准则，来指导着临床实践。

首先以治法而言，《伤寒论》六经证治，是集汗、吐、下、和、温、清、补、消八法之大成，而八法之中，每一法都体现了"保胃气，存津液"的治疗准则。诸如论中汗法，本为太阳祛邪而设，故用于太阳中风或伤寒等证，

但又因汗为心之液，过汗不仅伤津，而且阳气亦可随津外越，因而仲景设专篇论述"可汗不可汗"，并具体指出："伤寒，医下之，续得下利，清谷不止，身疼痛者，急当救里；后身疼痛，清便自调者，急当救表，救里宜四逆汤，救表宜桂枝汤。"身痛下利者，里虚而兼有表证，治疗先以四逆汤温补脾肾，其后再用桂枝汤治表，这就为汗法的使用提出了一个法规，即"虚人伤寒，建其中"。就是在汗法的具体使用中，仲景亦不忘顾护中焦这一法则，如桂枝汤方后注云："服已须臾，啜热稀粥一升余，以助药力。温覆令一时许，遍身漐漐，微似有汗者益佳，不可令如水流漓，病必不除。"药后啜粥，可助胃气，益津液，诚如柯韵伯所云："盖谷气内充，则外邪不复入，余邪不复留，……故用之发汗不至于亡阳，用之止汗不至于贻患。"再如，阳明病以胃家实为其病理特征，治疗当用承气汤通导大便，排除肠胃积滞，但承气类方，多为苦寒泻下之品，用之得当，收效于俄顷，若稍涉差误，则伤阳败胃、祸不旋踵。仲景深识此理，故在承气类方的应用上最为殚心，不但列大、小承气，调胃承气，以别轻重之势而用之，并以大便之硬与不硬，发热之潮与不潮，小便之利与不利，矢气之转与不转，等等，反复辨别其可下与不可下。同是下法，又根据其不同病情，分为峻下法、缓下法、急下法、和下法、润下法和导下法等。在使用中，仲景唯恐下之不当而戕伐胃气，故反复叮咛"若一服止，则止后服""分温再服""得下余勿服""若更衣者，勿服之"，可谓严密谨慎，分寸有度。

其次，在方剂的配伍上，同样体现了"保胃气，存津液"的这一治则特点。如小柴胡汤，本为清解少阳之郁热而设，但因少阳主枢，外可出太阳阳明，内可入太阴厥阴，故方中在用柴芩清解少阳郁热的同时，复用半夏生姜以和胃止呕，更妙者乃用人参、炙甘草、大枣等甘温之品，一则健脾以抑肝胆之横，再则以杜邪内传，防患于未然。如此相伍，使营卫调和、气血宣畅，气机升降得复，则"上焦得通，津液得下，胃气因和，身濈然汗出而解"。这正是仲景邪正兼顾，寓护胃于和解少阳法中之妙意。另外，在其他一些方剂的配伍中，如小建中汤、吴茱萸汤、乌梅丸等，都寓有注重胃气的这一治则特点。

《伤寒论》"保胃气，存津液"的治则特点，不仅应用于具体治法和组方配伍上，而且还体现在瘥后调养方面。从《伤寒论·辨阴阳易差后劳复病脉证并治》篇分析，全篇共 7 条原文，竟有 5 条为调治中焦之法，论中既设理中丸以治大病瘥后，胃中有寒，津液不运之"喜唾，久不了了者"，又有竹叶石膏汤治热病后期，大邪虽去，气阴两伤，虚热内扰之"虚羸少气，气逆欲吐者"。既用小柴胡汤治疗"伤寒解后，更发热"之正虚发热证，更用枳实栀子豉汤治疗"大病差后，劳复"所致之热郁胸膈等证。方虽四则，但"温""清""和""调"俱备，且药小轻灵，又嘱其多次分服，唯恐重伤胃气。在饮食调养上，仲景特别强调"损谷则愈"，示人在病愈初期，切莫暴饮暴食，以防伤害初复之胃气。这些法度，都体现了《伤寒论》之"保胃气，存津液"的治法总则。

由此可见，《伤寒论》一书，之所以能垂法于千古，且能经得起历代医家实践的检验，正是由于它在继承《黄帝内经》学术思想的基础上，创立了自己独特的治疗原则，学者固当深究。(《贵阳中医学院学报》1989 年第 4 期第 12 页）

十八 《伤寒论》治肝方法初探

关于肝病的治疗，早在《黄帝内经》中就有记载。如《素问·脏气法时论》云："肝苦急，急食甘以缓之。"又云："肝欲散，急食辛以散之，用辛补之，酸泻之。"寥寥数语，道出了"甘缓""辛散""酸收"等治肝三大法则。其后，历代医家在此基础上均有发挥。汉代医学大家张仲景，承《黄帝内经》治肝基本理论，创立了一整套治肝的方法，千百年来，为历代医家沿用不衰，本文就《伤寒论》治肝基本方法探讨如下。

1. 温肝散寒法

此法用于治疗足厥阴肝寒证。足厥阴肝脉起于足趾，抵少腹，上行入巅络脑。若寒浊之邪犯于厥阴，随经上逆于巅顶，则见干呕头痛，甚则四肢冷，烦躁不安。治当温肝散寒降浊，方用吴茱萸汤。如第 378 条："干呕，吐涎沫，头痛者，吴茱萸汤主之。"

2. 清肝止利法

主要用于肝经湿热。肝藏血而主疏泄，湿热之邪滞于肝脉而下注于大肠，则见下利脓血，里急后重，腹痛肠鸣，舌红苔黄厚而腻。如第 371 条："热利下重者，白头翁汤主之。"方中重用白头翁，以清肝止利。

3. 清肝利湿退黄法

本法用于湿热之邪滞留于肝胆而致黄疸之证。湿热留于肝胆，使肝之疏泄不利，故见身目俱黄，口渴引饮，治用茵陈蒿汤清肝利湿退黄。如第 236 条："阳明病……但头汗出，身无汗，剂颈而还，小便不利，渴饮水浆者，此为瘀热在里，身必发黄，茵陈蒿汤主之。"

4. 柔肝缓急法

肝藏血而主筋脉，肝血虚，筋脉失养，常见于手足挛急难以屈伸，治用芍药甘草汤柔肝缓急。如第 29 条："……脉浮，自汗出，小便数，心烦，微恶寒，脚挛急……更作芍药甘草汤与之。"余在临证，用本方加木瓜、黑木耳、钩藤等药，治因缺钙而引起的手足拘挛症，每获佳效。

5. 温肝养血法

本法用于血虚有寒之证。肝藏血，肝血虚而复受寒邪，使经脉失其温煦，故见手足厥冷，脉细欲绝，治用当归四逆汤养血散寒通络。如第 351 条："手足厥寒，脉细欲绝者，当归四逆汤主之。"

6. 扶土抑木法

在五行学说中，脾居中央属土，肝位两胁属木，木克土。当肝木过亢或脾土不足时，则木气横逆乘土，症见胁痛引腹，口苦不食等，治当扶土以抑肝木之横逆。如第 100 条："伤寒，阳脉涩，阴脉弦，法当腹中急痛者，先与小建中汤，不差者，小柴胡汤主之。"

7. 疏肝解郁法

肝主疏泄，喜条达恶抑郁。肝之疏泄失调，气郁不达，症见胸胁苦满、口苦咽干、脉弦，甚则四肢厥逆，治当用四逆散疏肝解郁。如第 318 条"少阴病，四逆，其人或咳，或悸，或小便不利，或腹中痛，或泄利下重者，四逆散主之"。

8. 温肝安胃制蛔法

本法以乌梅丸为代表方，主治邪至厥阴，症见阴阳胜复、寒热杂错之证，表现为"消渴，气上撞心，心中疼热，饥而不欲食，食则吐蛔"等。以乌梅丸寒热并用，正邪兼顾。

9. 泄肝逐水法

肝主疏泄，若肝之疏泄不利，三焦气机受阻，而成痰饮停聚之证。症见胁下支满，痛引缺盆，腹大筋青，腹水停聚，不可转侧，《金匮要略》又将其称为"肝水"，治用十枣汤泄肝逐水。

10. 急下救阴法

所谓急下，乃急下阳明之燥热；所谓救阴，为救肝肾之真阴。论中第 252 条："伤寒六七日，目中不了了，睛不和，无表里证，大便难，身微热者，此为实也，急下之，宜大承气汤。"肝开窍于目，"目得血而能视"，今见目睛不和，视物不清，兼有身热便难，此乃阳明燥热内结，下竭肝肾阴液之证，阴液欲竭，危亡立待，欲救其阴，法当急下，故用大承气汤，以釜底抽薪，此亦通因通用之变法也。

11. 疏肝和解法

肝与胆相表里，少阳胆之枢机不利，常可致厥阴肝之气机不和，如第 96

条："伤寒五六日，中风，往来寒热，胸胁苦满，嘿嘿不欲饮食，心烦喜呕……"可见少阳病实际属肝胆俱病，故其治疗当以小柴胡汤，疏肝利胆和胃。

12. 镇肝降逆法

本方法在《伤寒论》中用于两种病证：一种是胃热痰痞，夹有肝气上逆之证，其症见心下痞满，噫气不除，治用旋覆代赭石汤和胃化痰，镇肝降逆。如第161条："伤寒发汗，若吐、若下，解后，心下痞硬，噫气不除者，旋覆代赭汤主之。"另一种是因下焦阳虚，夹有肝气上逆之奔豚症，治用桂枝加桂汤温阳平冲，镇肝降逆。如第117条："烧针令其汗，针处被寒，核起而赤者，必发奔豚。气从少腹上冲心者，灸其核上各一壮，与桂枝加桂汤，更加桂二两。"

13. 针刺泄肝法

肝藏血，主冲任，邪热入于血室，使经水不利者，当刺期门以泄肝之热。如143条："妇人中风，发热恶寒，经水适来……胸胁下满，如结胸状，谵语者，此为热入血室也，当刺期门，随其实而取之。"刺泄期门，俾热泄郁开，血室自宁矣。

从上述诸法观之，可见《伤寒论》对于肝病的治疗，既有小柴胡汤之和法，又有大柴胡汤之下法，既有小建中汤之补法，又有吴茱萸汤之温法，更有白头翁汤之清法，可谓集中医汗、吐、下、和、温、清、补、消于治肝一法之中，当各随其证而取之，其法之活，堪为后世之楷模，故当究之。(《中医药研究》杂志　1991年第4期第26页)

十九　《伤寒论》治肝特点探讨

《伤寒论》之六经辨证，以脏腑经络为物质基础，因而六经辨证同时也包含了经络和脏腑辨证的丰富内容。肝病的证治就散见于六经诸篇。其论之精辟，治法之精详，为历代医家之楷模。兹不揣谫陋，就《伤寒论》治肝特点述其涯略，以抛砖引玉。

1. 随证立法，补《内》《难》之未备

对于肝病的治疗，早在《黄帝内经》中已有论述。如《素问·脏气法时论》云："肝欲散，急食辛以散之，用辛补之，酸泻之。"又云："肝苦急，急食甘以缓之。"寥寥数语，指出了甘缓、辛散、酸收三项治肝大法。尔后历代医家在此基础上，各有发挥。

张仲景在继承《黄帝内经》《难经》的基础上，结合临床实践，创立了治肝诸方，诸如疏肝解郁之小柴胡汤，疏肝理脾之四逆散，清肝止利之白头翁汤，温肝暖胃之吴茱萸汤等。据统计，《伤寒论》中直接用治肝病之方达14首之多。在治肝法则方面，于《内》《难》的基础上，亦有发展。论中既有柴胡桂枝汤之汗法，又有小建中汤之补法，既有白头翁汤之清法，又有吴茱萸汤之温法，既有小柴胡汤之和法，又有大柴胡汤之下法，等等，可谓集八法于治肝之中。其治，有缓有急，有常有变；其方，有大有小，有加有减，各随其证而施之。加减变化，圆机活法，填补了《内》《难》治肝之未备。

2. 证分经脏，治分气血

六经为病，皆有经证脏（腑）证之分，故六经之治，亦有治经治脏（腑）之异。足厥阴肝经之为病，症见耳聋目赤，头角痛，或胸胁苦满。而脏之为病，则见口苦心烦，喜呕，甚或胁下痞块，连及脐旁。另外，经病者，多关乎气，脏病者，多及于血，故其肝病症状虽繁，不外气分血分两端。一般来说，肝病开始，多在气分，表现为经气不利之证，久则入于血分，使肝脏阴血受伤，血脉阻滞。也有初病即见血分证，或久病仍在气分者，故辨肝病之气血，又不可完全拘泥于时间之短长。其次，气病血病虽然有别，又因气与血的关系，二者不可截然分开，故其治疗必须兼顾。如论中治疗气分肝病之四逆散，用白芍以和血；治疗血分肝病之当归四逆汤，用桂、辛以调气，此所谓"治其阳者，必调其阴，理其气者，必调其血"之义。

3. 诸法共施，独重解郁

五脏为病，各有其特征，每一脏腑的病变，反映了各个脏腑的生理病理特点。肝为风木之脏，主疏泄，凡人体气机的升降出入，水液的敷布转输，莫不有赖于肝之疏泄条达之性，若肝之疏泄失常，气机阻滞，则诸病皆生。朱丹溪云："（肝）气血冲和，万病不生，一有怫郁，百病生焉。故人生诸病，多生于郁。"可见肝病之病机虽杂，总以郁结为重，郁则气机阻，经气逆。纵然是血分肝病，因血不和而气不利，故亦有郁的特征。因而治疗肝病的关键在于解郁。《伤寒论》创拟了治肝诸法，而解郁一法则冠于诸法之首，寓于众法之中。在治肝 14 方中，竟有 11 方配伍解郁之品。仲景治肝重在解郁一法的运用，在实践中体现和深化了《黄帝内经》"木郁达之"之要旨，对后世产生了深远的影响。实践证明，虽然肝病之病情复杂，证候繁多，临证若能抓住多郁这一病机特点，就能提高其疗效。

4. 扶中顾脾，防患于未然

肝藏血，主疏泄，关乎一身之气机；脾主运化，生气血，为气机升降之枢纽。若脾运无力，则气血生化乏源。肝失所藏，则阴不制阳，变生气郁化火诸证，故肝必赖阴血之濡养，才能舒展其用，脾必得肝之疏达，才能健运化物。正所谓"木赖土以滋养，土得木以疏通"，可见肝脾关系至为密切。故其为病，又常互相影响，尤其肝病，极易传之于脾。张仲景深得《黄帝内经》治肝实脾之要旨，而且把这一治疗大法应用得非常具体灵活。

4.1 肝脾同病，治肝顾脾。肝病而兼见脾胃症状者，仲景立法以治肝为主而兼顾脾胃。如论中小柴胡汤，主要用治因肝胆气郁而见胸胁苦满，口苦咽干，头晕目眩等症，故方中以柴芩清解肝胆之郁热。但因肝胆气郁犯于脾胃，又见不食喜呕等症，故方中佐以人参、炙甘草、大枣等药，兼扶中顾脾，强主逐寇，但是健脾之药，用量少于其他药物。

4.2 肝脾同病，肝脾兼顾。若肝脾同病，肝脾病情并重者，仲景又立肝脾并治之法。如柴胡桂枝干姜汤证，据临床所验，此证既有胸胁苦满，但头汗出，手臂麻木等肝胆气郁之症，亦见腹胀便溏、不食纳呆等脾胃虚寒之候。方中既以柴芩清解肝胆之郁热，又用桂姜温中健脾。俾木气疏利，中土健运，病乃速愈。

4.3 肝脾同病，治脾顾肝。根据标本缓急的治疗原则，当肝脾同病，但以脾胃见证为急者，《伤寒论》又辟治脾顾肝之法。如论中第100条："伤寒，阳脉涩，阴脉弦，法当腹中急痛，先与小建中汤，不差者，小柴胡汤主之。"阳脉涩为气血之虚，阴脉弦乃肝胆之郁。腹中急痛为木乘土。刘渡舟教授谓：此证乃"病人素有脾虚，又患少阳证，则因肝胆气横更伤脾气，而发生腹中急痛。……治疗上就有先扶正后祛邪，先治脾后治肝胆之法"。小建中汤方中，重用饴糖，佐草枣之甘缓以补中，意在俾脾气充实，而肝胆之气不横。故本法在温补脾胃之中寓有平肝之义。

《伤寒论》治肝重脾的特点，不仅贯彻于上述治肝法则中，还体现在组方遣药方面。论中14首治肝方中，有11方辅以人参、炙甘草、大枣等健脾和胃类药物。诸如柴胡剂中之人参、大枣、炙甘草；吴茱萸汤中之人参、大枣；小建中汤中之饴糖、大枣、炙甘草等。再从使用频次看，其中健脾和胃类药物的使用率达42%，居他类药物之首。

张仲景治肝重脾的观点，对后世影响极大，历代治肝大家都效用其法而变通活用。如清代王旭高在《西溪书屋夜话录》中，所言治肝三十法，立有"培土泄木法""培土宁风法"等。叶天士《临证指南》亦专设"木乘土门"，且将治阳明一法，列为治肝三法之一，提出"治肝不应，当取阳明"。王晋之亦遵仲景甲乙化土之论，创"安胃汤"，他认为："安胃者，毋使乘胜之气犯胃也"，自称此法用于肝病临床"历验不爽"。

5. 遂肝之性，创温补之法

五脏之病，皆有气血阴阳之虚实，五脏之治，亦有温清补泻之异同。唯肝，因其性刚愎，且内寄相火，外应风木，故言其证者，多谓实证热证，论其治法，多用清肝泻肝，极少有人论及温肝补肝。如钱仲阳谓："肝为相火，有泄无补。"刘完素亦云："凡肝木风疾者，以热为本。"尤其明清以来，随着温病学的兴起，世医多以火热议病，一见肝病，恣用攻伐，迭进苦寒。然而，从整个肝脏的生理而言，肝以血为本，以气为用，血为肝之体，气为肝之用，故体阴而用阳。其生理既有阴血的一面，又有阳气的一端。因而肝之为病，和其他脏腑一样，实证热证有之，虚证寒证亦有之。在虚证中，既有血亏而体不充的血虚阴虚证，也有气衰而用不强的气虚阳虚证。若但谓肝之实证热证，不言肝之虚证寒证，但谓清肝泻肝，不论温肝补肝，实乃以偏概全，有失于对肝脏气血阴阳完整性的认识。其实，有关肝之虚证寒证，早在《黄帝内经》中就有记载，如《素问·脏气法时论》云："肝病者……虚则目䀮䀮无所见，耳无所闻，善恐，如人将捕之。"《素问·气厥论》又谓："脾移寒于肝，痈肿筋挛。肝移寒于心，狂、隔中。"张仲景本《黄帝内经》之义，在《伤寒论》中创立了温肝之大法，如论中第 378 条："干呕，吐涎沫，头痛者，吴茱萸汤主之。"因肝寒而浊阴之气犯胃，故见干呕、吐涎沫。寒浊之邪随足厥阴肝经上犯巅顶，故见头痛。本证以肝寒为本，胃寒为标，治用吴茱萸汤暖肝温胃，降浊散饮。又如论中当归四逆汤、乌梅丸等，都是针对不同类型的肝寒证而设。

《伤寒论》温肝法，虽未得到后世广泛的重视，但是，仍有一些医家取效此法。如唐代孙思邈，在《千金翼方》中创竹沥汤以治肝阳虚、寒湿内侵之身体骨节疼痛等病证。近人蒲辅周亦主张用附子汤治疗阳虚肝病。刘渡舟教授《肝病证治概要》亦指出："肝虚证应当包括肝血虚、肝气虚、肝阴虚、肝阳虚四种。"近年来，余随其门诊，屡见其用温肝养肝法而取捷效。曾治一患者罗某，男，50 岁，时值炎暑，汗出颇多，自觉咽中燥渴，夜又行房，口渴更甚，乃瓢饮凉水数升，未几则小腹窘痛，阴茎内抽，四末冰凉。切其脉沉伏不起，望其舌淡嫩而苔白。刘老辨为肝肾阳虚、复受阴寒之证。遂处：附子 12 克，干姜、炙甘草各 10 克，小茴香、荜澄茄各 6 克。服一剂知，再剂而瘳。

凡此皆足表明，《伤寒论》不但含有广泛的肝病证治内容，而且在肝病证治中，有其独到之处，值得我们进一步研究探讨。（《新中医》1989 年第 10 期第 16 页）

参考文献

①朱丹溪.丹溪治法心要［M］.北京：人民卫生出版社，1983：3.

②刘渡舟.伤寒论诠解［M］.天津：天津科技出版社，1983：65.

③叶天士.临证指南医案［M］.上海：上海科技出版社，1959：199.

④刘渡舟，等.肝病证治概要［M］.天津：天津科技出版社，1985：145.

二十 《伤寒论》治肝规律探讨

所谓肝病，是指因某种原因而导致肝脏及其所属经脉等的生理机能失常而引起一系列病变的总称，是一种以肝气疏泄不利、三焦气郁不通以致全身气血失调为病机特点的常见病和多发病。

肝为将军之官，内寄相火而外应风木，其性刚愎，故其病多气实有余，横逆不驯，且最易化火动风。肝者，干也。其脉下起足趾，上行巅顶，内络脏腑。故肝之为病，其气横逆不逊，多以干犯他脏为能事，诸如向上可冲心犯肺，向下可耗肾竭阴，中易克伐脾土，其气纵横而莫之能御，故称其"肝为五脏之贼"。可见肝病之多，范围之广，病机之杂，在五脏病之中，实居首位。诚如清代王旭高所云："其中侮脾乘胃，冲心犯肺，夹寒夹痰，本虚标实，种种不同，故肝病最杂，而治法最广。"清代李冠仙亦云："人之五脏，惟肝易动而难静。其他脏有病，不过自病……惟肝一病，即延及他脏。……五脏之病，肝气居多。"

《伤寒论》是中医学中一部理法方药俱备的经典著作，《伤寒论》之六经辨证，是以脏腑阴阳为辨证纲领，而脏腑经络又是六经辨证的物质基础。所谓六经病证，实际上是人体脏腑经络生理病理变化的反应。因而《伤寒论》六经病证，实则包含了经络脏腑辨证的丰富内容。肝为五脏之一，肝病证治，同样散见于六经诸篇。特别是少阳和厥阴两篇，因足厥阴为肝之经脉，与足少阳胆经相互络属，肝与胆互为表里，因而少阳与厥阴的病变，在很大程度上反映出了肝病的特点。综合全论，对于肝病的证治，既有法可效，又有方可循，理法方药俱备而形成一个较为完整的肝病辨证论治体系。因此，全面展开对《伤寒论》肝病证治的探讨,把握《伤寒论》肝病证治特点和规律,对于开拓经方的临床应用,提高肝病临床疗效,有着现实的临床意义。本文就《伤寒论》肝病证治规律,试做如下探讨。

(一)《伤寒论》治肝渊源

《伤寒论》对肝病的辨证论治,之所以能垂法于后世,千百年来为历代医家沿用不衰,正是因为张仲景在实践中继承发扬了汉代以前肝病证治的理论。

在我国最早的古方医书《五十二病方》中,虽尚未形成完整的肝病证治理论体系,但是,对于足厥阴肝脉之循行,以及"是动"所生的"聩疝""少腹肿""腰不可仰""干""面疵"等肝病症状及病名,已有了确切的记载。其后,在《黄帝内经》中,对肝的生理病理、辨证论治就有较为详尽的论述。并记载了"肝""肝疟""肝热""肝满"等众多肝病病名。《伤寒论》对于肝脏生理病理的认识,以及辨证论治体系的确立,就是建立在这些丰富的理论基础之上。

1. 承《黄帝内经》之治则,立治肝之大法

张仲景在《伤寒论》中,创立了众多治肝大法,诸如四逆散之疏肝解郁法,白头翁汤之清肝止利法,芍药甘草汤之养阴柔肝法等。这些法则的确立,就其医理而言,莫不与《黄帝内经》肝病理论一脉相承。

如《素问·脏气法时论》云:"肝苦急,急食甘以缓之。"张介宾注曰:"肝为将军之官,其志怒,其气急,急则自伤反为所苦,故宜食甘以缓之,则急者可平,柔能制刚也。"意即当肝郁气急时,可用甘味之药扶土以抑木气之横。张仲景据《黄帝内经》之旨,将治肝这一原则灵活扩用到肝病证治的整个理法方药中,从辨证到立法,从处方到用药,都体现了《黄帝内经》这一学术思想。如论中第 100 条,见肝胆之病而"先与小建中汤,不差,与小柴胡汤"治法的提出,以及吴茱萸汤、小柴胡汤等治肝方中人参、甘草、大枣的配伍方法,都是对《黄帝内经》"以甘缓之"治则的具体运用。

再则肝为足厥阴经,外禀风木而内寄相火,下连寒水为乙癸同源,上接

心火成子母相应。又厥阴者，寒之极，阴之尽也。寒极则热生，阴尽则阳复，故厥阴肝脉，以阴阳胜复、寒热错杂为其病相特点。见证为"消渴、气上撞心，心中疼热，饥而不欲食，食则吐蛔，下之利不止"。既可见"消渴""心中疼热"之阳热实证，又可见"饥而不欲食""下之利不止"之阴寒虚证。治疗若仅以一法一方，势必治寒则遗热，治热则遗寒，补寒则碍邪，祛邪又可伤正。仲景根据上述病机特点，灵活运用了《黄帝内经》温清补泻的治疗原则，为治疗厥阴肝病创立了寒热并用、补泻兼施之大法。

2.本《黄帝内经》之医理，拟治肝之诸方

《伤寒论》113 方，直接用治肝病的有 16 方。细析诸方之配伍，同样是以《黄帝内经》理论为指归。如《素问·六元正纪大论》云："木郁达之，火郁发之。"《素问·脏气法时论》亦云："肝欲散，急食辛以散之，用辛补之，酸泻之。"所谓"达之""散之""补之""泻之"均强调了肝主疏泄的特性，故又在《素问·四气调神论》中，将肝取象于春气之发陈，木性之条达。基于《黄帝内经》对肝脏这一生理特性的认识，仲景在《伤寒论》中创立了疏肝解郁诸方，以顺应肝气条达之性。如四逆散、柴胡剂，其立法均在于疏肝解郁。同时，在其他治肝方中的配伍，也同样注意到了肝主疏泄的这一特点。如温肝养血之当归四逆汤，方中温肝不用姜附，却用桂枝细辛，以取其辛香走散之用，以顺乎肝性之疏泄。诚如清代王晋三所云："桂枝之辛以温肝阳，细辛之辛以通肝阴，白芍之峻以泻肝，复以通草利阴阳之气，开厥阴之路。"

3.融《黄帝内经》之精义，述诊肝之关要

《素问·玉机真脏论》云："脾脉者土也，孤脏，以灌四傍者也。"《素问·平人气象论》又曰："平人之常气禀于胃，胃者，平人之常气也。人无胃气曰逆，逆者死。"仲景在《伤寒论》中引申和发展了《黄帝内经》这一精义，通过诊察脾胃之气，以推断肝病的预后及转归。如第 256 条曰："阳明少阳合病，必下利。其脉不负者，为顺也。负者，失也。"尤在泾注曰："负者，少阳旺而阳明衰，谓木胜乘土也。"阳明少阳合病，因肝胆之气横而克伐脾土，

使脾胃失其升降，故必下利。肝脾同病，若阳明胃气不衰，"其脉不负者"，则为顺，否则胃气衰败，木气横逆无羁，则为"失也"。

又如第 365 条："下利，脉沉弦者，下重也；脉大者，为未止；脉微弱数者，为欲自止，虽发热，不死。"下利而脉见沉弦，厥阴肝之病也。因肝失疏泄，气郁化火，气机不利，湿邪内蕴，迫注大肠，故见下利后重。其转归预后如何？仲景察之以脉，"脉若大者"，为邪胜病进，故"为未止"。若"脉微弱数者"，数乃滑数流利之象，《黄帝内经》谓："脉弱以滑，是有胃气。"因胃气来复，故其下利为"欲自止"。两相比较，一则利未止，一则利欲止，肝病下利虽同，转归乃预后迥异，全在于脉中胃气之有无。

其次，论中第 339 条："伤寒，热少，厥微，指头寒，嘿嘿不欲食。……欲得食，其病为愈。"以及第 332 条之肝寒厥利，以"食以索饼"后的热势，探测胃气的存亡，等等。都是以胃气的强弱，推断肝病的转归及其预后。

综上所述，足见张仲景在肝病论治中，是继承发展了《黄帝内经》的理论原则。诚如其在《伤寒论序》中所言："撰用《素问》《九卷》《八十一难》《阴阳大论》《胎胪》《药录》，并平脉辨证，为《伤寒杂病论》，合十六卷。"因此，《伤寒论》对于肝病的论治，是《黄帝内经》肝病理论原则的发展和具体运用。

（二）《伤寒论》治肝基本规律

辩证唯物主义认为：规律是事物内部的、本质的、必然的联系。"规律就是关系，……本质的关系或本质之间的关系。"任何事物及其运动，都是有着一定的规律的，"人们正确认识了客观事物或现象所固有的必然性和规律性，就能使自己的行动取得主动和能动地位。"

《伤寒论》对肝病的治疗，不但继承发展了《黄帝内经》的基本理论，而且创立了自身的特点和规律，这些基本规律是：

1. 抓主症，反映了《伤寒论》治肝的原则性

所谓主症，"就是指决定全局而占主导地位的症状。"《伤寒论》113 方，

每一方都有其主症，根据主症选用主方，是治疗肝病的一个重要原则。因为主症反映了肝病经脏气血的层次和部位。大凡六经为病，皆有经证腑（脏）证之分，故其治疗，均有治经治腑（脏）之异。诸如头项强痛、发热恶寒者，为太阳之经证，治用麻桂剂，而身热口渴、小便不利者，则为太阳之腑证，治用五苓散；目痛鼻干、额头痛、面色缘缘正赤者，为阳明之经证，治用葛根汤，而不大便、腹满谵语、脉沉实有力者，为阳明之腑证，治以承气辈等。而足厥阴肝脉，"起于足大指丛毛之际……循阴股……抵少腹，挟胃，属肝，络胆，上贯膈，布胁肋……连目系，上出额，与督脉会于巅"，故肝病在经，则见耳聋、目赤、头角痛，或胁苦满、少腹疼痛。而肝病在脏，则见口苦、心烦、喜呕，甚或胁下痞，连及脐傍。一般来说，经之为病，多关乎气，病位较浅。脏之为病，常及于血，病位已深，故治肝虽同，而治气治血迥异，乃缘其经脏层次深浅之所异也。

主症反映肝病的病因病机特点。古人云："有诸内者，必形诸外。"因肝病的病因病机不同，可以表现出不同的肝病证候。如内有肝胆气郁，则外见四肢厥冷、两胁苦满；内有肝胆湿热，外见身目俱黄、口渴溺赤等。因此，辨证若能抓住主症，就能抓住每一方证的病因病机特点。

主症还反应肝病的属性。五脏病变，都有寒热虚实证之异同，肝病亦不例外，临床既可见身热口渴，"下利后重"之热证，也有"手足厥寒，脉细欲绝"之寒证；既有其肝血肝阴之虚证，也有肝气肝火肝阳之实证，如此不同性质的肝病，都是通过"症"而加鉴别。故主症一抓，则"气血分，虚实见矣"。

主症能提示肝病的转归及预后。对于肝病的转归及预后，《伤寒论》中有详尽的论述。仅厥阴篇的 61 条文中，论厥阴肝病自愈，转轻之证者 12 条，论肝病病进难治之证者 3 条，论肝病可治诸证者 18 条，还有 9 条是论厥阴肝病之死证。概析其义，影响肝病转归及预后最重要的原因，是邪正的盛衰。邪正盛衰的情况，仍然通过"症"反映出来。如足厥阴肝病，本当见厥利并行之阴寒证，反见"呕而发热"的阳热证，则提示肝病已由阴转阳，由脏出腑，病向痊愈。相反，肝病始见身热口渴之阳热证，继而出现"下利厥逆，烦躁不得卧"之阴证寒证，其病则由阳转阴，预后欠佳。两种证候的不同趋向，显示出肝病两种不同的归转。可见，抓住主症，就能把握肝病的转归及预后。

主症又是选用主方的前提。《伤寒论》113 方，其中有 16 方是直接用治肝病的。临证欲准确无误地使用这些方药，就必须抓主症，据不同主症，使用不同主方，才能有的放矢，使药中肯綮。如第 99 条："伤寒四五日，身热恶风，颈项强，胁下满，手足温而渴者，小柴胡汤主之。"本条既有身热恶风的太阳表证，复见手足温而渴的阳明里证，而治疗既不从太阳之汗法，也不取阳明之下法，独取小柴胡汤之和法，是因为仲景抓住了"胁下满"这个小柴胡汤的主症。因而，抓住了主症，就抓住了肝病的本质，就能使病情洞明，论治有据，所谓"一拨其本，诸证尽除"，诚乃辨证之关键。

2. 变通活用，反映了《伤寒论》治肝的灵活性

抓主症，是《伤寒论》治肝的原则性，加减化裁，变通活用，又是《伤寒论》治肝的灵活性。首先，在肝病主症不变的情况下，针对其不同兼症，对主方进行适当的加减，或调整某些药物的用量，使药证相符，方证相投，此变通活用之一法也。如第 318 条其主症为四肢厥逆，故其主方则用四逆散，但是在主症不变的前提下，若兼见肺寒气逆作咳者，加干姜、五味子，温肺止咳；若兼心阳不振而作悸者，加桂枝温通心阳；若兼水停而小便不利者，加茯苓淡渗利水；若兼寒凝腹痛者，加炮附子温中止痛。再如，第 96 条小柴胡汤方后注，亦设有众多或然之症，这些皆示人对肝病的治疗，均当随症加减，不可执于一方一法之下。

另外，在肝病论治中，若肝之主症合并其他一些兼症时，仲景又示人以数方合用，此为治肝变通活用之又一法。如第 351 条："手足厥寒，脉细欲绝者，当归四逆汤主之。"同时，第 352 条："若其人内有久寒者，宜当归四逆加吴茱萸生姜汤。"此两条主症是手足厥寒，脉细欲绝，故其主方用当归四逆汤，若兼有久寒之症者，则用当归四逆汤与吴茱萸生姜汤合并使用，以增温肝散寒之用。余如柴胡桂枝干姜汤，是用于肝胆气郁而兼有中焦阳虚之证；

柴胡桂枝汤，是用于肝胆气郁而兼见太阳表证者，这些皆为《伤寒论》治肝变通活用之法。

临床实践证明，无论任何疾病，仅用一方一法治之者有之，据其病情的变化而加减化裁、变通活用者，则更为多见。因此，抓主症用主方，是《伤寒论》治肝之常法，而随症加减，变通活用，又是《伤寒论》治肝的变法。对于错综复杂的肝病来说，后者更为重要。当然，变通活用，并非单纯头痛医头，唯方唯药，而是在主症主方的基础上，随其病变而化裁，因此，它是《伤寒论》治肝原则性和灵活性的统一运用。

3. 治重解郁，是《伤寒论》治肝的关键

五脏之病，各有其特征，每一脏腑的病变，都反映着不同脏腑的生理病理特点。如肺主气，司呼吸，其病多气；脾主运化，运输水液，其病多湿。故《素问·至真要大论》云："诸寒收引，皆属于肾。诸气膹郁，皆属于肺。诸湿肿满，皆属于脾。……诸痛痒疮，皆属于心。"肝为风木之脏，主疏泄，喜条达而恶抑郁，凡人体气机的升降出入，水液的敷布转输，卫气营血的运行，皆赖肝的疏泄条达之性。若肝之疏泄失常，气机郁阻，则诸病丛生。诚如朱丹溪所云："（肝）气血冲和，万病不生，一有怫郁，百病生焉。故人生诸病，多生于郁。"因此，肝病病机虽杂，总以气郁为重，"郁则气机阻，郁则经气逆，为噫，为胀，为呕吐，为暴怒胁痛，为胸满不食，为飧泄，为寒疝。"纵然肝病既久，气病入络而成血分肝病者，亦可因血不和，气不利，出现肝郁的特征。故曰："凡病之气结、血凝、痰饮、胕肿、臌胀、癫狂、积聚、痞满……皆肝气之不舒畅所致也。"因而，肝病治疗的关键，就在于解郁。诚如李冠山所云："治病能治肝气，则思过半矣。"

《伤寒论》创拟了治肝诸法，解郁一法，冠于诸法之首，寓于众方之中，论中治肝 16 方，36 味药，其中有 11 方配伍疏肝解郁之品，9 味药用疏肝理气的作用，且解郁类药物的使用频率达用药总频率的 9%。可见，解郁一法在肝病证治中占有重要的地位。

《伤寒论》对治肝解郁这一法则的运用，在实践中体现和深化了《黄帝内经》"木郁达之"之旨，对后世医家产生了深远的影响。如《太平惠民和剂局方》之逍遥散，本解郁之法，配用柴胡、煨姜、薄荷等行气疏肝之品，以顺应肝气条达之性。《续名医类案》的一贯煎，在大队滋阴养阴药物中，加川楝子以疏达肝气。就连张锡纯所制镇肝熄风汤，亦不忘顺从肝气疏泄之性，在用重镇降逆诸药的同时，加茵陈、川楝子和生麦芽等疏肝理气之品。导师刘渡舟教授，本治肝解郁之义，通过多年临床实践，在《伤寒论》柴胡剂的基础上，创拟柴胡治肝三方，用治不同类型的肝病，疗效颇佳。据 1986 年 9 月至 1987 年 12 月一年多临床疗效观察，治疗 63 例慢性肝病患者，总有效率达81%。如：

患者吴某，男，43 岁。患"慢性乙型肝炎"4 年，屡治乏效。于 1986 年9 月 10 日来我院就诊。症见右胁胀痛，食少纳呆，精神困顿，形体消瘦，五心烦热，半年来，每至午后低热（体温 37.6℃左右）。舌红少苔，脉弦细不任重按。1986 年 8 月 6 日查肝功：GPT 600U/L，TFT（+++），TTT 9 单位，HBsAg1：256。刘老辨为血分肝病，治以养阴柔肝解郁之法。处方：柴胡、鳖甲、龟甲、牡蛎、生地黄、知母、黄柏、红花、茜草、牡丹皮、白芍、凤尾草。

1986 年 10 月 4 日复诊。服上药 20 余剂，肝区疼痛明显减轻，低热渐退，但入夜后仍感五心烦热，舌红口干，脉弦细。处方：柴胡、鳖甲、牡蛎、龟甲、生地黄、麦冬、玉竹、白芍、牡丹皮、红花、茜草、茵陈、土鳖虫。

上方略行加减，共服 150 余剂，肝区疼痛消失，低热退，精神好转。1987年 3 月 9 日复查肝功：GPT < 40U/L、TFT（－），TTT 正常，HBsAg（－）。后多次复查，上述化验指标均正常。

本例患者，病本肝阴亏损，无论初病久病，在气在血，都有不同程度的郁象，故肝病病情虽杂，证候虽多，临证若能抓住多郁，紧扣其病机而治重解郁，就抓住了肝病病机的特点，就能提高疗效。（《大同医学专科学报》1996 年第 1 期第 36 页）

第四章 临床应用

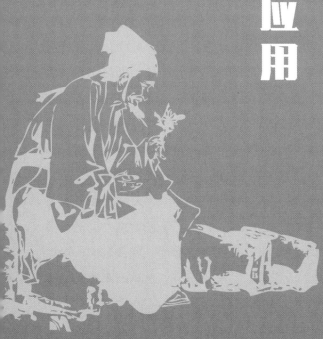

本章共收录论文二十一篇，文中以大量的篇幅，畅谈了作者几十年来临床使用经方的心得体会，并附上部分临证验案（亦收录了发表论文之后的典型案例），以证实经方的应用规律和效用，并进一步揭示如何拓展应用经方的内涵及外延。同时，收录了作者几年来完成的科研论文及几个自拟处方的临床应用，并用科学方法进行数据整理统计、观察评价，体现了作者古方今用、古今接轨、继承创新的精神。

一 柴胡鳖甲汤的临床应用

柴胡鳖甲汤是我的导师，北京中医药大学刘渡舟先生，在小柴胡汤的基础上创拟的一张方子，方中由柴胡、鳖甲、牡蛎、生地黄、牡丹皮、白芍、红花、茜草、土鳖虫、沙参、麦冬等药组成。方中用柴胡疏肝调气解毒，鳖甲、牡蛎软坚散结化瘀，沙参、麦冬、生地黄滋阴、养血、柔肝，茜草、红花、土鳖虫活血化瘀、破结，牡丹皮活血、凉血，白芍养阴柔肝。诸药合用，共奏滋阴、软坚、活血、化瘀之功。常用以治疗慢性肝炎、肝硬化及肝癌等病，出现蛋白倒置、肝脾肿大疼痛，或口咽干燥，五心烦热，低热不退，舌红少苔或边尖有瘀斑、瘀点，脉见弦细无力者。多年来，笔者常用此方治疗早期肝硬化及肝癌患者，效果令人比较满意。

验案一　患者狄某，男，58岁。初诊1999年3月11日。患者自述右胁肋下针刺样疼痛，痛处固定不移，入夜尤甚，伴口干，全身乏力，手足心发热，胃脘不适。在当地某医院诊断为：（1）早期肝硬化。（2）脾大。又在多家医院复查，诊断如前。就诊时化验肝功能：TBIL 18.1μmol/L，白蛋白29g/L，总蛋白61g/L，白／球比例倒置。经他人介绍于我门诊就诊。初诊：肝区刺痛，触之脾大于左肋下约2.5cm，肝脏不大。舌紫黯，边尖有瘀点，脉弦细无力。辨为肝阴亏损、气滞血瘀之证，治以柔肝、散结、化瘀，处方：柴胡4克，鳖甲20克_{先煎}，生牡蛎20克_{先煎}，生白芍20克，生地黄10克，茜草10克，红花10克，土鳖虫6克，牡丹皮10克，丹参20克，炙甘草10克。5剂水煎服。

1999年3月18日二诊。服上药后，肝区疼痛虽有缓解，但是其余症状无进退。余以为该患者病程日久，实难速效，应多服方能奏效，故守上方续服。

本患者连服上药加减50余剂，肝区疼痛消失，全身症状均有改善，触之脾脏回复正常。肝功能化验：TBIL 16 μmol/L；白蛋白49 g/L；总蛋白80 g/L；白／球为1.5：1。后间断服药，以巩固疗效。同时嘱其要注意饮食起居，并定期复查。其后该患者因不慎误食枣核，导致突然食管胃底静脉破裂出血死亡。

按：该患者由于长期气滞血瘀而致瘀血停着，痹阻脉络，故胁下疼痛如刺，入夜尤甚；瘀血停滞，积久不散，则渐成癥块；因病程日久而耗损肝阴，见手足心热；舌紫黯、脉弦均为瘀血内阻之证。故用柴胡鳖甲汤加减，以滋阴软坚，活血化瘀。因柴胡有劫肝阴之嫌，其用量不宜过重。

现代医学认为肝硬化为肝细胞广泛变性坏死、肝小叶纤维支架塌陷；残存肝细胞不沿原支架排列再生，形成不规则再生结节；汇管区和肝包膜有大量纤维结缔组织增生，形成纤维束，包绕再生结节或将残留肝小叶重新分割，改建成假小叶；因上述病理变化而造成肝内血液循环紊乱，形成门脉高压，加重肝细胞的营养障碍，促进肝硬化的进一步发展。动物实验已证实：如果能在肝硬化早期消除病因并及时治疗，不仅可改善肝功能，还有可能使增生的结缔组织消退。柴胡鳖甲汤在临床的运用中对于早期肝硬化病人，恰能起到这种恢复肝功能，消除结缔组织增生的作用。故该患者在及时治疗后诸症好转。只是由于患者误食枣核，划破食管胃底静脉，引发大出血而亡。故肝硬化患者应制怒、节欲、忌酒，避免进食粗糙坚硬带刺的食物，这些极为重要。

验案二　患者田某，女，56岁。于2002年2月3日初诊。因肝癌，胸腹憋闷，胁肋下胀痛，伴后背憋痛不适就诊。该患者数月前因肝区疼痛，于某医院住院治疗，并做核磁共振诊断为肝癌，时已出现胸腹水，因治疗无效又往北京肿瘤医院求治，再次确诊为肝癌中晚期，同时拒绝了患者行手术治疗的要求。患者返回后前来我处就诊。初诊：右胁肋及胸背胀满憋痛，全身消瘦，乏力不支，面色晦暗，语音低弱，四肢浮肿，舌红苔薄白，脉弦细弱。查体：右胁下压痛（＋），腹部叩诊有移动性浊音。处方：柴胡10克，鳖甲20克(先煎)，生白芍15克，枳壳10克，川芎10克，香附10克，生薏苡仁10克，半夏10克，陈皮10克，厚朴10克，半枝莲10克，白花蛇舌草10克，片姜黄10克，郁金10克，炙甘草10克。10剂水煎服。

2002年2月17日二诊。服上药后胸痛减轻，但是右胁下仍有刺痛，且自觉手足心热，自汗盗汗，心悸心慌，大便干硬。处方：柴胡10克，鳖甲20克(先煎)，生白芍20克，煅龙牡各30克(先煎)，生地黄10克，茜草10克，红花10克，土鳖虫6克，生大黄6克(后下)，枳实10克，川楝子10克，延胡索10克，片姜黄10克，郁金10克，半枝莲15克，白花蛇舌草15克，香附10克，炙甘草10克。6剂水煎服。

2002年2月24日三诊。药后右胁下疼痛减轻，盗汗止，手足心热减，手足肿胀减，后背及腰部憋闷抽痛，大便干结，饮食睡眠好转。处方：柴胡10克，鳖甲20克(先煎)，生白芍20克，生牡蛎30克(先煎)，生地黄10克，茜草10克，红花10克，土鳖虫6克，生大黄8克(后下)，枳实10克，川楝子10克，延胡索10克，片姜黄10克，郁金10克，半枝莲20克，白花蛇舌草20克，丹参10克，香附10克，枸杞子10克，生杜仲10克，青皮10克，炙甘草10克。7剂水煎服。

此后，该患者又先后以上方为基础随证加减，共服药60剂，诸症均解。复查核磁共振示：肝内占位性病灶完全吸收，胆囊形态、大小信号正常，脾不大，实质信号均匀，胸腹水已完全吸收。查乙肝五项均为阴性，ALT 23U。其后随访，至今健康。

按：该患者病至肝癌中晚期，正气衰惫，毒邪势微，疾病的关键已不是毒邪，而是正虚（这里指阴虚）和病理产物——瘀血肿块。因此，治疗的重点以扶正和软坚活血为主，正如张仲景所云："观其脉证，知犯何逆，随证治之。"每次就诊时，根据患者病情而随证加减。首诊时患者主要以气滞血瘀证为主，尤以气滞明显，故用药在养阴柔肝的基础上加疏肝理气止痛之品；同时入半夏、陈皮、生薏苡仁以健脾化湿；加半枝莲、白花蛇舌草则取其抗肿瘤之功效；炙甘草调和诸药。复诊时患者阴虚之证凸显，故以柴胡鳖甲汤滋阴软坚、活血化瘀为主；加入川楝子、延胡索、片姜黄、郁金疏肝理气止痛；入生大黄、枳实以行气通便；入半枝莲、白花蛇舌草抗癌。其后不断根据病情而调整用药而屡屡收效，使疾病痊愈。本病案虽为偶然之例，但在治疗过程中无时不体现出中医辨证用药的灵活性。(《基础医学论坛》2005 年第 9 期第 835 页)

柴胡疏肝散的临床应用

柴胡疏肝散，为《景岳全书》之方，是以《伤寒论》之四逆散原方，加川芎、香附、陈皮，并以枳实易枳壳而成。功在疏肝行气，和血止痛。用于胸胁胀痛、寒热往来之证。临证中凡见胸胁胀痛，乳癖，胃脘疼痛，吞咽困难诸疾，均可使用。

验案一　患者，女，40 岁。于 2002 年 10 月出现右胁及背部疼痛、憋胀不适，经当地医院 B 超检查示：胆结石，结石直径 0.4cm，胆囊积液，肝外胆管轻度扩张。曾服西药一月，效不佳，建议其手术治疗。患者因不愿意手术，求治于中医。

2002 年 11 月 26 日初诊。自述生气后出现右胁及背部疼痛憋胀，饮食欠佳，精神差，二便常，舌质淡白，脉弦涩。辨为肝郁气滞之证，处方：柴胡 10 克，生白芍 20 克，枳实 10 克，炙甘草 10 克，川芎 10 克，香附 10 克，川楝子 10 克，延胡索 10 克，郁金 10 克，片姜黄 10 克，三棱 8 克，莪术 12 克，牡丹皮 20 克，丹参 20 克，金钱草 20 克。

2002 年 12 月 2 日三诊。服上药 6 剂，初诊症状均有所减轻，故守方继服 8 剂。

2002年12月10日四诊。服上药后，诸症皆除，续服6剂以巩固疗效。

2002年12月26日五诊。在当地医院腹部B超示："胆结石，胆囊积液消除"，其病告愈。

按： 胆结石，属中医学"胁痛"范畴，其主要表现为胁肋及背部胀痛，多为肝郁气滞血瘀之证，故用柴胡疏肝散加味。方中柴胡疏肝解郁；生白芍柔肝止痛；枳实、川芎、香附行气疏肝，和血止痛；炙甘草配生白芍，酸甘化阴，缓急止痛。方中加川楝子、延胡索、片姜黄、郁金四味药，以增强疏肝止痛之功。川楝子、延胡索，片姜黄、郁金四味药应随证灵活应用，如胁痛伴胸背胀痛者，四味药合用；仅有胁痛者，只用川楝子、延胡索。三棱、莪术、牡丹皮、丹参以活血化瘀；金钱草是治疗胆囊炎、胆结石的专药，该药与柴胡、枳实、丹参、郁金同用，有疏肝利胆、排石止痛之功。

验案二 患者，女，43岁，2000年12月12日初诊。半年前在大同市第三人民医院行乳腺红外线检查示：左侧乳腺增生。症见乳房胀痛，有时呈针刺样疼，每于行经前及生气后加重，时有胸闷胁痛，纳呆，二便如常。近日因生气而致乳房胀痛加重，舌质淡红，苔白，脉细弦。辨为肝气不疏、血瘀痰滞之证，处方：柴胡10克，生白芍10克，枳实10克，炙甘草10克，川芎10克，香附10克，瓜蒌20克，露蜂房4克，丝瓜络10克，橘叶10克，牡丹皮10克，川楝子10克，延胡索10克，王不留行10克，穿山甲10克_{研末冲服}，薄荷10克_{后下}。

2000年12月19日二诊。服上药5剂后，乳房胀痛明显减轻，胸胁胀痛止，仍纳呆，舌淡苔白，脉细弦。又处柴胡10克，生白芍20克，枳实10克，炙甘草10克，川芎10克，香附10克，橘叶10克，露蜂房3克，王不留行10克，生牡蛎30克_{先煎}，丝瓜络10克，路路通10克。

2000年12月26日三诊。服上药5剂，乳房胀痛消失，肿块变小，纳可。嘱其服上方6剂以善其后。其后，患者电话告知，乳房胀痛止，局部B超检查。肿块消失。

按：乳腺增生，属中医学之"乳癖"范畴，为青年女性常见病、多发病。其特征为症状常与情绪及月经周期密切相关，多于生气后或月经前乳房、胁肋胀痛加重。究其原因，经前冲任气血充盛，生气后肝气郁结更甚，二者均会加重病情。又乳房属肝，所以本病多从肝论治。经曰：气为血之帅，气行则血行，气滞则血瘀。该患者平素情志抑郁，肝郁气滞，日久则横逆而克伐脾土，致脾虚不运，痰湿内生。气滞、血瘀、痰浊，交阻于乳房而成肿块。故以疏肝理气解郁为主，佐以活血化瘀、健脾化痰除湿而取效。

验案三　患者，女，62 岁，初诊 2002 年 10 月 31 日。患者于近日出现进食时食物梗塞难咽，伴胸胁部、胃脘部憋胀疼痛，呃逆、纳差，且嗳气后胸胁、胃脘憋胀减轻。医院行胃镜检查示：（1）重度食道炎；（2）隆起糜烂性胃炎。查肝功正常。舌淡苔白，脉细弦。处方：柴胡 10 克，生白芍 10 克，枳实 10 克，炙甘草 10 克，川芎 10 克，香附 10 克，川楝子 10 克，延胡索 10 克，片姜黄 10 克，郁金 10 克，香橼 10 克，佛手 10 克，厚朴 20 克，木香 10 克后下，九香虫 10 克。6 剂水煎服。

2002 年 10 月 7 日二诊。服上药 6 剂，吞咽梗塞感消失，纳呆不食，仍少有胃胀。又处方：柴胡 10 克，黄芪 10 克，半夏 10 克，生姜 3 片，党参 10 克，炙甘草 10 克，苍术 10 克，厚朴 10 克，陈皮 10 克，川楝子 10 克，延胡索 10 克，香附 10 克，木香 10 克后下，片姜黄 10 克，郁金 10 克，香橼 10 克，佛手 10 克，九香虫 10 克。6 剂水煎服。

2002 年 10 月 31 日三诊。上药 6 剂服毕，余症尽除，其病告愈。

按：食道炎，属中医学"噎嗝"范畴。经曰："六腑者，传化物而不藏，故实而不能满也。"六腑以通为用，脾升而胃降，此乃生理之常。本例患者由于肝郁气结上逆犯胃，致使胃气不降，肝胃气逆而见梗噎诸症。又肝经循于两胁，肝郁气滞，经脉不利，则胁肋胀痛。据此辨为肝气犯胃之证，初诊时以肝郁气滞明显，故用柴胡疏肝散，加诸行气止痛之品以疏肝理气、开郁止痛而收效。二诊中患者肝郁诸症减轻，而以胃脘憋胀为主，故易方以柴平煎，加理气止痛之品疏肝和胃而见效。

验案四 患者，男，63岁，于2003年12月4日就诊。患者症见呃逆不止，食道疼痛，伴后背憋胀不适，舌淡苔白腻，脉细弦。诊为肝胃气逆之证，处方：柴胡10克，生白芍10克，枳壳10克，炙甘草10克，香附10克，川芎10克，牡丹皮10克，栀子10克，黄芩10克，生姜3片，川楝子10克，延胡索10克，片姜黄10克，郁金10克，旋覆花_包10克，代赭石_包10克。服上药6剂后痊愈。

按：《景岳全书》曰："致呃之由，总由气逆，气逆于下，则直冲于上，无气则无呃，无阳亦无呃，此病呃之源所以必由气也。"该患者呃逆连连，乃因肝气不疏，横逆夹胃气上冲而致，背部憋胀，则是肝郁气滞所致，故用柴胡疏肝散加川楝子、延胡索、片姜黄、郁金，以疏肝理气，行气解郁。经曰："诸逆上冲，皆属于火。"方中加入牡丹皮、栀子、黄芩以清热降逆，入旋覆花、代赭石、生姜以降逆止呕。诸药共奏疏肝解郁、和胃降逆之功。

验案五 安某，女，28岁，2019年3月30日初诊。患者产后第二天下乳，泌乳量可满足新生儿需求，第八天因生气后，泌乳量突然减少致全无，刻诊：乳房及两胁憋胀疼痛，舌质紫黯苔白，脉弦涩。辨为肝气不疏证，治宜疏肝理气，活血下乳，以柴胡疏肝散加减，处方：柴胡10克，生白芍10克，川芎10克，枳壳10克，陈皮10克，香附10克，王不留行10克，穿山甲10克_冲，丝瓜络10克，路路通10克，橘叶10克。6剂水煎服。

2019年4月7日二诊。自述服上药5剂后，乳通量增，可满足新生儿哺乳。之后又以逍遥散加减，6剂善后而愈。

按：《傅青主女科》有云："乳汁之化，原属阳明。然阳明属土，壮妇产后，虽云亡血，而阳明之气实未尽衰，必得肝木之气以相通，始能化成乳汁，未可全责之阳明也。"中医认为，乳汁生成有赖于脾胃化生的水谷精微，然肝主疏泄，性喜条达，情志不遂，肝经经气不利，不能调畅乳汁正常排泄。又肝经上行贯膈，布胁肋，乳汁不通，气血壅阻于胁，故两胁憋胀疼痛。《素问·六元正纪大论》云"木郁达之"，本证先以柴胡疏肝散为主方，以疏肝解郁，另入王不留行、穿山甲、路路通、橘叶，以活血通络下乳。之后又以逍遥散，健脾疏肝，终使肝气得疏，脾气得健，乳络得通，气血得生，则乳汁自下。(《基础医学论坛》2005 年第 1 期第 68 页)

三 小柴胡汤的临床应用

　　小柴胡汤，乃张仲景《伤寒论》之名方，是由柴胡、黄芩、半夏、生姜、人参、炙甘草、大枣等七味药组成。方中以柴胡、黄芩之苦寒，清解少阳经腑之邪热；半夏配生姜之辛温，和胃降逆；人参、炙甘草、大枣之甘温，一则扶正以驱邪，再则顾护脾胃，杜邪以防内传，有未病先防之意。全方共奏辛开、苦降、甘调之用，功在和解少阳，以治半表半里之证。临床凡见少阳证之往来寒热，胸胁苦满，嘿嘿不欲饮食，心烦喜呕，口苦，咽干，目眩，以及病属疟疾、黄疸、肝胆脾胃等疾病，均可选用，故其应用范围极广。

　　验案一 患者张某，女，69 岁，山西怀仁人。1998 年 3 月 21 日初诊。两月前患感冒，自服"克感敏"等药，不了了之。其后每日午后至夜间，发热恶寒交作，并伴呃逆，口苦，咽干，全身倦怠，两胁胀痛不适。查体温波动在 37℃ ～38℃。曾在当地医院做血、尿常规，肥达氏，外斐氏，抗 O 试验，结核菌素试验，均为阴性，化验血沉略快，并进行全身 CT 及核磁共振检查，亦未发现异常。曾考虑早期肿瘤，查甲胎蛋白亦无异常，亦未查出原发病灶，故诊断为：发热原因待查。给以诊断性治疗，静脉滴注链霉素、氨苄青霉素，并配以清开灵、穿琥宁等清热解毒药治疗三周无效，遂求治于中医。刻诊：发热恶寒交作两月余，现神疲乏力，少气懒言，口苦、口干，呃逆胸满，两胁胀痛，心烦，眠差，纳呆，手足心发热，舌红苔薄黄，脉弦细。查体：两胁肋处有压痛。诊为邪陷少阳、枢机不利之证。处方：柴胡 12 克，黄芩 10 克，半夏 10 克，生姜 3 克，党参 6 克，炙甘草 6 克，生白芍 20 克，黄精 10 克，炒薏苡仁 10 克。6 剂水煎饭后服，并嘱患者少食油腻之物。

1998 年 3 月 30 日二诊。服上药 4 剂后，即热退神清，精神转佳，胁痛、呃逆减轻。6 剂尽后，诸症悉除，但停药数日，稍有反复。遂守方，又服 10 余剂而痊愈。

一年后患者寒热往来复发，同时右胁剧痛，复查核磁共振示：原发性肝癌，已见腹腔内转移。因患者年高体弱，拒绝放疗化疗，要求续服中药治疗。仍以上方续服，热发用药，热停停药，以维持数月而终。

按：小柴胡汤可以广泛应用于多种疾病引起的发热。如感冒、疟疾、流行性腮腺炎、急性病毒性肝炎，以及产后发热等，均有一定疗效。本例患者属癌性发热，根据脉证辨为伤寒少阳枢机不利之证，治用小柴胡汤和解少阳，解半表半里之邪。方中加入生白芍合甘草以柔肝缓急止痛。又症见神疲懒言，纳差，实为少阳胆病及肝，肝郁乘脾而致，故方入黄精、炒薏苡仁以健脾安土。

验案二 邻里刘某之子，男，11 岁。不慎感冒风寒，发烧数日不退（自测体温 39.4℃ ～40℃）且伴鼻塞流清涕，咽喉疼痛，西医诊为：急性上呼吸道感染合并扁桃体炎，口服克感敏、中药银翘解毒丸，肌注青霉素、安痛定等药，其效不显。每日上午体温稍退（37.2℃ ～38℃），但到下午则体温渐次升高到 39℃ 左右，如此反复数日而不愈。邀余诊治，望其舌淡苔薄白，切其脉弦而有力，遂问："有无恶寒？"其母代述："患儿从昨日始，有乍冷乍热之状，且常欲索水饮之。"余思之，《伤寒论》第 101 条云："伤寒中风，有柴胡证，但见一证便是，不必悉具。"今见乍冷乍热，脉弦，口干欲饮，正乃少阳、阳明之主症也，故处：柴胡 12 克，黄芩 10 克，半夏 10 克，生姜 10 克，党参 6 克，炙甘草 6 克，大枣 5 枚，生石膏 30 克。并嘱其去滓重煎，每剂药二煎三服。早、午、晚饭后各一次。

循此服 1 剂知，3 剂尽，热退身凉，咽痛诸症亦除，其病告愈。

按：抓主症，用主方，是临床应用经方的一个基本原则。所谓主症，就是能够反映每一方证的病机特点，占有主导地位的症状。在对该患者辨证过程中，抓住了乍冷乍热，脉弦，口干欲饮少阳、阳明之主症而对证用药，故能拈手而愈。

验案三　患者，女，40岁。患者于20天前晚间突然全身发冷颤抖，虽重复衣被亦不得解。发冷后则又发热，自测体温40.1℃～40.2℃，发热时自觉两眼冒火，全身干燥，瓢饮凉水数升而不解，时伴剧烈干咳。发热后须臾，又始发冷，寒热交作，直至翌日凌晨，诸症有所缓解，如此反复发作20余日。当地曾以感冒论治，服感冒通，静滴青霉素等药无果。故于1990年3月20日来我院就诊，以"肺炎"收住入院治疗。化验血常规示：白细胞10800/mm，其中中性粒细胞75%，淋巴细胞23%，嗜酸性粒细胞2%。胸部X线片示：右中肺炎症。医院以抗菌消炎治疗。静滴青霉素、氟美松等药，其发热仍未能控制。于3月23日就诊中医。自述昨晚发冷后又发高热至40.3℃，且咳嗽剧烈，发热时口渴甚，舌淡红苔白腻，脉弦细数。辨为少阳阳明合病，处方：柴胡16克，黄芩10克，半夏10克，生姜10克，党参6克，炙甘草6克，生石膏60克，知母10克，粳米10克，苍术10克，蝉蜕10克，僵蚕10克。

1990年3月25日，患者自述服上药两剂，当天夜间，体温升高至37℃，第二天夜间未再发热，查体温36.1℃，且咳嗽诸症顿减。唯纳呆，前额头痛，舌红苔厚，脉见弦缓。此为热病后胃之气津两伤证，故拟竹叶石膏汤加减，两剂水煎服。

1990年3月28日，服上药期间，又始发热，体温升高至38℃，此乃余热未尽、死灰复燃之故，复处：柴胡16克，黄芩10克，半夏10克，生姜3片，党参6克，炙甘草6克，生石膏60克，知母10克，粳米10克，竹叶10克，蝉蜕10克，僵蚕10克。服药6剂后，再未发热，余症亦除，痊愈而出院。

按：该患者所见之主症是寒热往来，身热，口大渴，故诊为少阳阳明合病。初诊时其脉见"弦细数"并非"滑数而大"，则是其阳明不足，土受木克之象，故其病变重心在少阳，病邪未能完全归于阳明。因其未及阳明之腑，故断不可轻易取大柴胡汤，遂仿小柴胡汤加减之法，以小柴胡汤合白虎汤加味治之。方入蝉蜕、僵蚕以疏散肝经之郁热，取"火郁发之"之意。患者症见"舌苔白腻"故加苍术健脾祛湿，以实土以防木克。全方两解二阳，使邪去正安，故收速效。

验案四 患者，女，28岁。2002年9月24日初诊。患者素性抑郁易怒，近日又因饮食不慎出现胃脘不适症状。就诊时自述胸胁及胃脘胀满疼痛，恶寒喜温，时时反酸、呃逆，纳差，神疲，舌淡苔薄白，脉弦缓。诊之为少阳肝胆气郁、肝气犯胃之证，处方：柴胡10克，黄芩10克，半夏10克，生姜10克，小红参10克另煎，炙甘草10克，百合10克，乌药10克，吴茱萸10克，黄连6克，海螵蛸15克，厚朴10克，陈皮10克，香橼10克，佛手10克，6剂水煎服。

2002年10月1日二诊。服上药6剂，患者胃胀消失，恶寒、反酸、呃逆明显减轻，大便略干。又处柴胡10克，黄芩10克，半夏10克，生姜10克，小红参10克另煎，炙甘草10克，百合10克，乌药10克，吴茱萸10克，黄连6克，海螵蛸15克，厚朴10克，陈皮10克，香橼10克，佛手10克，麻子仁10克。服6剂后，诸症消失而痊愈。

按：《伤寒论》曰："伤寒中风，有柴胡证，但见一证便是，不必悉具。"因少阳主枢，不但为表里之枢，而且又为阴阳之枢，故在病理上既可外及于阳，又可内及于阴，涉及脏腑较多，表现症状较为复杂，临证必须抓住主症而进行分析，所谓"抓住主症而用主方"。本病案尽管病症繁多，但是在繁多的病症中，见到了胸胁满痛之少阳主症，故处以小柴胡汤加减。又因患者胃脘部恶寒喜温，加百合乌药以温胃散寒。因肝气横逆犯胃而见反酸，故以左金丸抑木之性而止酸，海螵蛸以增强制酸之力。用厚朴、陈皮、香橼、佛手以加强理气消胀之功。

案五 冯某，女，50 岁，2012 年 6 月 21 日初诊。患者自述两胁胀痛，引及后背部憋闷，伴呃逆，口苦，胃脘疼痛，脉细弦。患者苦疾日久，曾至医院做相关检查，确诊为：胆结石（泥沙型），慢性非萎缩性胃炎，连续服药输液半月余，疼痛不得缓解，遂就诊于中医。中医辨为肝气不疏、肝胃不和之证，治宜疏肝利胆，和胃止痛。处方：小柴胡汤合平胃散：柴胡 10 克，黄芩 10 克，半夏 10 克，党参 10 克，炙甘草 10 克，川楝子 10 克，延胡索 10 克，片姜黄 10 克，郁金 10 克，陈皮 10 克，厚朴 10 克，苍术 10 克，金钱草 20 克，枳实 10 克，生白芍 20 克，制乳没各10 克另包，木香 10 克后下，生姜 10 克。6 剂水煎服。

2012 年 6 月 28 日二诊。患者自述药后两胁及胃痛大为减轻，但于昨日出现胆囊处疼痛，查其舌红苔厚腻，脉弦。仍守上方不变，加焦三仙各10 克，继服 6 剂，以巩固疗效。

2012 年 7 月 5 日三诊。患者自述，药后两胁已不疼痛，遂于昨日至医院检查，结果显示胆结石已全部排出。现只觉胃脘及腹部稍有疼痛，舌苔薄白，脉弦细。因其平素胃脘不适，喜温恶凉，当以桂枝加芍药汤和里缓急止痛。处方：桂枝 10 克，生白芍 20 克，炙甘草 10 克，大枣 5 枚，生姜 10 克，焦三仙各10 克，柴胡 10 克，党参 10 克，半夏 10 克，陈皮 10 克，九香虫 10 克，制乳没各10 克另包。6 剂水煎服。后经随访，三诊服药后，诸症悉除，即告痊愈。

按：本患者虽无往来寒热，但有胁痛、口苦、呃逆等症，遂拟小柴胡汤为主方，以利少阳枢机而治其本，加止痛利胆排石药，以治其标。三诊则以桂枝加芍药汤除其腹痛，清代王子接《绛雪园古方选注》中谓："桂枝加芍药汤，此用阴和阳法也。其妙即以太阳之方，求治太阴之病，腹满时痛，阴道虚也。将芍药一味，倍加三两，佐以甘草，酸甘相辅，恰合太阴之主药。且倍加芍药，又能监桂枝深入阴分，升举其阳，辟太阳陷入太阴之邪，复有姜枣为之调和，则太阳之阳邪，不留滞于太阴矣。"临证抓主症，用主方，所以三诊即收全功。

验案六　高某，女，54 岁，1987 年仲春就诊。患者腹胀腹痛一年余，虽经中西药治疗，终未痊愈。其后因病情渐次加重，在本地医院检查，诊断为：结核性腹膜炎，用青霉素、链霉素、雷米封等药治疗，其效不佳。半月前做 B 超检查，提示已有腹水形成，故又加服双氢克尿噻，经治月余，腹胀未减，腹水未消。故求治于中医。刻诊，腹部及胸胁胀痛，查腹部膨隆，叩之有移动性浊音，全身倦怠乏力，形体消瘦，面色萎黄，小便短少。舌淡苔厚腻，脉沉弦有力，辨为气滞湿阻证，治以疏肝理气，利水消满。处以小柴胡汤合小陷胸汤即柴陷汤加减：柴胡 10 克，黄芩 10 克，党参 6 克，炙甘草 6 克，半夏 12 克，瓜蒌 60 克，黄连 6 克，生姜 10 克。6 剂水煎服。

一周后复诊，患者自述，服药当天夜间，小便量大增，连服 6 剂，腹部及两胁胀痛顿减，诸症明显好转，又处上方，连服 10 余剂，复查 B 超提示：腹水全部消失。后又以此方调治 40 余剂而病愈。

按：本案属中医鼓胀范畴。鼓胀的病位主要在于肝脾，日久及肾。其病因为气滞血瘀，水湿内停。病性为本虚标实。本患者腹部及胸胁胀痛，脉沉弦有力，乃肝气郁滞之象。木郁则横逆犯脾，脾主运化，脾病则运化失司，水湿内停，而成鼓胀。治以疏肝理气，行水消满，处柴陷汤，使上焦得通，津液得下，小便通利，腹水自消而病愈。其后余临证每用此方，确有利尿消肿之功。

验案七　患者，女，51 岁。初诊 2002 年 9 月 5 日。患者因生气而出现胃脘及两胁疼痛，每每饭后胀痛加重，同时伴有呃逆，大便干结（2 至 3 日行 1 次），舌淡苔白，脉细弦，无反酸、胃冷等症。当地医院胃镜示：慢性浅表性胃炎。根据脉证辨为气郁伤肝、肝气犯胃之证。处方：柴胡 10 克，黄芩 10 克，半夏 10 克，生姜 3 片，党参 10 克，炙甘草 10 克，陈皮 10 克，苍术 10 克，厚朴 10 克，枳实 10 克，香附 10 克，九香虫 10 克，延胡索 10 克，木香 10 克_{后下}，麻子仁 30 克，大枣 5 枚。6 剂水煎服。

2002 年 9 月 12 日，服上药 6 剂，胃脘及两胁疼痛明显减轻，但饭后胃脘仍有憋胀感，大便日行一次。又处方：柴胡 10 克，黄芩 10 克，半夏 10 克，生姜 3 片，党参 10 克，炙甘草 10 克，陈皮 10 克，苍术 10 克，厚朴 20 克，枳实 10 克，香附 10 克，九香虫 10 克，延胡索 10 克，木香 10 克_{后下}，香橼 10 克，佛手 10 克。再服 6 剂后痊愈。

按：本患者用柴平煎疏肝和胃降气，方入香附、九香虫、延胡索、木香加强理气止痛；麻子仁润肠通便降气。二诊时由于脘腹憋胀不适，故加大厚朴用量，并入香橼、佛手增强行气消胀之力。余临证常用小柴胡汤合平胃散及小柴胡汤合百合乌药汤，随证加减治疗胃脘疾病（如慢性浅表性胃炎、胆汁反流性胃炎、糜烂性胃炎等）。胃脘病以胃脘及两胁疼痛明显者，用小柴胡汤合平胃散；如有寒冷而不明显者，则用小柴胡汤合百合乌药汤；寒冷比较明显者，则用百合乌药汤加减治之。

验案八 患者，女，21 岁，未婚。于 1997 年 12 月 6 日就诊。该患者素体健康，三月前因劳作后汗出受风，入夜即周身疼痛，畏寒发热，时下患者月经正行而骤止。当即自服感冒药并覆被取汗，得汗后身痛虽止，热势不退，查体温 38℃。次日经当地医院诊为感冒，给予肌注病毒唑、安痛定，并续服解热镇痛之感冒药后，体温降至正常。一周后患者每于午后出现发热恶寒，入夜尤甚，自查体温 37.4℃，伴心烦易怒，夜梦惊恐，头晕身倦，时见入暮谵语。曾在当地医院诊为：神经官能症，予谷维素、刺五加片等药无效。之后又多方求治无果，遂来就诊中医。刻诊，正值经前一周，症见两胁胀痛，心烦，口苦口干，神情淡漠，纳呆，时恶心欲吐，舌红苔薄黄，脉弦细而数。辨为热入血室证，处方：柴胡 12 克，黄芩 10 克，半夏 10 克，生姜 3 片，炙甘草 6 克，栀子 10 克，川芎 10 克，赤芍 10 克，生地黄 10 克，生龙骨 20 克_{先煎}。

1997 年 12 月 13 日二诊。服上药 5 剂后，月经按期而至，量较前增加，色黑，伴少量血块，发热恶寒止，胁痛消，睡眠安，自觉精神转佳。唯略感乏力，咽干，食欲不振，苔薄白少津，脉略沉。此乃气阴两虚、脾失健运所致。遂处上方，继服 5 剂后，另处益气养阴健脾之方以善后。治疗半月余，即告痊愈。

按：《伤寒论》曰："妇人中风七八日，续得寒热发作有时。经水适断者，此为热入血室，其血必结，故使如疟状，发作有时，小柴胡汤主之。"又曰："妇人伤寒，发热，经水适来，昼日明了，暮则谵语，如见鬼状者，此为热入血室。无犯胃气及上二焦，必自愈。"该患者正逢经期而中风，邪热乘虚而入于血室，与血相结，而成热入血室证。故处小柴胡汤和解少阳之郁热，因见其口干，心烦，舌红苔黄，脉数，实为外邪入里化热之象，故入栀子、赤芍、川芎以清热除烦、凉血祛瘀；加龙骨、生地黄养心安神。使无形之邪热得和而解，有形之瘀血由下而出。本例患者初诊时未用甘温之参枣，以防闭门留寇。5剂尽后，邪已去而正亦衰，症见咽干、乏力、纳差，故予益气养阴以善其后。

验案九　患者，男，58岁。于1999年3月9日就诊。刻下症见：患者自觉心下有一痞块，胀满不适，伴口苦口干，胸胁满闷，大便秘结，舌红苔白腻，脉弦。查体：未触及肝脏。经当地医院诊为：扩张性心肌病。辨证为肝郁气滞证，处方：柴胡10克，黄芩10克，半夏10克，生姜3片，党参10克，炙甘草10克，陈皮10克，苍术10克，厚朴10克，枳实10克，香附10克，麻子仁20克，大枣7枚。6剂水煎服。

1999年3月16日二诊。服上药6剂后，诸症减轻，大便转为正常。故守方再服药20余剂，患者心下硬块消失，其余症状悉除。

验案十　赵某，男，45岁，2003年1月18日初诊。患者于2003年1月4日，因胃出血入住本市某医院，1月14日CT示：胰头占位性病变，考虑胰头Ca；肝内胆管结石；肝右叶外侧低密度阴影，不除外转移。发病以来，纳呆不食，食后脘腹痞满，睡眠不佳，每晚仅睡眠三至四个小时。刻诊：面色黧黑，形体消瘦，精神委顿，两胁及胃脘部胀痛，且心下时时有气上顶，呃逆频作，腹中窜痛，二便调和。舌淡苔白，脉弦细。辨为肝郁脾虚、肝脾不和之证，治当扶土抑木，消积散结，处以柴平煎加味：柴胡 10 克，黄芩 10 克，半夏 10 克，生姜 10 克，党参 10 克，炙甘草 10 克，苍术 10 克，陈皮 10 克，厚朴花 10 克，白花蛇舌草 20 克，山慈菇 10 克，半枝莲 20 克，生牡蛎 20 克_{先煎}，鳖甲 20 克_{先煎}，川楝子 10 克，延胡索 10 克。6 剂水煎服。

2003 年 2 月 11 日二诊。药后不应，仍感胃脘胀，呃逆，腹部窜痛，舌脉同前。四诊合参，仍辨为肝经郁滞、脾虚胃逆之证，治疗仍崇原旨，加强疏肝理气之力。处方：柴胡 10 克，黄芩 10 克，半夏 10 克，生姜 10 克，党参 10 克，炙甘草 10 克，川楝子 10 克，延胡索 10 克，片姜黄 10 克，郁金 10 克，枳实 10 克，木香 10 克_{后下}，生牡蛎 20 克_{先煎}，鳖甲 20 克_{先煎}，山慈菇 10 克，半枝莲 20 克，白花蛇舌草 20 克。6 剂水煎服。

2003 年 2 月 20 日三诊。服上药后小便量增多，脘胁胀痛消失，睡眠好转，每日可睡眠五至六个小时，精神、饮食均明显改善。于上方去川楝子、延胡索、片姜黄、郁金，加苍白术_各10 克，陈皮 10 克，继进 6 剂。

2003 年 2 月 27 日四诊。服上药后，患者精神、饮食俱佳，诸症尽失。又做腹部 CT 检查，除见胆囊结石之外，其余均为正常。又以香砂六君子汤调理数剂而愈。一年后又领他人就诊时，询问其病情一直稳定。

按：患者肝脏、胰脏俱病，腹中疼痛，形体消瘦，食欲不振，舌淡苔白，此乃脾虚不运之症。然腹痛部位不定，时时窜作，脘憋有气上顶，胁肋胀痛，呃逆有声，则为肝经郁滞、气机不畅之象。故辨证从肝脾着手，治以扶土抑木为主，辅以消癥散结。一诊之后，其效甚微，详察病机，病虽属虚，然虚中夹实，似以气郁为重，故而去苍术、陈皮、厚朴，暂缓燥湿健脾，另加木香、枳实、生姜黄、郁金增强行气解郁之力。故于第三诊时，脘胁胀痛消失，诸症俱减。此时，再加补脾燥湿之品，以图养护后天，扶助正气，标本兼治。

验案十一　刘某，男，15 岁，2007 年 11 月 28 日初诊。患者呕吐三日。一周前感冒，经西药治疗后，不了了者。于三天前，患者复见恶心呕吐，且每于餐后三十分钟后呕吐不止。现患者形体消瘦，大便正常，每日一行。局部触诊胃脘部及肝区有明显压痛，舌质红，脉弦。辨为肝气犯胃证，治以疏肝和胃，降逆止呕，处以小柴胡汤合旋覆代赭汤加减：柴胡10克，黄芩10克，姜半夏10克，生姜10克，太子参6克，炙甘草6克，连翘10克，竹茹10克，旋覆花15克_{包煎}，代赭石15克_{先煎}，陈皮10克，焦三仙_各10克。6剂水煎服，每日1剂水煎，早晚饭后服。

2017年12月9日二诊。药后诸症减轻，唯烦躁、寐差。遵前方去太子参，加党参10克，栀子10克，大枣5枚。6剂而瘥。

按：《素问·阴阳离合论》说："太阳为开，阳明为阖，少阳为枢。"吴昆解释说："太阳在表，敷畅阳气，谓之开，阳明在里，受纳阳气，谓之阖，少阳在于表里之间，转输阳气，犹枢轴焉，故谓之枢。"此病为太阳病传入少阳，少阳受邪，枢机不利，胃失和降则呕，故治以疏肝和胃，降逆止呕。方中柴芩合用疏肝利胆，调达气机，使枢机得利；半夏配生姜，又名小半夏汤，为呕家圣药，同时其辛散之性有助于疏通少阳郁滞；太子参、甘草相配扶土益气；代赭石入肝经，可镇肝降逆，配旋覆花之疏利，使肝气条达而下行为顺，此时需注意代赭石剂量宜小不宜大，以免质重直走下焦，而影响疗效。诸药相伍，相辅相成，而成辛开、苦降、甘调之法，用之使上焦得开，津液得下，胃气因和。

验案十二 1991年春，曾治一妇，年近不惑。自述咽中有异物感近三月余。西医诊断为：咽神经官能症，屡经中西药治疗而不知。开始以"梅核气"而投服半夏厚朴汤、麦门冬汤及会厌逐瘀汤而无效。详询其病情，患者每在生气后，病情加重，除自觉咽喉堵塞外，常感两胁苦满心烦急躁，且周身窜痛，在其痛处以手拍打，遂即嗝声连连，不能自控。余恍然大悟，此乃吾师刘公所云之肝气窜矣，故处柴胡桂枝汤原方。服3剂咽憋及周身疼痛明显减轻，又服6剂，诸症尽除而愈。

按： 柴胡桂枝汤，即小柴胡汤与桂枝汤合方而成。在《伤寒论》中，用治太阳表邪不解，兼见微呕、心下支结等少阳之半表半里证。但是，柴胡桂枝汤，既能调和营卫，调和气血，又能和解表里，疏泄肝胆。于临床不论外感或内伤，均可使用。本案患者生气后，咽中有异物感加重，且伴两胁苦满、心烦急躁等症，实乃肝失疏泄、气机不畅所致。肝喜条达而恶抑郁，气机不畅，"不通则痛"（《素问·举痛论》），故见周身窜痛。同时，肝气横逆不解，故以手拍打窜痛之处，而见嗝声连连不止。治应疏肝理气，用柴胡桂枝汤疏解在表之肝气而取效。

验案十三 马某，女，28岁，2002年9月5日初诊。患者耳鸣两月余。两个月前，因过度饮酒后出现耳鸣，在当地医院诊断为：神经性耳鸣，服西药及中成药等无效，遂就诊于中医。经询问患者，近来耳鸣日渐加重，两耳不时如有风吹样飒飒作响，入夜后尤甚，严重影响睡眠，同时伴有心烦易怒、口苦目眩等症，舌尖红边有瘀点，脉沉弦。辨为少阳肝胆气郁化火之证，治以行气解郁泻火。方用小柴胡汤加减：柴胡10克，黄芩10克，半夏10克，生姜10克，党参10克，炙甘草10克，磁石20克_{先煎}，桑枝10克，生龙牡各20克_{先煎}，石菖蒲10克，郁金10克，栀子10克，菊花10克。6剂水煎服。

2002年9月11日二诊。患者欣然来告，服上药1剂后，自觉两耳中"啪啪"作响，耳鸣稍减，又服2剂，耳鸣明显减轻，唯睡眠时好时坏，舌脉如前。于上方加减：柴胡10克，黄芩10克，半夏10克，生姜10克，党参10克，炙甘草10克，磁石20克_{先煎}，桑枝10克，生龙牡各20克_{先煎}，石菖蒲10克，郁金10克，栀子10克，怀牛膝10克，合欢皮10克，炒枣仁20克。6剂水煎服。

2002年9月18日三诊。服上药后，耳鸣完全消失，睡眠好转，心烦易怒、口苦、眩晕等症亦失，舌淡红，苔薄白，脉略弦。其病告愈。

按： 耳鸣一症，当分虚实。实证多责之于肝胆，虚证常关乎脾肾，因少阳经脉循于耳，肝胆火盛，经气闭阻，郁热上壅，则见耳鸣。肾气通于耳，肾气不足，脑海不足，则见耳鸣。脾气主升，脾虚清阳不升，浊气上蒙，则见耳鸣。该患者症见心烦易怒、口苦目眩、舌尖红、脉沉弦等肝胆郁热之证，故治以疏肝解郁、泻火通窍为主。用小柴胡汤加减，方中以小柴胡汤疏肝解郁，加栀子、菊花，清热泻火；加生龙牡、磁石平冲降逆；石菖蒲、郁金解郁通窍。

验案十四 李某，女，41岁，2000年4月12日初诊。诉头痛两年。每次月经前二至三天疼痛加重，疼痛时，常以两手抱头痛哭，曾用散风止痛之药治疗而罔效。刻诊，正值行经前，头痛始作，伴心中烦躁，胸胁满闷，情绪易于激动，望其舌质红苔薄白，脉弦有力。辨为肝胆气郁之证，治以疏肝理气止痛。拟小柴胡汤加减：柴胡12克，黄芩10克，半夏12克，生姜10克，党参6克，炙甘草6克，大枣7枚，牡丹皮10克，川芎10克。3剂水煎服。

2000年4月16日二诊。服上药3剂，自觉心胸豁然开朗，心烦胸闷之症顿解，继服前方。共服15剂，又值月事来潮，行经前未发头痛，后又以此方加减调治20余剂，其病告愈。

按： 刘完素在《素问病机气宜保命集·妇人胎产论》中指出："妇人童幼天癸未行之间，皆属少阴；天癸既行，皆从厥阴论之；天癸已绝，乃属太阴也。"提出了治疗行经头痛，少女重肾、中年重肝、老年重脾的观点。该患者时值中年，素性易于激动，胸胁满痛，脉弦，均为肝胆气郁之证。又"肝司血海"，女性时值经行之前，冲任血海气血旺盛，加重肝胆气郁，肝气夹冲气上逆扰清窍，故见经前头痛加重。经行后，气随血泻，肝胆郁滞，暂趋平和，故见头痛缓解，如此而呈周期性反复发作。故处小柴胡汤加川芎、牡丹皮，和解少阳，疏肝理气止痛而取效。

验案十五 李某，女，29岁。左乳房疼痛月余，以手触之，可及2.5cm×2cm大小之椭圆形肿物，边缘不清有压痛，某医院诊断为：乳腺增生。伴胸胁胀满，心烦，口干，舌淡红，苔薄白，脉略弦。辨为肝郁气滞、气血凝聚之证，治当疏肝解郁，佐以软坚散结。处小柴胡汤加减：柴胡 12 克，黄芩10 克，半夏 12 克，生姜 10 克，党参 6 克，炙甘草 6 克，牡蛎 20 克，川贝母10 克，玄参 10 克，夏枯草 20 克，山甲珠 10 克_{冲服}，王不留行 10 克，橘叶 10克。3 剂水煎服。

服上药 3 剂，乳房肿块明显缩小，疼痛亦减，胸闷心烦诸症亦消。上方加全瓜蒌 30 克，连服 10 余剂，乳房肿块全消，其病告愈。

按：乳癖是一种乳腺组织的良性增生性疾病，为临床上最常见的乳房疾病之一。本病好发于中青年妇女，与情绪变化密切相关，特点是单侧或双侧乳房疼痛并出现肿块，肿块大小不等，形态不一，边界不清，质地不硬，活动度好。因足厥阴肝经上膈，布胸胁绕乳头而行，所以乳房与肝经有密切的联系。因肝失疏泄，气机郁滞，气郁日久化热，热灼津液为痰，痰凝血瘀，蕴结于乳房，使经脉阻塞不通，不通则痛，甚则形成乳房肿块。治当疏肝解郁，软坚散结。本案用小柴胡汤加减而取效。方中柴胡、黄芩既清解少阳郁热，又疏肝解郁；党参顾护正气，取"肝病实脾"之意；半夏、生姜辛开散结；牡蛎、川贝母、玄参、夏枯草、山甲珠、王不留行、橘叶、全瓜蒌活血通经，化痰软坚散结。

验案十六　患者，女，40 岁。就诊于 2002 年 11 月 26 日。患慢性胆囊炎20 余年，一直服西药治疗，时好时坏。近日因生气后，右胁部出现胀痛，周身乏力，口苦口干，在大同市第三人民医院查肝胆 B 超提示：胆囊壁粗糙，余阴性，化验乙肝五项及肝功能均正常。经人介绍前来就诊。刻下症见：右胁部胀满疼痛，心慌，眠差多梦，小便短赤，舌淡红苔白，脉弦细。辨为肝胆气郁化火之证。处方：柴胡 10 克，黄芩 10 克，半夏 10 克，煨姜 10 克，党参 10 克，炙甘草 10 克，金钱草 20 克，牡丹皮 10 克，川楝子 10 克，延胡索 10 克，片姜黄 10 克，郁金 10 克。

2002 年 12 月 3 日，服上方 6 剂，症状明显改善，患者近日饮食不佳，故于上方加砂仁 10 克_{后下}，木香 10 克_{后下}，焦三仙_各10 克。服上方 6 剂后，右胁部胀满疼痛诸症消失，复查 B 超示，肝胆未见异常。

按：以上病案，均为小柴胡汤在临床中的运用，病虽不同，但是均见胸胁苦满等少阳之主症，故投以小柴胡汤加减治之而取效，体现了中医"同病异治，异病同治"的辨证论治精神。余以为，小柴胡汤的临床应用极为广泛，临证中要以辨证为基础，并注重随证灵活加减，不可拘泥，方能收效。(《基础医学论坛》2005 年第 2 期第 142 页)

四　麻杏石甘汤的临床应用

麻杏石甘汤，是张仲景《伤寒论》中的一张名方，由麻黄、杏仁、生石膏、炙甘草四味药组成。功在辛凉清肺，止咳平喘。方中以麻黄为君，宣肺平喘；以生石膏为臣，且用量倍于麻黄，与麻黄并用，清宣肺中之郁热，且寒热相制为用，使宣肺而不助热，清肺而不留邪；以杏仁之苦温为佐，宣肺降气，既助石膏之重降，又协麻黄之轻宣，一降一宣，相反相成，以平喘止咳；炙甘草益气和中，与石膏合而生津，并能调和于寒温宣降之间，是为佐使之用。《伤寒论》原文是治太阳病，误治后，风寒入里化热，而见"汗出而喘，无大热者"。后世多用于风寒袭表，化热入里，或风热所伤，肺中蕴热，而见身热，气急咳喘，口渴脉数者。余在临床应用本方加减化裁，用以治疗急、慢性支气管炎以及支气管哮喘、肺炎等呼吸系统疾病，取得了较为满意的疗效，兹举例如下。

验案一　患者王某，男，46 岁，于 2001 年 6 月 5 日首诊。患者发热咳嗽一周，痰多、色黄，易咯，气短，左侧胸部闷痛，平卧时加重，精神食欲欠佳。于某医院诊断为：左肺肺炎，经静脉滴注先锋 Ⅴ（具体用量不详）效差。查体温为 37.6℃，伴汗出，听诊于左侧肺部闻及湿性啰音，舌淡苔薄黄，脉浮数。余诊为邪热壅肺证，治宜清热宣肺，止咳平喘。处方：麻黄 8 克，杏仁 10 克，生石膏 30 克，炙甘草 10 克，干姜 6 克，五味子 10 克，陈皮 10

克，半夏 10 克，茯苓 12 克，瓜蒌 20 克，桔梗 10 克，鱼腥草 20 克，黄芩 10 克，桑白皮 10 克，浙贝母 10 克，百部 10 克，白前 10 克，生姜 3 片。5 剂水煎服。

2001 年 6 月 12 日二诊，服药后咳嗽大减，偶发于晨起，痰量减少，色变灰白，气短止，精神饮食好转，舌淡红苔薄白，脉略滑而不数。处方：麻黄 6 克，杏仁 10 克，生石膏 20 克，炙甘草 10 克，瓜蒌 20 克，茯苓 12 克，半夏 10 克，陈皮 10 克，百部 10 克，前胡 10 克，桔梗 10 克，干姜 3 克，浙贝母 3 克，紫苏叶 10 克，黄芩 10 克，桑白皮 10 克，生姜 3 片。5 剂水煎服。

2001 年 6 月 19 日三诊，咳嗽咯痰止，体温 36.3℃，左肺部啰音消失，余症除。治以健脾化痰，调理善后。处方：茯苓 12 克，半夏 10 克，陈皮 10 克，炙甘草 10 克，瓜蒌 20 克，桔梗 10 克，黄芩 10 克，川贝母 10 克，杏仁 10 克，生薏苡仁 10 克，生姜 3 片。5 剂水煎服，药后其病痊愈。

按：该患者本属外感风寒，但因日久风寒化热入里，又加之平素过食肥甘厚腻之品，而使痰热互结壅肺，使肺失宣降，病见咳嗽气喘。所以首选麻杏石甘汤，以清热宣肺，止咳平喘。另外，方中加入少量干姜、五味子，用以镇咳平喘，又配百部、白前，加强润肺化痰止咳之力；据《医方集解》："治痰能用二陈……燥热加瓜蒌、杏仁。"故于方中加入陈皮、半夏、茯苓、瓜蒌、浙贝母、桔梗燥湿化痰；治热咳者常以鱼腥草、黄芩、桑白皮，诸药配伍而用，以清肺止咳；同时黄芩、生石膏二药共用，以制麻黄、干姜辛热之性；生姜解半夏之毒。10 剂药后，咳喘虽止，痰湿仍在，故以二陈汤加减，健脾化痰以善其后。

验案二　患者马某，男，52 岁，初诊于 1997 年 11 月 1 日。该患者自述咳嗽，气短，痰多，色白间黄，量多。其初时感冒，曾在某医院住院一周，用青霉素、头孢唑林等抗生素治疗。感冒虽好，但喘咳不减，入夜加重，甚者喘而不能平卧。胸部 X 线片示：慢性支气管炎。刻下症见：气喘，咳嗽，咯痰量多，色黄，不爽，伴见神疲乏力，少气懒言，舌淡苔薄黄，脉滑数。

余诊为痰热壅肺证，治以清肺平喘，化痰止咳。处方：麻黄6克，杏仁10克，生石膏20克，炙甘草6克，紫菀15克，百部10克，白前10克，苏子10克，地龙10克，荆芥6克，紫苏叶10克。5剂水煎服。

1997年11月7日，服上药后，咳喘减轻，咯痰见爽，已能平卧。但动则稍觉气急，胸闷，舌淡苔薄白，脉滑。效不更方，上方加炙黄芪10克，继服7剂。

1997年11月16日二诊。药后自觉呼吸通畅，咳喘已消，唯口干、纳少，遂处益气健脾和胃之剂，以善后而愈。

按：该患者与上例患者相比，虽然都属支气管炎之痰热壅肺证，故同用麻杏石甘汤清肺平喘，化痰止咳。但是本案患者以喘为重，且兼证不同，故加减有别，方中入紫菀、百部、白前以肃肺化痰；地龙平喘利水以助麻黄，同时又具抗过敏之用，防止他因诱发咳喘；苏子降气平喘；荆芥、紫苏叶发表散风，使未解之邪由表尽去，但其性辛温，故用量甚少，无碍全方之主功。三诊时因患者病发多日，正气渐虚，遂以益气健脾之方善后。

由上述两病案而观之，在临证运用麻杏石甘汤时，贵在随症加减。除上案中所论之外，余常灵活加减而用之，屡屡取效。如在使用时，若以肺寒为主者，重用干姜、五味子，减少石膏之用量；若以肺热为主者，重用石膏，加黄芩、桑白皮，减少干姜、五味子之用量；若肺燥无痰或少痰者，少用干姜、五味子的同时，另加沙参、麦冬、梨皮；若痰多者，加半夏、橘红、瓜蒌；若气喘者，加苏子、白芥子、炒莱菔子；若兼有表证者，加荆芥、防风；若年迈体虚者，加炙黄芪，等等。

验案三 祝某，女，61岁，2006年2月9日初诊。患者咳嗽数年，时轻时重，一年间辗转于市内各大医院，反复多次痰培养，查有球菌，间有霉菌，当地医院胸片示：慢性气管炎，曾间断使用多种抗生素无效。近一月来咳嗽气喘日甚，阵作加剧，痰多盈口，呈白色泡沫状。伴胸闷，背部恶寒，自服氨茶碱稍得缓解，不时又作。遂来中医门诊求治。刻诊：舌淡红，苔白腻，脉弦滑。辨为阳虚、痰饮阻肺证，治以温肺降气，化痰止咳。处方：炙麻黄10克，杏仁10克，生石膏20克_{先煎}，干姜10克，细辛3克，五味子10克，百部10克，前胡10克，橘红10克，半夏10克，瓜蒌20克，桔梗10克，浙贝母10克，黄芩10克，苏子10克，炙甘草10克，生姜10克。6剂水煎服。

2006年2月15日二诊。服上药后其效不显，仍咳嗽不止，咳白色泡沫样痰，气短胸闷，二便如常，舌淡红，苔薄腻，脉沉滑。患者患肺病已久，现为内夹痰饮、外受风寒之外寒内饮证，治当温化寒饮，降气平喘。处以小青龙合三子养亲汤化裁：炙麻黄10克，桂枝10克，细辛3克，干姜10克，五味子10克，半夏10克，橘红10克，瓜蒌20克，苏子10克，白芥子6克，炒莱菔子10克，生白芍10克，炙甘草10克，生姜10克。6剂水煎服。

2006年2月21日三诊。服上药后，咳嗽大减，痰量减少，仍呈泡沫状。昨晚半夜突然心中懊憹，烦躁欲死，胸闷，欲开门洞窗，从凌晨三点持续至天明，诸症自行缓解。望其舌边微红，苔白略厚，脉沉微滑。前方温化寒饮，显有成效，今痰色白中夹黄，舌边微红，均为寒饮化热之象。痰热扰心则烦闷，治当清热、化痰、除烦。处方：炙麻黄10克，杏仁10克，生石膏20克_{先煎}，干姜10克，五味子10克，黄芩10克，百部10克，前胡10克，橘红10克，半夏10克，瓜蒌20克，浙贝母10克，桔梗10克，苏子10克，栀子10克，淡豆豉10克，炙甘草10克。6剂水煎服。其后来告，药尽咳止喘平，诸症尽失，其病告愈。

按： 慢性气管炎，属中医咳嗽、喘证、痰饮范畴，临床以咳嗽、咯痰、喘息为主要表现。本例患者咳嗽多年，迁延日久不愈，且伴背部恶寒，乃久病寒饮伤阳，致肺阳虚。故肺阳虚是其病机的关键，温补肺阳是治疗的基本大法。治宜宣肺降气、化痰止咳，兼温肺扶阳。然一诊用麻杏石甘汤，酌加干姜、细辛、五味子兼顾肺阳，其效不显，概因咳喘日久，痰饮壅盛，肺阳受损。方中生石膏、黄芩性寒，显有掣肘之弊，有碍温阳，应常中有变。二诊之时，重在温化寒饮，兼以降气平喘，以小青龙汤合三子养亲汤化裁，诸症减轻。又因寒饮有日渐化热之势，所见心烦燥扰，故于三诊之时，仍用一诊之方，加栀子、淡豆豉清热除烦，则寒饮得温，痰热得清，寒热并用，使肺气宣降而复常。纵观本案治疗全程，温补肺阳，宣肺化痰，寒热并用，体现了中医治疗慢性咳嗽的圆机活法。

验案四　太某，女，34 岁，2005 年 8 月 16 日初诊。患者平素体弱，气候变化时极易感冒。感冒时，喷嚏频作，鼻塞流涕，感冒痊愈后而鼻塞不通。一周前又罹患感冒，现在感冒虽已痊愈，但鼻塞不通，清涕不止，喷嚏连连，咳嗽喘促，胸闷气短，西医诊断为：慢性鼻炎。刻诊：舌淡红，苔薄白，脉浮。辨为风邪犯肺证，治以宣肺通窍，止咳平喘。处方：麻黄 10 克，杏仁 10 克，生石膏 20 克_{先煎}，炙甘草 10 克，干姜 6 克，五味子 10 克，百部 10 克，前胡 10 克，苏子 10 克，白芥子 10 克，炒莱菔子 10 克，地龙 10 克，辛夷 10 克_{包煎}，苍耳子 10 克，厚朴 20 克。6 剂水煎服。

2005 年 8 月 30 日二诊。服药后咳喘减轻，但仍鼻塞，流清涕不止，治当重在宣肺通窍。处方：苍耳子 10 克，辛夷 10 克_{包煎}，菊花 10 克，荆芥 10 克，防风 10 克，炙甘草 10 克，牛蒡子 10 克，杏仁 10 克，地龙 10 克，蝉蜕 10 克，百部 10 克，前胡 10 克，鹅不食草 10 克。6 剂水煎服。

2005 年 9 月 6 日三诊。鼻塞流清涕止，喷嚏亦减少，舌淡苔薄白，脉略浮。继服上方 6 剂，药尽其病告愈。

按：慢性鼻炎，中医称为鼻窒，以长期鼻塞、流涕为特征，是一种常见的慢性鼻病，多因肺气虚、邪滞鼻窍所致。本案患者反复感冒，乃营卫不和。此次因感冒而诱发鼻炎，症见喷嚏连连，鼻塞清涕，伴咳嗽气喘。一诊时先以麻杏石甘汤合三子养亲汤，泻肺平喘，配伍散风止咳通窍之品，咳喘减轻，但鼻塞清涕不止。二诊、三诊时，予苍耳子散，以宣散风邪为主，酌加止咳平喘，则鼻塞、流涕、咳喘诸症皆除。

验案五　何某某，男，24 岁，2005 年 8 月 26 日初诊。患过敏性鼻炎两年余，每于秋季发病，素如常人。发作时鼻痒喷嚏频作，涕多清稀，伴咳嗽气短。此次发病，又增咳嗽气短，咽痒喉憋，声音嘶哑，痰少色白，胸部憋闷，二便调和，舌淡红苔薄白，脉略浮。辨为邪袭肺卫证，治当先以清肺化痰，止咳平喘。处方：麻黄 10 克，杏仁 10 克，生石膏 20 克_{先煎}，炙甘草 10 克，干姜 6 克，五味子 10 克，百部 10 克，前胡 10 克，桔梗 10 克，瓜蒌 20 克，陈皮 10 克，黄芩 10 克，浙贝母 10 克，荆芥 10 克，沙参 10 克，蝉蜕 10 克，梨皮 1 具。5 剂水煎服。

2005 年 8 月 31 日二诊。药后咳嗽气喘减轻，但仍鼻痒喷嚏频作，治宜轻宣肺卫，通利清窍。处方：苍耳子 10 克，辛夷 10 克_{包煎}，菊花 10 克，防风 10 克，炙甘草 10 克，陈皮 10 克，桔梗 10 克，金银花 10 克，连翘 10 克，薄荷 10 克_{后下}，蝉蜕 10 克，鹅不食草 10 克，黄芩 10 克，百部 10 克，前胡 10 克，桑叶 10 克。6 剂水煎服。

2005 年 9 月 7 日三诊。药后咳嗽、鼻痒、喷嚏大减，舌脉如前。效不更方，上方续进 6 剂。药尽咳喘、鼻流涕诸症尽除，其病告愈。

按：过敏性鼻炎，中医称之为鼻鼽，以鼻痒、喷嚏、流涕清稀、鼻塞等为特征，常反复发作。本例患者，开始以咳为甚，乃至气短喘促，声音嘶哑，胸闷喉憋，治疗以麻杏石甘汤加减清肺化痰，止咳平喘为先，咳止喘平，再以苍耳子散加味，疏散外邪，通利鼻窍。如此则缓急有序，主次分明，共图全功。

验案六　张某，女，35 岁，2003 年 11 月 27 日初诊。患者喘息气短，胸部憋胀一周。昼轻夜重，自觉气不足以吸，倚息则舒，平卧喘甚，少咳无痰。伴口干欲饮，身热夜甚，眼睑浮肿，小便如常，大便干燥，每日一行，舌淡红苔薄白，脉细小数。西医诊断为：喘息性支气管炎。中医辨证属邪实壅肺，宣降失常，治以宣肺润肺，降气平喘。处方：麻黄 10 克，杏仁 10 克，生石膏 20 克_{先煎}，炙甘草 10 克，五味子 10 克，百部 10 克，前胡 10 克，沙参 10 克，麦冬 10 克，桔梗 10 克，苏梗 10 克，款冬花 10 克，炙枇杷叶 10 克，陈皮 10 克。6 剂水煎服。

2003年12月3日二诊。药后胸憋满减轻，但仍口干咽痒，痒则欲咳，咳嗽痰少，下午甚，咽憋不舒，吞咽时疼痛，伴自汗。查：咽部充血，扁桃体不大，舌脉如前。治仍宣降肺气，并加强清热润肺止咳之功。上方去沙参、五味子、苏梗、枇杷叶，加黄芩10克，紫菀10克，桑叶10克，梨皮1具。

2003年12月9日三诊。药进6剂，胸憋大减，咽痛减轻，口咽干燥，眼睑浮肿，舌淡红，苔白少津，脉细弱。此燥热伤肺，津亏益显。前诊平喘降气，此亦润肺养阴。处方：桑叶10克，菊花10克，桔梗10克，杏仁10克，黄芩10克，百部10克，前胡10克，沙参10克，麦冬10克，炙枇杷叶10克，陈皮10克，紫苏叶10克。6剂水煎服。

2003年12月16日四诊。药尽效佳，气喘渐平，胸憋已消，唯咽喉如有物梗，吞吐不下，时时稍痒，欲咳即止，痰少，手足心烦热，昼轻暮重，舌淡苔白厚，脉细弱。痰气郁结之时，当行气开郁，降逆利咽。处以半夏厚朴汤加减：半夏10克，厚朴10克，茯苓10克，苏梗10克，薄荷10克后下，桔梗10克，杏仁10克，黄芩10克，沙参10克，板蓝根10克，陈皮10克，款冬花10克，桑叶10克，炙甘草10克，生姜10克。6剂水煎服。

2003年12月23日五诊。药尽症除，气喘、咽堵、胸憋悉平。刻诊：身热夜甚，体温不高，五心烦热，时有汗出，晨起眼睑浮肿，二便如常，舌淡苔白，脉沉细。治宜养阴清热，益气固卫。处以清骨散加味：鳖甲20克先煎，银柴胡10克，知母10克，生地黄10克，生白芍10克，胡黄连10克，白薇10克，地骨皮10克，秦艽10克，青蒿10克，牡丹皮20克，生黄芪20克，炙甘草10克。先后迭进20余剂，热清烦除，其症尽失，终收全功。

按：咳喘，或虚或实，均可致肺失宣降。临证当细辨其因，详察病机。本例初诊之时，见气短喘息胸憋，乃肺失肃降，肺气上逆，伴见口干、便燥、脉细，乃肺燥阴伤之象，治宜宣降肺气为主，兼润肺养阴。药进10余剂，咳喘渐平，口干欲饮，咽喉干燥易痒，咽中如有物梗，吞吐不下，可知肺燥阴伤，气机不畅为当务之急，递进半夏厚朴汤加减化裁，取润肺养阴、行气开郁之效。待咳止喘息、肺气已平之时，一派肺阴被劫、虚火内生之象尽现，终以养阴清热，善后收功。综观全程，虽肺燥阴亏，贯穿疾病始终，然轻重缓急大不相同。（《基础医学论坛》2005 年第 3 期第 248 页 ）

五 大黄黄连泻心汤的临床应用

大黄黄连泻心汤是《伤寒论》的一张名方。方中由大黄、黄连、黄芩三味药组成，故又名三黄泻心汤。相传此方是由商朝伊尹所创，故又名伊尹三黄泻心汤。

此方传于东汉末年，又为张仲景将其收录到《伤寒杂病论》中，但是张仲景应用此方，使用不同的煎服方法治疗两类不同的疾病。

其一是用以治热在气分闭塞中焦，而产生的"火气痞"证，症见心下胀满、口渴心烦、小便短赤等。如《伤寒论》第 154 条云："心下痞，按之濡，其脉关上浮者，大黄黄连泻心汤主之。"但本证因火热闭塞中焦，阻滞上下气机之升降，故而仲景避开了煎煮之法，而用滚烫的开水（麻沸汤）浸泡，须臾去渣再服，其义在于取其苦寒之气，以清中焦无形之邪热，薄其苦泄之味，以防直下败胃之弊。

其二，仲景在《金匮要略》中用本方治吐血衄血证。如《金匮要略·惊悸吐衄下血胸满瘀血病脉证治》篇云："心气不足，吐血衄血，泻心汤主之。"本证所见之吐血衄血，是因火热迫于血分，血分热盛而迫血妄行所致。张仲景取此方水煎顿服，直斥血中之火热，使热清血宁，吐血衄血自愈。仲景用此方治疗血分病，是以水煎顿服之法，其意在取其苦寒味厚，直泻血分之邪热，可见用方虽同，而煎服方法有别，其效应各异。因此，张仲景对此方的临床应用是有其发挥和创新的，而且对后世医家产生了深远的影响，如清代唐容川在《血证论》中，将此方列为治疗血病的第一方。

宋代大型方书《太平惠民和剂局方》亦将此方改为三黄圆，而且扩大了它的治疗范围。指出："三黄圆，治丈夫妇人，三焦积热之上焦有热，攻冲眼目赤肿，头项肿痛，口舌生疮；中焦有热，心膈烦躁，不美饮食；下焦有热，小便赤涩，大便秘结。五脏俱热，即生痈疖疮痍；及治五般痔疾，粪门肿痛，或下鲜血，小儿积热。"在此明确提出，三黄圆有泻三焦五脏实热之功。

许叔微《普济本事方》又将三黄圆改为散剂，取名三黄散，用治黄疸病。而王焘《外台秘要》又称三黄散为大黄粉，用治吐血衄血等病。宋代以后的治火热病诸方，如黄连解毒汤、三黄石膏汤等，皆可看作对本方的继承和发展。我的老师刘渡舟先生对本方的领悟颇深，兹将本人学习和临床运用体会介绍如下。

验案一 鼻衄。1989 年仲夏的一个傍晚，有一医专学生慌促叩门，告曰：近一周来鼻腔间断出血不止，并在附近医院"电烙"及服药治疗，其效不佳。自述三年来，每至夏日就发此病，入秋后缓解。余望其颜面潮红，身体强壮，两目赤丝缕缕，复问其大便数日未行，舌红苔黄厚而欠津，脉象洪大滑数，辨为血热火盛之暑瘵病。遂处：生大黄 10 克，黄芩 10 克，黄连 10 克，白茅根 10 克，怀牛膝 10 克。3 剂煎服。

第四天患者上门来告，服上药 1 剂，大便通，鼻腔出血明显减少，3 剂尽，出血止，诸症悉除，舌转淡红，苔薄白，脉亦平缓。随后又处凉血泻火之剂调理，服数剂而告愈，随访至今未犯。

验案二 余在随师跟诊期间，曾见刘渡舟老师治一女性患者，36 岁，几年来每次月事来潮，则咳血不止，反复数年不愈。在北京某大医院诊断为：子宫内膜异位症，曾多方求医而无效。自述每到发病之前，头面部感到涨热，心情烦躁不安，口渴欲饮，饮之不解。脉滑数，舌质红绛，舌苔薄黄而欠津。刘老辨为血热气逆、血不归经之证。处大黄 9 克，黄连 8 克，黄芩 9 克。5 剂水煎服。仅服 5 剂，则经事通畅，咳血之病痊愈而未见复发。

按： 出血一证，病因繁多，其中因火热所致者最为多见，诚如清代唐容川所云："心为君火，化生血液，是以血即火之魄，火升故血升，火降即血降也。"唐氏在论述到大黄黄连泻心汤的功用时颇有见地，他指出："血生于火，火主于心，则知泻心即泻火，泻火是止血。"并在《血证论》止血门中，将此方列为群方之首。因此，临床凡因火热所致的各种出血（如吐血、便血及妇女崩漏等），使用本方治疗，每能取效。

验案三　多汗证。患者，男，32岁。患者自述半年来全身经常汗出不止，尤以手足心为甚（西医诊断为自主神经功能紊乱），为此痛苦非常。诊病时出其双手亦汗流不止，伴有失眠，心烦，舌边尖红而少苔，脉略弦数，辨为心火内盛之证。处方：生大黄 10 克，黄连 10 克，黄芩 10 克，竹叶 10 克，莲子心 10 克。6 剂水煎服。

服上药 6 剂后，周身汗出明显好转，继又服 10 余剂而痊愈。

按：汗出一证，今人多以虚证论治，又常以自汗盗汗分其阴阳。验之临床，因正虚汗出者有之，因邪实汗出者亦有之，在实证中，以心火热盛最为多见，因心为阳中之阳脏而属火，心火内盛，迫津外泄，则使汗出不止。故在临床凡由心火内盛而汗出者，使用本方治疗，效如桴鼓。

验案四　月经恐惧症。患者，女，26岁。半年前因患伤寒而高热持续不退，经住院治疗痊愈。继之每次行经时惊恐万状，躁动不安，甚则言语失控，举止失常，经尽后复如常人，西医诊断为：月经恐惧症。家人为之痛苦不堪，四处求医，耗资近万元，但是病状毫无起色。于 1989 年，经人引荐来我门诊治疗。余索其前服之方，尽为安神定志之品。自述平素心烦失眠，颜面部阵阵潮热，口苦口干，大便数日一行，每次行经期心中烦乱难以忍耐，甚则惊恐不安。望其面部如醉酒色，呼吸气粗声高，舌质紫暗有瘀斑瘀点，脉洪大挺指，辨为血分瘀热证。处方：大黄 10 克，黄连 10 克，黄芩 10 克，生地黄 10 克，牡丹皮 10 克，怀牛膝 10 克。6 剂水煎服。

服上药 6 剂，大便已通，日行 5~6 次，心烦及颜面潮热缓解，失眠亦有好转，又处上方加龙齿 20 克，继服 6 剂。

一周后患者欣然来告，服药期正值经至，心烦惊恐诸症顿减，其后又服上药 30 余剂而告愈。

按：心烦惊恐诸症，论其病因多与火热有关，其病位多责于心肝，因心主血，脉舍神；肝藏血，主疏泄，体阴而用阳。该患者初起患温病，继之神志失常，此乃余热未尽入血，使肝之疏泄失常，心之神志受扰，故见上述诸症，此皆缘于火，诚如《素问·至真要大论》所云："诸燥狂越，皆属于火；……诸病胕肿，疼痠惊骇，皆属于火。"治疗用大黄黄连泻心汤直泻血中之余热，而使疏泄复常，心神得宁，诸症自愈。

验案五　火热痞。患者王某，男，63岁，山西怀仁人，2013年4月16日初诊。于半年前行甲状腺癌术，一般情况尚可。一周前不慎感冒，经服西药感冒虽好，但是多日来纳呆不食，故求治于中医。自述近来胃脘部痞满不适，大便干结，两日一行，心中烦闷，有无可奈何之状，口干欲饮，舌质红舌苔薄黄，脉滑略数。辨为火郁中焦之火热痞证，治以大黄黄连泻心汤泄热消痞，处大黄10克，黄连10克，黄芩10克，3剂以开水浸泡服用，每日1剂。

2013年4月20日复诊。自述服上药1剂后，大便通，口渴，胃脘痞满减轻，3剂尽，诸症除而病愈。复处益胃汤5剂以善其后。

按：心下痞，是以胃脘部痞满不适为主要症状的一类病变，多由于误治后，使中焦脾胃升降失常，气机痞塞于中焦而成。根据不同的病因病机，在《伤寒论》中将其分为"痰气痞""饮气痞""客气痞""寒热痞""火痞"和"水痞"。大黄黄连泻心汤是治疗火痞的主方，所以《伤寒论》第154条曰："心下痞，按之濡，其脉关上浮者，大黄黄连泻心汤主之。"方中以大黄之苦寒，泻热和胃通便，黄连、黄芩之苦寒，清泄火热。三药合用，使热去结开，中焦升降复常，其痞自消。但是，当特别提出，本案所用之大黄黄连泻心汤，是以开水浸泡服用，以取其气而薄其味，故治心下痞满之火痞证。

验案六　安某，男，21岁，2005年12月27日初诊。头部脓包疮三月余。就诊时患者满头部如豆粒大小包疮，颜色鲜红，自觉微痒，或有分泌物渗出，色黄而黏稠。颜面伴发痤疮，遍布额、颊、颌，颜色嫩红无脓，口味臭秽，口咽干燥，声音嘶哑，小溲黄赤，大便如常，日行一次。舌尖边红，苔黄厚，脉滑略数。辨为火毒炽盛、湿热内壅之证。治以泄火解毒，清热燥湿。处以黄连解毒汤合三黄泻心汤加味：黄连 10 克，黄芩 10 克，生大黄 4 克，蒲公英 20 克，牡丹皮 20 克，生地黄 15 克，滑石 20 克_{包煎}，生石膏 20 克_{先煎}，寒水石 20 克_{先煎}，栀子 10 克，竹茹 10 克，连翘 10 克，紫花地丁 10 克，土茯苓 20 克，蝉衣 10 克，生甘草 10 克。10 剂水煎服。

2006 年 1 月 10 日二诊。服药后头部脓包再无新发，原有脓包明显减少，皮色由红转为正常，已无脓水。面部痤疮亦大部消散，口臭减轻，舌边尖仍红但较前转淡，苔黄不厚，脉略数。效不更方，上方去竹茹、蝉衣，加竹叶 10 克，赤小豆 10 克，继服 6 剂。

2006 年 1 月 18 日三诊。服上药后，头部脓包全部消失，颜面痤疮亦消，其疾痊愈。

按：《素问·至真要大论》曰："诸痛痒疮皆属于心。"心属火，火毒内盛，充斥上、中二焦。上焦实热，可见头部脓包；热灼津伤，而见口干咽燥，声音嘶哑；热扰中焦则见恶心呕吐，口气臭秽；湿热交阻，故而脓包分泌物色黄腥臭，舌红苔黄厚。治以黄连解毒汤合三黄泻心汤加减，以清泻实火，酌加凉血解毒之品，以增解毒泻火之力，佐以滑石清利湿热，竹茹、连翘清热降逆止呕。全方共奏凉血解毒、清热利湿之功，故药进症除。

验案七　酒客病。韩某，男，46 岁，1983 年 11 月 3 日就诊。患者平素嗜酒为弊，两天前因饮酒过量而出现恶心呕吐，胃脘部痞满，饮食乏味，头面部胀热，心中懊憹，口苦咽干，大便两日未行，舌红苔黄厚少津，脉弦滑有力。辨为湿热壅滞之酒客病。处以大黄黄连泻心汤加味：大黄 10 克，黄连 10 克，黄芩 10 克，葛花 10 克，3 剂，取《伤寒论》的煎服方法，即用滚开水，浸泡之后，频频服用。

1983 年 11 月 7 日二诊。自述服上药 1 剂后，大便通，恶心呕吐及胃脘部痞满除，3 剂尽，诸症若失。

按：酒客，是指平素嗜酒之人。酒客病，是指酒客所特有的病证。李时珍《本草纲目》指出：酒性升散，性味辛甘，少饮则和血行气，多饮则助湿生热，伤害脾胃。平素嗜酒之人，脾胃多生湿热，又卒然暴饮，必使湿热剧增而胃失和降，故见恶心呕吐，胃脘部痞满堵塞。对于酒客病的治疗，宋代严用和主张用葛花解醒汤，以温脾胃、消酒积、化湿热。近人主张用桂枝汤加葛花或半夏泻心汤治疗，余在辨证时，抓住本病中焦湿热、以热为主的病机特点，用大黄黄连泻心汤加减治疗，其效亦佳。特别是本方的煎服方法，仿《伤寒论》治疗"火痞"之法，是以滚开之水即麻沸汤，渍泡后频服，取其气而薄其味，以清中焦气分之湿热，虽非火痞，亦可取效，此亦异病同治焉。

验案八 脱发（脂溢性脱发）。1982 年 4 月，余曾治一男性患者罗某，患脂溢性脱发，每到晨起时，枕巾落发成堆，头顶部头发零星无几，多服首乌片等养血之品而无效。自述心烦急躁，头皮甚痒，愈痒愈抓，抓之不解，常有欲抓破为快之感，搔后指甲有腥臭味。余切其脉数而有力，舌质红绛。辨为心火内盛之证，处大黄黄连泻心汤：大黄 9 克，黄连 9 克，黄芩 9 克。服 3剂后，患者大便溏泻，小便赤，又连服 10 数剂而愈。

按：一学生问曰：大黄黄连泻心汤何以治脱发呼？余曰：心主血，其华在面，其荣在发，发为血之余。即血液有生养滋润毛发的作用。其人头皮甚痒，为心有实火之象，皮脂有臭味，亦为血热火盛之由。且舌红脉数，故辨为心火内盛之证。心火内盛，血热而发不荣，故见脱落。用大黄黄连泻心汤清火凉血，其脱发自愈。

验案九 不寐（神经衰弱）。1987 年仲夏，曾治一冯某，女，38 岁。因情志不遂患有严重失眠两月余，每晚只能睡 2～3 个小时，甚则彻夜不眠，服用安定等西药，虽能睡眠一时，但是睡眠非常轻浅，时醒时寐，终日全身困重，心中恍惚不安，五心烦热，苦不堪言。余望其颜面潮红，说话之间，口气秽浊难闻，大便干结，数日一行，小便短赤，脉洪大有力。辨为火热炽盛证，先以三黄泻心汤泄其实热，处大黄9克，黄连9克，黄芩9克。3剂水煎服。

服上药3剂后，患者大便通，小便转清，眠亦好转，其后又以三黄温胆汤，连服10数剂而病愈。

按：不寐证，属现代医学的神经衰弱，中医认为多由于心肾不交、心脾两亏、胆气虚弱和痰热扰心等原因引起。本案例患者，则见颜面潮红，大便干结，小便短赤，脉见洪大有力等一派火热炽盛之象，故用三黄泻心汤清热泻火而取效。如果症见心烦失眠，胸懑不饥，头蒙头昏，舌红苔黄腻，脉滑数者，当属痰热扰心证，余常用三黄温胆汤清化热痰，其效亦佳。总之，对本证的治疗，当因证而异，不可囿于一方一药。

验案十 眩晕（高血压、美尼尔氏综合征）刘渡舟老师曾治一王姓患者，男，41岁，某工厂工人，患高血压病多年。久服复方降压片、降压灵等药物，血压一直未能降至正常，近日因情绪不遂而血压上升至190/110mmHg，自述头晕如坐舟车，且心烦急躁，有时彻夜不眠，口渴欲凉饮，舌红苔黄糙而老，脉弦数而有力。病情加重后曾多方服用平肝潜阳息风之中药而未能取效，索其前方而视之，尽为平肝、息风、潜阳之品。思之良久，断为心火独盛而引动肝风。遂在平肝、息风、潜阳之品中，另加三黄泻火汤直斥心火。此亦所谓"实则泻其子"，泻心即所以泻肝之义也。故用镇肝熄风汤另加大黄10克，黄芩10克，黄芩10克，3剂水煎服。服后大便稀溏，心烦顿减，且能入睡。继服3剂诸症皆轻，血压降至150/90mmHg。其后连服此方数剂，血压一直维持在130～140/90mmHg。

按：眩晕证，论其病因，或因于痰，或因于湿，或因于火，或因于风，其因种种。但从临床来看，在诸证之中，阳亢风动者十居其八九，故《素问·至真要大论》云："诸风掉眩，皆属于肝。"今人常以平肝潜阳息风之法治之，虽能奏效一时，但终不能获其痊愈。余以为，心主血属火，肝藏血属木，心火盛，则肝火旺，肝火旺，则肝阳亢，肝风动，故发眩晕。治疗在平肝息风的同时，兼用清热泻火之大黄黄连泻心汤，使血中火热得清，阳平风灭，所以对阳亢风动之眩晕证，只要见阳盛化热之症状者，即可加用大黄黄连泻心汤而取效。

验案十一 偏枯（半身不遂）。曾闻刘渡舟老师治一验案，1985 年 8 月，刘老应邀赴内蒙古赤峰市讲学，时诊一患者，一年前昏仆在地，不省人事，经抢救虽然神志转清，但左侧肢体活动失灵。据述曾服丹参、芍药、红花等活血化瘀之药，效果不显。近来终日烦躁不宁，大便秘结，数日不行，小便赤如浓茶。舌红边有瘀斑，苔糙老起芒刺，按之脉弦数而有力。据此，刘老诊为瘀热阻滞、血脉不通之证。取大黄黄连泻心汤加减，服 3 剂后，患者欣然来告，自谓进 1 剂，大便已通，3 剂尽而心烦顿减，且肢体活动明显好转。当场踊跃示范，唯手之活动尚不了了，其后改用芍药甘草汤服 10 数剂而愈。

按： 偏枯一证多因情志不遂、气血逆乱、瘀阻脉络所致。正如《素问·生气通天论》所云："阳气者，大怒则形气绝。而血菀于上，使人薄厥。有伤于筋，纵，其若不容。"情志不遂，气血逆乱，又因气逆久瘀，必生瘀热，治疗当抓住瘀热的病机特点，使用大黄黄连泻心汤活血化瘀清热之法。本方中之大黄，据《神农本草经》记载："性味苦寒，主下瘀血，血闭。"故对瘀热阻络所致之偏枯证，用之最为有效。同时，余在临床取大黄通滞化瘀之用，常用于治一些瘀血性疾病，比如冠心病、子宫肌瘤、静脉炎等，其效甚佳。

验案十二 癫狂（精神疾患）。某司机患精神分裂症，十数日彻夜不眠，烦躁异常，肢体扰动不安，病发时怒目直视，似欲动手击人，某院诊断为：精神分裂症。一家人终日惶恐不安，邀刘渡舟老师为其诊治。切其脉洪大，舌红苔黄厚，口臭秽。问其大便，已数日未行，辨为三焦火盛发狂之证。遂以大黄黄连泻心汤：大黄 10 克，黄连 10 克，黄芩 10 克。服 1 剂，平平无奇，又服 1 剂，则大便泻下较多，然患者烦躁之状犹未缓减。于是增大黄至 15 克，服后大便泻下较多，且夹有黏秽之物，患者顿觉神疲思睡，卧而不醒，醒后则精神渐趋正常。其后以三黄温胆汤加减，调理数日而愈。

按："精神分裂症"多属于中医之狂证。《素问·至真要大论》曰："诸躁狂越，皆属于火。"又曰："在阳则狂。"因此，本证每因情志不遂，或隐忍抑郁，五志郁而化火，火热扰神，轻者烦躁不安，重者登高逾桓，打人毁物。本证根据舌红苔黄，脉见洪大而有力，辨为气郁化火之证，故用大黄黄连泻心汤清泻其火热而获愈。（《基础医学论坛》2005 年第 4 期第 346 页）

六　大柴胡汤的临床应用

大柴胡汤是柴胡剂群的重要方剂之一，亦是小柴胡汤的加减方。是由柴胡、黄芩、大黄、枳实、芍药、半夏、生姜、大枣等八味药组成。方中用柴胡、黄芩之苦寒，清解少阳经腑之邪热；大黄、枳实行气通便，以泻阳明之实热；半夏、生姜之辛苦，以和降胃气；芍药配大黄，酸苦涌泄，于土中伐木，平肝胆之气逆；生姜、大枣以和胃气。诸药配伍，既可疏利肝胆之气滞，又可荡涤肠胃之实热。本方在《伤寒论》原文中，多是用以治疗少阳阳明并病者，即是小柴胡汤与大承气汤的合方。但是，本方与小柴胡汤相比，重用生姜至五两，意在和胃降逆、开结散饮。与大承气汤相比，大黄仅用二两，且无芒硝之配，其用次于攻下，故虽属并治少阳、阳明，但重在和解少阳。诚如《医宗金鉴》所云："斯方也，柴胡得生姜之倍，减表之功捷；枳实得大黄之少，攻半里之效徐。虽云下之，亦下中之和也。"临床凡属肝胆脾胃不和、气血凝聚不通所引起的病症，均可使用本方治疗，故其应用范围极广，兹列举如下。

验案一　胁痛。患者，女，40 岁，慢性胆囊炎二年。患者近因情志不遂而诱发，右肋胁下呈阵发性绞痛，伴口苦咽干，恶心欲吐，纳呆不食，小便短赤，大便数日不行；舌红苔黄厚而欠津，脉弦大有力。辨为肝郁化火，横逆犯胃证。处方：柴胡10克，黄芩10克，大黄10克，枳实10克，芍药20克，半夏10克，生姜10克，大枣7枚，郁金10克，片姜黄10克，金钱草30克。3剂水煎服。

服上药3剂，大便已通，日行一次，右上腹疼痛明显减轻，但仍口苦口干，舌红苔略厚，脉弦。又以上方加减，生白芍改为30克，共服10余剂，疼痛止，诸症除而病愈。

按：足厥阴之经脉，布于胁肋。足少阳之脉沿胸侧过季胁，故两胁为肝胆之分野。临床凡见两胁下疼痛（如肝胆、胰脾疾病），表现出肝胆气郁而兼阳明燥实者，均可选用本方治疗。

验案二　王某，女，32岁，1986年12月3日初诊。患者于10多天前突然右下腹部抽缩性疼痛，放射至右侧大腿内侧，疼痛严重时不能直腰行走，曾服用消炎止痛西药未能缓解，遂至医院检查。发现右下腹部可触及10cm×15cm之包块，诊断为：阑尾炎并发周围脓肿，因其并发肠粘连，故不能手术，建议服中药保守治疗。1986年12月3日来我门诊就诊。自述：右下腹疼痛，触之更甚，伴有低热，乍冷乍热，恶心欲吐，口臭口干，食欲不佳，大便干结，数日一行，舌边尖红，苔薄黄而欠津，六脉滑数，辨为少阳阳明瘀热之证。处方：柴胡12克，黄芩10克，半夏12克，生姜12克，白芍12克，枳实10克，大黄5克，牡丹皮14克，桃仁15克，冬瓜仁30克，芒硝3克兑服，金银花15克，大枣5枚。3剂水煎服。

1986年12月6日二诊。服上药3剂，右下腹疼痛明显减轻，大便已通，日行两次，低热退，但仍有呃逆，舌淡红苔薄白，脉略滑。处方：柴胡10克，黄芩10克，半夏10克，生姜12克，白芍12克，大黄4克，枳实10克，金银花20克，败酱草12克，桃仁15克，冬瓜仁30克，牡丹皮12克，鸡血藤16克。4剂水煎服。

1986年12月10日三诊。进上药4剂，疼痛消失，呃逆亦止，舌淡红苔薄白而不腻，脉微弦。于上方去半夏、生姜，继进 4 剂，其病告愈。

按：《伤寒论》第 101 条曰："伤寒中风，有柴胡证，但见一证便是，不必悉具。"上述病例，抓住了"乍冷乍热""脉弦""便秘口渴"等少阳阳明合病之主症主脉，投用大柴胡汤加减而取效。可见《伤寒论》之六经辨证，实为杂病而设，非为伤寒一证而已。

验案三 患者，男，60 岁。患者患胃溃疡多年不愈，近因生气而发作。多日来胃脘剧痛，呕吐酸苦，夹有咖啡色物，不能进食，大便已五日未解。西医诊断为：胃溃疡有穿孔可能，建议手术治疗，其家属不愿意手术而求助于中医。查舌苔黄腻，脉弦滑有力。辨证：因肝火犯胃，灼伤阴络，则吐血如咖啡色物；火邪迫肝灼胃，则呕吐酸苦；火结气郁，则腑气不通，大便不下。处方：柴胡 12 克，黄芩 10 克，半夏 10 克，生姜 12 克，大黄 6 克，白芍 10 克，枳实 10 克，大枣 5 枚。服 1 剂，大便畅通，日行三次，排出黑色黏液甚多，而胃脘之痛为之大减，呕吐停止，但觉身体倦怠，以养胃气之剂而收功。

按：上述病案酷似中医之热实结胸证，但是，热实结胸证是热邪与痰水互结于胸膈脘腹，表现为全腹疼痛拒按，治疗用大陷胸汤。而本证则是热与肠胃燥屎相结，故以胃脘疼痛为主，疼痛范围较小，且伴大便不通，呕吐酸苦，治疗用大柴胡汤，泻热通便和胃。此是两方证的主要区别。

验案四 患者，女，70 岁。患者一年前曾因患化脓性胆囊炎，行胆囊手术。术后体质一直虚弱，腹胀疼痛，大便二三日一行，近来大便六日未行，而腹痛加剧，赴医院诊治。西医诊断为：麻痹性肠梗阻，须手术治疗，家属不愿再施手术，遂邀余治之。刻诊：腹胀如鼓，右侧腹部按之有硬块，询之晨起恶寒，午后潮热，且渴欲饮水，脉象弦紧。治予大柴胡汤加减：柴胡 10 克，黄芩 10 克，半夏 10 克，生姜 10 克，大黄 10 克，生白芍 10 克，枳实 10 克，大枣 5 枚，芒硝 3 克兑服。令其晚饭前服之。服药后，当天晚上午夜，患者腹痛欲便，且便出燥屎稀便甚多，诸症随之解除，唯头晕、短气，次日给予"补中益气汤"加减治之而痊愈。

按："麻痹性肠梗阻"属西医之急腹症。本病中医虽无明确记载，但是根据脉症所辨，当属阳明与少阳并病，治疗用大柴胡汤而取效。由此可见，中医之治病重在辨证。

验案五 邢某，女，11岁，2020年3月23日初诊。患者转移性右下腹疼痛一日。2020年3月22日转移性右下腹疼痛伴发热，次日于当地市医院化验白血球总数和中性粒细胞明显升高，诊断为：急性阑尾炎，医院建议手术治疗。患者及家属不愿意手术，遂至中医处就诊。刻诊：患者右下腹压痛，高热不退，恶心呕吐，纳差，舌质红苔黄腻，脉滑数。诊断为肠痈，治宜通腑泄热，利湿排毒。遂处：柴胡20克，黄芩10克，生大黄10克后下，生白芍20克，枳实10克，炙甘草10克，牡丹皮10克，芒硝4克冲服，败酱草20克，红藤10克，蒲公英20克，郁李仁20克，薄荷10克后下。3剂水煎内服。晚上11时服第一次，患者呕吐，两小时后服第二次，诸症减轻，烧减退。次日，腹泻两次，疼痛减轻，3剂药尽，热退身凉，腹痛亦止，其病痊愈。

按：急性阑尾炎属于中医"肠痈"的范畴，肠痈之名，首见于《黄帝内经》，如《素问·厥论》篇云："少阳厥逆，机关不利，机关不利者，腰不可以行，项不可以顾，发肠痈不可治，惊者死。"可见肠痈的发病与少阳枢机不利关系密切。本病属少阳兼阳明里实，故单用小柴胡汤不足以化解。因小柴胡汤只能和解少阳而不能攻下阳明，而大柴胡汤既可疏利肝胆之气滞，又可荡涤肠胃之实热，既治气分，又调血分，故投方即效。

验案六 孙某，男，4岁，2018年4月初诊。反复发热三月余。三月前，患者因发热就诊于本市某医院，经检查，诊断为：病毒性感染伴肠系膜淋巴结炎，并收住院治疗，经用抗感染治疗后，体温恢复正常而出院。出院后，不几日又复发热，遂再次住院治疗，烧退后出院。两个月内反复住院四次。遂至余处治疗。刻诊：体温 39℃ 左右，伴腹痛，腹胀，恶心，呕吐，大便不通，四至五日一行。辨为少阳阳明合病，治以和解少阳，内泻热结，处大柴胡汤：柴胡 10 克，黄芩 6 克，生白芍 20 克，制半夏 10 克，枳实 6 克，生大黄 5 克_{后下}，生姜 10 克，大枣 3 枚。3 剂水煎服。

服上药 1 剂尽，患儿大便通，便出许多秽臭之物，随之腹痛、腹胀顿减，体温降至 38℃ 左右。3 剂药尽，腹痛、腹胀除，体温降至正常，大便转常。其后，继服 6 剂，以善其后，其病告愈。随访至今未犯。

按：《伤寒论》第 379 条云："呕而发热者，小柴胡汤主之。"本案患者发热，腹痛，恶心，呕吐，乃少阳之主症；腹胀，大便不通，为阳明腑实之症。大柴胡汤既可和解少阳，又可荡涤胃肠之实热，有解热、泻实、除烦、止呕等作用。故用本方而取效，此亦"抓主症，用主方"之妙用。（《基础医学论坛》2005 年第 5 期第 431 页）

七　黄连阿胶汤的临床应用

黄连阿胶汤，出自张仲景之《伤寒论》，是由黄连、黄芩、芍药、阿胶、鸡子黄等五药组成。其功在滋阴清热降火。方中黄连、黄芩清火除烦，所谓"泻南方"；芍药、阿胶滋肾阴、填精血，所谓"补北方"；鸡子黄养阴润燥。诸药共用，实乃泻心火、滋肾水、交通心肾之剂，故又被称作"泻南补北法"。《伤寒论》第 303 条曰："少阴病，得之二三日以上，心中烦，不得卧，黄连阿胶汤主之。"可见此方原为肾阴亏虚、心火上炎而设，方中黄连、黄芩用量较大，直折心火，以泻火为主，而治心烦。本方临床常用于热病后期，余热伤阴，或阴虚火旺，心肾不交之失眠等多种疾病。此方煎服药时应注意先煎黄连、黄芩、芍药三物，去滓后将阿胶烊化冲服，并每次服药之前，纳生鸡子黄一枚于汤液之中。

验案一 连某，男，76岁，2019年9月3日初诊。诉心烦半年余。患者自述心中烦闷，有无可奈何之状，伴失眠、胸闷、痰黄，刻下：舌红苔黄腻，脉弦滑。此为心肾不交、阴虚火旺兼痰火扰心之证，治宜滋阴清火，交通心肾，化痰解郁。处方：黄芩10克，黄连10克，生白芍10克，炙甘草10克，阿胶10克冲服，鸡子黄2枚，牡丹皮10克，枳实10克，栀子10克，焦三仙各10克，川芎10克，苍术10克，香附10克，炒莱菔子10克，厚朴20克，煨姜3片。6剂水煎服。

2019年9月10日二诊。患者仍感烦躁不宁，眠差，大便不通，舌红苔黄腻，脉弦滑。遂处方：生大黄6克后下，黄连10克，黄芩10克，茯苓10克，姜半夏10克，陈皮10克，炙甘草10克，生姜3片，竹茹10克，枳实10克，焦三仙各10克，牡丹皮10克，生栀子10克打碎。6剂水煎服。

2019年10月8日三诊。患者6剂药尽，心烦顿消，睡眠质量较以往显著改善，可睡5~6小时。大便干燥不通，舌红苔黄脉弦。处方：火麻仁30克，杏仁10克，生地黄10克，玄参10克，麦冬10克，生大黄10克后下，黄连10克，黄芩10克，枳实10克。4剂水煎服。

2019年11月5日四诊。患者服上药后，大便已通，仍口干，口苦，痰黄，舌质紫。此为痰火扰心。遂处：黄芩10克，黄连10克，生白芍10克，炙甘草10克，阿胶10克冲服，鸡子黄2枚，炒枣仁20克打碎，柏子仁10克，炙远志10克，栀子10克打碎，茯神20克，生大黄10克后下，朱砂0.5克冲服，半夏10克，陈皮10克，生姜3片。6剂水煎服。

2019年11月12日五诊。患者心烦止，失眠亦改善，仍头昏，舌红苔黄。遂处方：黄芩10克，黄连10克，生白芍10克，炙甘草10克，阿胶10克冲服，炒枣仁20克打碎，柏子仁10克，炙远志10克，栀子10克打碎，茯神20克，生大黄6克后下，姜半夏10克，秫米10克，陈皮10克，生姜3片，生地黄10克，牡丹皮10克，合欢皮10克，夜交藤10克。6剂水煎服。

2019年11月26日六诊。患者心烦失眠愈，大便通，舌红苔黄，脉弦。为巩固疗效遂处方：生大黄6克后下，黄连10克，黄芩10克，茯神20克，姜半夏10克，橘红10克，炙甘草10克，生姜3片，竹茹10克，枳实10克，焦三仙各10克，木香10克后下，砂仁10克后下。4剂水煎服。服上药10余剂，诸症痊愈。

按：本病患者属于痰火扰心兼心肾不交、阴虚火旺之心烦不寐证。《伤寒论》第303条："少阴病，得之二三日以上，心中烦，不得卧，黄连阿胶汤主之。"正常生理情况下，肾水上济于心，以滋心阴，则心阳不亢。心火下交于肾，以温肾阳，则肾水不寒。如此使心肾相交，水火既济，阴平而阳秘。少阴阴虚，肾水不能上济于心，心火无水以制而上亢，则心烦而不得卧，治以黄连阿胶汤，泻南补北，滋阴泻火，使心肾相交，水火既济，其病则愈。芩连温胆汤主治痰火扰心之虚烦不寐，配合使用则痰火除、心肾交，诸症自愈。

验案二　患者，女，58岁，于2000年12月16日初诊。患者心烦不寐三年余，近半年病情加重，入睡困难，睡则易醒，且胆怯害怕。刻诊见：颜面潮红，手足心热，腰膝酸困，神疲乏力，舌红苔少，脉细弦。据此辨为肾水不足，水不济火，心火上炎，为心肾不交之失眠证。治宜清心火，滋肾阴，重镇安神。处方：第一方：黄连10克，黄芩10克，生白芍10克，阿胶10克烊化，鸡子黄2枚兑服，炙甘草10克，茯神20克，炒枣仁20克，煅龙牡各20g先煎，磁石30克先煎，朱砂8克冲服。第二方：柴胡10克，黄芩10克，半夏10克，党参6克，茯神20克，炒枣仁20克，煅龙牡各20g先煎，龙齿30克先煎，生铁落30克先煎，桂枝10克，生大黄3克后下，朱砂8克冲服。上两方各3剂交替服用。

2000年12月23日二诊。药后心烦失眠、颜面潮红均有减轻，现症见全身乏力，手足心热，胆怯害怕，舌红苔少，脉细。治以养血安神、清热除烦，处方：炒枣仁30克，川芎10克，茯神20克，知母10克，炙甘草10克，龙齿30克先煎，煅龙牡各20克先煎，生铁落30克先煎，黄芩10克，牡丹皮10克，生大黄3克后下，朱砂8克冲服。上方又服5剂，心烦止且能安然入睡，其病告愈。

按： 余在临床对失眠的诊治，按其不同症状可分五类：一是阴虚火旺，心肾不交证，治以滋阴降火，清心安神，方用黄连阿胶汤；二是痰热内扰证，治以清化热痰，和中安神，方用温胆汤；三是心脾两虚，血不养心证，治以补益心脾，养血安神，方用归脾汤；四是心胆气虚证，治以益胆镇惊，安神定志，方用酸枣仁汤合安神定志丸；五是脾胃不和，食滞内扰证，治以消食和胃，方用保和丸。

叶桂《医效秘传·不得眠》曰："夜以阴为主，阴气盛则目闭而安卧，若阴虚为阳所胜，则终夜烦扰而不眠也。"本案患者因肾水亏虚不能上济于心而致阴虚火旺，虚火内扰，故不寐也；颜面潮红，手足心热，舌红苔少，脉细弦，为阴虚火旺之故；神疲乏力，胆怯害怕，则因心胆气虚所致。故针对阴虚火旺证处第一方，方中以黄连阿胶清心火，滋肾阴；并配以茯神、酸枣仁加强养心安神之力；入煅龙牡、磁石、朱砂重镇安神。同时，针对患者心胆气虚证又处第二方，方中柴胡、黄芩疏散退热，党参益心胆之气，半夏、茯神化痰宁心安神，龙齿、生铁落镇惊开窍宁神，炒枣仁养肝安神宁心，桂枝交通上下，大黄少量引火下行，煅龙牡、朱砂重镇安神，全方共奏益气镇惊、安神定志之功。6剂后阴虚之证缓解，患者又表现出以心胆气虚证为主，故改用酸枣仁汤为主方，用以养血安神、清热除烦，并配以重镇安神之品而告愈。

验案三 张某，女，35岁，2005年3月14日初诊。患者失眠半年余，每晚仅睡三至四小时，且入睡困难，似梦似醒，被动思维，伴头晕头昏，目涩酸困，心烦口苦，腰困腰痛，月经量多，舌淡红，有裂纹，苔薄白，脉细。辨为肾阴不足、心阳上亢之证。治以滋肾益阴，潜阳安神。处方：山茱萸20克，炒枣仁20克，茯神20克，桑椹10克，枸杞子10克，柏子仁10克，远志10克，合欢皮10克，夜交藤10克，煅龙骨20克_{先煎}，煅牡蛎20克_{先煎}，珍珠母20克_{先煎}，磁石20克_{先煎}，怀牛膝10克，生白芍20克，朱砂0.6克_冲。6剂水煎服。

2005年3月21日二诊。药后不知，唯腰困好转，每晚仍睡三至四小时，心烦，胆怯易惊，目涩口干，喜凉饮，纳差，舌胖质淡苔薄黄，脉细弦。此心肾不交证，治当泻心火，滋肾阴，交通心肾，镇静安神。治以黄连阿胶汤加减：黄芩10克，黄连10克，阿胶10克_{烊化}，生白芍10克，炒枣仁20克，茯神20克，远志10克，合欢皮10克，肉桂6克，朱砂0.6克_冲，鸡子黄1枚_{冲服}。6剂水煎服。

2005年3月28日三诊。药后被动思维有减，但每晚仍只睡三至四小时，头昏乏力，心慌心悸，胆怯易惊，心烦易躁，目涩口干，舌淡红苔薄黄，脉弦细。肝血不足，虚热上扰，治以清热除烦，养血安神。治以酸枣仁汤加味。处方：炒枣仁20克，柏子仁10克，合欢皮10克，远志10克，茯神20克，川芎10克，山茱萸10克，知母10克，珍珠母20克_{先煎}，煅龙骨20克_{先煎}，煅牡蛎20克_{先煎}，朱砂0.6克_冲。6剂水煎服。

2005年4月4日四诊。睡眠好转，每晚可睡六小时左右，且一觉至天亮，心慌心悸已安，但觉心烦，头昏重胀热，腰困，舌微红，苔薄，脉弦细。查：血压150/96mmHg，此乃肝肾不足，虚阳上越，治疗当遵前法，另加平肝潜阳。处方：炒枣仁20克，柏子仁10克，山茱萸10克，茯神20克，远志10克，川芎10克，知母10克，合欢皮10克，煅龙骨30克_{先煎}，珍珠母20克_{先煎}，牡丹皮10克，钩藤10克_{后下}，怀牛膝10克，生白芍20克，朱砂0.6克_冲，炙甘草10克。6剂水煎服。

按：《景岳全书·不寐》曰："不寐证虽病有不一，然唯知邪正二字则尽之矣。盖寐本乎阴，神其主也，神安则寐，神不安则不寐。其所以不安者，一由邪气之扰，一由营气不足耳。有邪者多实证，无邪者皆虚证。"本案四诊合参，知为虚也。肾阴不足，不能上奉于心，水不济火，心阳独亢，热扰神明，神志不宁，故而不寐。阴血亏虚，心失所养，胆怯易惊，失眠健忘。治疗滋阴清热，安神宁心为法，先后予黄连阿胶汤，酸枣仁汤加减化裁，随症取舍，使水火既济，阴阳平衡，气血调和，则心血得养，神自能安矣。

验案四 患者，女，63岁。就诊于2002年3月10日。患者舌疼痛难忍

9个月余，每于夜间十二时后加重，伴两目干涩，口唇干裂，大便秘结，舌红苔少欠津，脉弦细。当地医院诊断为：舌炎。余在初诊时辨为心火内盛之证，拟导赤散加减，药后前症未消，二诊、三诊又以莲子清心饮为主方加减化裁治疗，收效甚微。

四诊时，前述症状未变，又细问其病情，得知患者自发病以来，经常心烦失眠，头晕耳鸣，于是辨为肾阴不足、心火亢盛、心肾不交之证，治以滋阴清热降火。处方：黄连10克，黄芩10克，生白芍10克，阿胶10克烊化，鸡子黄2枚兑服，肉桂6克，生地黄10克，炙甘草6克。6剂水煎服。

五诊，服上药后舌痛顿减，其他症状均有所缓解，继服上方10余剂而愈。

按：经曰："舌为心之苗窍"，心阴虚，阴不制阳而致心火炽盛，心火上炎则见舌痛；火为阳邪，易耗津液，故见两目干涩、口唇干裂、大便秘结等津液不足之症；舌红苔少欠津，脉弦细亦为阴虚火旺。初诊及二诊、三诊中，患者均以上述症状为主，故以导赤散、莲子清心饮为主方加减治疗，只因补肾水不足而致疗效不佳。四诊中余根据心烦失眠、头晕耳鸣等肾阴亏虚之症，辨证为心肾不交，改方用黄连阿胶汤清心火、滋肾水以交通心肾；方中又入肉桂引火归元，与黄连共用以取交泰丸之意，使心神得安；生地黄增强滋阴之力；炙甘草调和诸药。诸药共用，使水火既济、心肾相交，诸症减轻。五诊时守方6剂，以巩固疗效而痊愈。

验案五 一老妪，年逾花甲，前阴部发冷两年余，自觉常有如风吹之感，入夏尤甚。曾在当地某医院做膀胱镜检查，未见任何异常，妇科检查亦无异常。两年来服中药400余剂，耗资千余元，竟无寸功。

于1987年8月16日邀余为其诊治。自述近半年来，前阴部发冷，日渐加重，时值炎热盛夏，仍以重棉裹身，并伴心烦失眠，腰困乏力，小便频数量少，舌尖红赤起刺，苔薄略黄，脉细弦。索其前服之方，尽为附子、鹿茸等温阳补肾之品。余思之良久，乃辨为水火失济、心肾不交之证，治以泻南补北、滋阴泻火之法。处以黄连阿胶汤加味：黄连10克，黄芩6克，阿胶10

克_{冲服}，鸡子黄 2 枚_{兑服}，生白芍 10 克，肉桂 6 克。6 剂水煎服。

1987 年 8 月 22 日二诊。服上药后，心烦顿减，睡眠转佳，阴冷明显减轻，小便次数减少，仍腰困乏力，舌尖略红，苔薄白，脉弦。原方继服 6 剂。

1987 年 8 月 29 日三诊。服上药后，阴部已不发冷，唯腰部仍觉困痛，其后又以肾气丸，服数日而愈。

按：肾属水，位居下焦；心属火，位居上焦。正常情况下，肾阴上济于心，与心阴共同滋养心阳，使心火不亢；心火下归于肾，与肾阳共同温暖肾阴，使肾水不寒，即为心肾相交，水火既济。该患者心烦失眠，腰困乏力，小便频数量少，舌尖红赤起刺，苔薄略黄，脉细弦，实为肾阴不足，水不济火，而致心火独亢之心肾不交证。因心火炎上，不能下归于肾，而使上热者自热，下寒者自寒，而成水火阴阳格拒之势。故见心火上扰心神之心烦失眠，因火不归元，前阴部发冷，小便频数。治用黄连阿胶汤，滋阴泻火，使心肾相交，水火既济；妙在少加肉桂，不但温补肾阳，亦可引火归元。其后以肾气丸善后，以取《黄帝内经》阴病治阳之意也。

验案六　杜某某，女，66 岁，2005 年 3 月 17 日初诊。患者口干一年余，午后尤甚，说话多时口干益重，舌干涩如木，入夜口干加重，心烦眠差，大便干结，二至三日一行，小便如常，舌红苔少欠津，脉细数，化验空腹血糖 12.93mmol/L。辨为阴虚火旺证，治以滋阴降火。处黄连阿胶汤加减：黄连 10 克，黄芩 10 克，生白芍 10 克，鸡子黄 2 枚，阿胶 10 克_{烊化}，生地黄 10 克，天花粉 20 克，沙参 10 克，麦冬 10 克，升麻 6 克，炙甘草 10 克，火麻仁 30 克。6 剂水煎服。

2005 年 3 月 23 日二诊。服上药后，口干明显缓解，心烦除，眠转佳，大便仍干，二至三日一行，舌红减轻，脉细小数。上方加生大黄 10 克_{后下}，6 剂水煎服。

2005 年 3 月 30 日三诊。服上药后，口干已除，大便正常，日行一次，于 2005 年 3 月 28 日化验空腹血糖 6.7mmol/L，其后又以六味地黄汤调理数剂，病情一直稳定。

按：本案患者，口干乃因阴液亏乏，津不上承所致。口干尤以入夜为甚，且伴心烦眠差，大便干结，舌红苔少欠津，脉细数，此乃阴虚津液不足，阴亏于下，火亢于上，水火不济。治疗用黄连阿胶汤滋阴泻火、泻南补北。加火麻仁、大黄润肠通便，导热下行，酌加小量升麻，以升津液，使浊降清升，斡旋其中。（《基础医学论坛》2005 年第 6 期第 533 页）

八 凉血消风散的临床应用

凉血消风散乃《朱仁康临床经验集》中所载之方，是由消风散加减化裁而来。该方由生地黄、当归、荆芥、蝉蜕、苦参、白蒺藜、知母、生石膏及生甘草组成。方中当归、生地黄养血活血，滋阴润燥；荆芥、蝉蜕疏风透表；白蒺藜、苦参，清热燥湿止痒；知母、生石膏清热泻火，滋阴润燥；生甘草调和诸药。全方功在凉血消风清热，主治由于血热生风，风燥引起的湿疹性皮炎、荨麻疹、玫瑰糠疹等。

验案一 患者，男，9 岁。2001 年 4 月 3 日初诊。其母代述，自出生后全身泛起湿疹至今，反复发作，视其皮肤局部呈暗褐色，表面粗糙伴瘙痒，但无糜烂渗出。西医诊断为：慢性湿疹性皮炎。经多方医治疗效不显著。患者近日症状加重，瘙痒难忍，结痂连片，此起彼伏，故来我门诊治疗。症见口干，舌红苔薄黄，脉沉弦。辨为阴虚血热、湿毒浸淫之证，处以第一方：当归 10 克，生地黄 10 克，蝉蜕 10 克，荆芥 10 克，防风 10 克，苍术 10 克，苦参 10 克，白鲜皮 10 克，陈皮 10 克，蛇床子 15 克_{包煎}，地肤子 15 克_{包煎}，益母草 10 克，生甘草 10 克。6 剂水煎内服。第二方：黄柏 20 克，苦参 20 克，蛇床子 20 克，地肤子 20 克，百部 20 克，川椒 20 克。3 剂水煎外洗。

2001 年 4 月 10 日二诊。服上药兼外洗后，疹退，瘙痒减轻，全身皮损开始恢复，续服下方以巩固疗效。处以第一方：当归 10 克，生地黄 10 克，蝉蜕 10 克，荆芥 10 克，防风 10 克，苦参 10 克，苍术 10 克，土茯苓 10 克，白鲜皮 10 克，陈皮 10 克，蛇床子 15 克~包煎~，地肤子 15 克~包煎~，牡丹皮 10 克，生甘草 10 克。6 剂水煎内服。又守初诊第二方 3 剂外洗。

服用上药后，瘙痒止，皮损好转，故停外用洗剂，守二诊时的第一方，服药 20 剂而病愈。

按：慢性湿疹，属中医"浸淫疮"之范畴，是由湿热毒邪壅滞而成。湿性重着黏滞，湿邪偏胜，蕴于肌表则发为湿疹。本病辨证属阴虚血热湿毒所致，故治宜滋阴除湿，凉血润燥，使湿祛而阴复，血热自平。在凉血消风散基础上随病证加减而用，同时配以外用洗剂，加强止痒之功，标本兼治，故能收以显效。

验案二 患者，男，36 岁。于 1998 年 4 月 24 日初诊。患者自述每于饭后或大量饮水后即全身瘙痒，继而出疹如豆，甚则融合成片，高出皮肤。如此反复发作数年，经多方诊断为：慢性荨麻疹，予以多种抗过敏药及维生素制剂，初服时有效，但连续服用数日则无效。近日发作较剧，渐至失眠，遂就诊于我门诊。刻下症见：患者全身瘙痒剧烈，抓痕累累，多处皮下略有色素沉着。项后及束腰之处，有新鲜搔伤，局部融合成片，疹色赤红，轻度水肿，有渗出，并不时以手搔抓。每日饭后及饮水出汗后即出疹一次，经搔抓或解衣受凉后减轻。观其舌质红，苔少，脉沉数。此乃血虚风热之证，治以养血疏风，清热除湿，处方：生地黄 10 克，当归 10 克，蝉蜕 10 克，荆芥 10 克，防风 10 克，苦参 10 克，苍术 10 克，白鲜皮 10 克，陈皮 10 克，蛇床子 15 克~包煎~，地肤子 15 克~包煎~，生石膏 20 克，黄芩 10 克，柴胡 10 克，五倍子 10 克，生甘草 10 克。5 剂水煎服。

1998 年 5 月 1 日二诊。患者服上药后出疹控制，瘙痒减轻。遂以上方略事加减，先后服药共 20 余剂而病愈。另嘱患者忌食油腻辛辣之品，并处滋阴健脾之方以善后，随访一年未复发。

按：该患者素体血虚，复感风热，风热之邪侵袭人体与湿热相搏结，外不能透达，内不得疏泄，郁于肌肤腠理之间，发而为疹。风性善行而数变，风胜则动，故痒自风来，因而每发则瘙痒剧烈难忍，并于搔抓或解衣取凉则疹自回。风热之邪与湿热相合，易伤人阴血，故治以养血疏风、清热除湿之法，方用凉血消风散加味，标本同治。以凉血消风散清热凉血消风，同时，方中加入防风配荆芥，以增强祛风之力；苍术清热利湿；蛇床子、地肤子清热利湿、祛风止痒；白鲜皮清热燥湿祛风；黄芩清血中之伏热；柴胡辛凉解表清热，祛半表半里之邪；五倍子解毒敛疮，收湿消肿。全方共用使血虚得养，风热得清，湿热得除，诸症祛除而自愈。

验案三 患者，女，54岁，2002年9月19日就诊。患者4个月前无明显诱因出现全身皮肤瘙痒，抓搔后未见出疹。曾就诊当地医院，诊断为：老年性皮肤瘙痒症，并给予扑尔敏等抗过敏药物，服药后痒减，但停药即复发，持续4个月未愈。询问患者睡眠差数年，有汗出、怕风等症。诊为血虚生风生燥，治以养血祛风，处方：当归10克，生地黄10克，蝉蜕10克，荆芥10克，防风10克，苦参10克，苍术10克，白蒺藜10克，白鲜皮10克，陈皮10克，蛇床子15克_{包煎}，地肤子15克_{包煎}，炙甘草10克。6剂水煎服。

2002年9月27日二诊。患者服上药6剂后，瘙痒明显减轻，故守方又服12剂而告愈。

按：该患者年逾五旬，肾精不足，精血同源，精亏则血亦亏，故其皮肤瘙痒、眠差均为血虚而致。血虚不能荣养肌肤，肌肤失于濡润，并血虚生风生燥，逗留肌肤则发为皮肤瘙痒。因此治以养血祛风为主，方用凉血消风散加减以滋阴养血，祛风止痒而收效，

验案四 患者，女，23岁。就诊于2001年12月30日。患者两股内侧皮肤发红瘙痒，压之褪色，不高出皮面，无丘疹，无脱屑。于冬季加重，夏季减轻。行经期间皮损部位肤色正常，略有痒感，经净后则又出现局部发红，

且瘙痒加重，伴见牙龈出血，身燥热，纳差，心烦，睡眠不佳，手足心发热，舌红苔白，脉细数。余诊为血热生风证，治以清热凉血，消风止痒，处方：生地黄 10 克，当归 10 克，蝉蜕 10 克，防风 10 克，荆芥 10 克，白蒺藜 10 克，白鲜皮 10 克，生白芍 10 克，牡丹皮 10 克，玄参 10 克，紫草 10 克，地肤子 15 克_{包煎}，蛇床子 15 克_{包煎}，陈皮 10 克，生甘草 10 克。6 剂水煎服。就诊时已是经后 4~5 天。

二诊：服上药后，皮肤发红部位较前明显变淡，且瘙痒减轻，但仍身燥热，牙龈出血，根据"效不易方"的原则，故主方不变，随证略做加减，处方：生地黄 10 克，当归 10 克，蝉蜕 10 克，防风 10 克，荆芥 10 克，白蒺藜 10 克，白鲜皮 10 克，生白芍 10 克，牡丹皮 10 克，丹参 10 克，玄参 10 克，紫草 10 克，地肤子 15 克_{包煎}，蛇床子 15 克_{包煎}，地骨皮 10 克，生甘草 10 克。服药 6 剂后瘙痒止，皮肤基本正常，身燥热减，无其他不适，为巩固疗效，原方继服 6 剂而病愈。

按：该患者素体血热有风，故见皮肤发红瘙痒，而经行之际热随血泻，可暂安一时，故肤色接近正常而痒轻，但终因风热之邪未彻底清除，故经后复发。其又伴虚热之证，因而治宜养阴清热凉血、消风止痒之法，方用凉血消风散加诸养阴清热之品而收效。

验案五 患者，男，75 岁。于 2005 年 3 月 1 日初诊。该患者因汗后当风，患"神经性皮炎"多年，经多方治疗，屡屡复发，难以痊愈，故前来我门诊部就诊。刻下症见：局部皮肤瘙痒难忍，每当日暮就开始瘙痒，直至抓破流血，方可罢休，后腰部及头部严重，有抓破痕迹，每晚因痒而难以入睡。见舌红，苔白腻，脉弦数。诊为风动血热，处方一：当归 10 克，生地黄 10 克，蝉蜕 10 克，荆芥 10 克，防风 10 克，苍术 10 克，苦参 10 克，益母草 10 克，蛇床子 15 克_{包煎}，地肤子 15 克_{包煎}，百部 10 克，牡丹皮 10 克，生甘草 10 克。6 剂水煎服。处方二：苦参 30 克，黄柏 30 克，蛇床子 30 克，地肤子 30 克，川椒 30 克，枯矾 30 克。3 剂外洗。

2005年3月8日二诊。服上方后痒大减，但眠差，舌红苔白，脉弦大。故又以上一方加乌梅10克，6剂水煎服。二方加土茯苓20克，五倍子20克，3剂水煎外洗。

2005年3月17日三诊。药后瘙痒基本消除，睡眠好转，舌淡，苔白，脉微弦。处以：当归10克，生地黄10克，蝉蜕10克，蛇蜕10克，苦参10克，苍术10克，荆芥10克，防风10克，益母草10克，蛇床子15克_{包煎}，地肤子15克_{包煎}，百部10克，牡丹皮10克，炙甘草10克，浮小麦20克，蒲公英20克，黄柏10克。6剂水煎服。因痒不甚，故停外用药。药后痒止痊愈。

按：该患者因汗出当风而致病，日久风入血络而化热，故见舌红，脉弦数。治用凉血消风散加减，并配以外用止痒之剂而治愈。

余多年临床实践，发现原方中生石膏、知母性寒凉，用之易使患者出现腹泻、便溏之症，故往往单用一味生石膏，或易用他药以清热凉血，亦可取效。（《基础医学论坛》2005年第7期第628页）

九　柴胡桂枝干姜汤的临床应用

柴胡桂枝干姜汤见于《伤寒论》第147条："伤寒五六日，已发汗而复下之，胸胁满、微结，小便不利，渴而不呕，但头汗出，往来寒热，心烦者，此为未解也，柴胡桂枝干姜汤主之。"本方是由柴胡、黄芩、桂枝、干姜、牡蛎、天花粉、炙甘草七味药组成，张仲景原意是用来治疗伤寒发汗误治后，邪气入于少阳兼痰饮内结之证。故可见胸胁满结、小便不利、往来寒热、渴而不呕等症。方中以柴胡、黄芩清解少阳经腑之邪热；桂枝、干姜、炙甘草振奋中阳，温脾散寒，通阳化阴；牡蛎软坚散结，天花粉生津除烦，两者并用能逐饮散结。诸药共奏疏肝解郁、温寒通阳、散结化饮之功，实有小柴胡汤与理中汤合方之义，余在临床常用本方治疗慢性肝炎、糖尿病、肠炎等病。

验案一　患者，男，22岁，2002年11月7日诊。患慢性乙型肝炎两年，缠绵不愈，化验乙肝三系统为"大三阳"，服中药清利肝胆之剂及肝泰乐、齐墩果酸、复合维生素B等保肝辅助治疗，病情比较平稳，唯转氨酶仍高于正常。最近患者出现右胁肝区胀痛，小腹憋胀不适，口苦咽干，小便黄，大便不成形，精神不振，饮食欠佳。经复查，ALT 128，TTT 10，表面抗原（＋），e抗原（＋），核心抗体（＋）。舌苔白滑，脉弦缓，辨为肝胆郁热，兼脾虚寒证，治疗疏肝温脾，肝脾同治，以柴胡桂枝干姜汤加减，处方：柴胡10克，黄芩10克，干姜10克，天花粉15克，生牡蛎20克_{先煎}，川楝子10克，延胡索10克，生白芍15克，炙黄芪10克，党参10克，炙甘草10克，三棱6克，莪术10克。6剂水煎早晚饭后服，忌食生冷辛辣之物。

患者复诊，服上药后，右胁胀痛诸症明显减轻，精神好转，遂守方加减，以巩固疗效。处方：柴胡10克，桂枝10克，干姜10克，天花粉20克，生牡蛎20克_{先煎}，生白芍20克，炙甘草20克，川楝子10克，延胡索10克，片姜黄10克，郁金10克，丹参20克，炙黄芪10克。连服20余剂，诸症消除。于12月4日查肝功：ALT 57，TTT 6，表面抗原：（＋），e抗体（＋），核心抗体（＋），转为"小三阳"，嘱患者继服上方月余，以巩固疗效。一年后随访，患者肝功能已正常，身体无任何不适。

按：在慢性肝胆病疾患中，由于长期服用黄芩、茵陈等苦寒清利肝胆之药，往往导致脾气虚寒而肝脾同病。患者口苦咽干、小便黄为少阳肝胆郁热；小腹憋胀、大便溏薄、苔白滑为太阴脾虚寒盛，且脉弦缓，弦属肝胆，缓为太阴，证属肝脾同病。故选用柴胡桂枝干姜汤清肝热、温中阳，另加川楝子、延胡索、丹参以行气活血消胀痛。因体虚少加黄芪、党参肝脾同治，因而能得心应手。对于肝病，首先要辨明气分和血分，病在血分者，当养血调血，病在气分者，当分其属寒属热，今人但知清肝泄肝，一见肝病，屡用清泄，实有治偏之嫌。

验案二　患者郭某，男，67岁，2002年10月31日就诊。患者为2型糖尿病数年，一直注射胰岛素治疗，生活正常，无明显不适。近日突然感觉全身明显不适，精神欠佳，易饥，夜尿多，盗汗，身痒，咽干舌燥，口淡无味，手足不温，测餐后2小时血糖为13.2mmol/L，经胰岛素加量治疗，血糖难以下降，且全身症状不减，遂求诊于中医调理。查患者舌红苔白，脉沉缓，辨为阳郁津亏、脾寒气衰之证，拟柴胡桂枝干姜汤加减，处方：柴胡10克，黄芩10克，桂枝10克，干姜6克，西洋参10克另煎，天花粉20克，生牡蛎20克先煎，炙甘草10克，厚朴花10克，葛根15克，生黄芪10克。6剂水煎，早晚饭后服，嘱患者继用原量胰岛素。

二诊时，患者感觉身体明显轻松，诸症亦减，手足温，精神佳，测餐后2小时血糖，已降到6.0mmol/L，嘱患者减少胰岛素量，守上方加减巩固疗效。处方：柴胡10克，桂枝10克，干姜5克，黄芩10克，天花粉20克，西洋参10克另煎，生牡蛎20克先煎，葛根10克，炙甘草10克，炙黄芪15克，丹参10克，五味子10克。又连服18剂，诸症消失，之后患者以小量胰岛素控制血糖，病情一直平稳。

按：患者易饥，咽干舌燥，口淡无味，盗汗等，均为少阳枢机不利、水道不畅，且因阳郁生热而致津亏。故以柴胡、黄芩、天花粉、牡蛎疏解少阳，清热生津。脾胃气衰，不能温养四末，故手足不温，脉沉缓，用桂枝、干姜、黄芪温补脾阳，以实卫阳之气。加葛根、丹参、西洋参是取祝谌予先生治糖尿病之经验，以补气养阴活血，故收效甚佳。（《基础医学论坛》2005年第8期第729页）

十 归脾汤的临床应用

归脾汤是临床常用的一张名方，出自宋代严用和《济生方》一书。此方由黄芪、人参、白术、茯神、龙眼肉、酸枣仁、木香、甘草、生姜、大枣等十味药组成，在明代薛己《校注妇人良方》中又补入当归、远志，共成十二味药，临床主要用于心脾两虚及脾不统血所致之心悸怔忡、失眠健忘、妇女月经提前、量多等症。方中之人参"补五脏，安精神，定魂魄"，可补气、生血、养心益脾；黄芪、白术、甘草、姜、枣益气补脾；当归、龙眼肉养血；茯神、酸枣仁宁心安神；远志以交通心肾而安志宁心；木香理气醒脾，以防益气补血之药滋腻滞气。故本方为养心益脾、气血双补之方，亦即益气与养血相融之剂，临床可用于治疗神经衰弱、贫血、子宫功能性出血、血小板减少性紫癜等病。

验案一　患者，女，40 岁，2003 年 4 月 1 日就诊。患者近来出现心慌、失眠、梦多易醒，伴头闷健忘、腰困，月经提前，晨起两眼睑肿胀，身体倦怠，饮食尚可，大小便正常。舌淡苔薄白，脉细缓，血压 90/60mmHg，心电图正常。辨为心脾两虚证，拟归脾汤加减。处方：炙黄芪 10 克，党参 10 克，炒白术 10 克，当归 10 克，茯神 20 克，远志 10 克，炙甘草 10 克，炒枣仁 20 克，木香 10 克_{后下}，龙眼肉 10 克，生姜 10 克，大枣 5 枚，山茱萸 10 克，枸杞子 10 克。6 剂水煎早晚饭后服，忌食生冷辛辣油腻之物。

服上药 6 剂后，睡眠明显改善，精神好转，心慌偶发一次，余症除。原方加生白芍 10 克，砂仁 10 克_{后下}，又服 18 剂，诸症尽消而病愈。

按：心主血，脾为气血化生之源，心脾亏虚，血不养心，神不守舍，故见失眠多梦，心悸，健忘。气血亏虚，不能上奉于脑，清阳不升，则头闷，全身倦怠，眼肿胀。月经提前，亦为脾虚之症，故选归脾汤益气补血，健脾养心。

验案二　患者，女，20 岁，学生。2002 年 10 月 10 日初诊。一周前出现脱发，且逐渐加重，患者自述近日饮食不佳，睡眠差，精神不振，大小便如常，舌淡脉细。辨为气血两虚、血虚生风之证，拟归脾汤加减。处方：当归 10 克，太子参 10 克，炒白术 10 克，炙黄芪 10 克，炙甘草 10 克，茯苓 10 克，木香 10 克_{后下}，龙眼肉 10 克，何首乌 10 克，黑芝麻 10 克，荆芥穗 10 克，柴胡 10 克，麦冬 10 克，防风 10 克，大枣 5 枚，生姜 10 克。6 剂水煎，早晚饭后服，忌食生冷辛辣油腻之品。

患者复诊，服上药6剂，脱发减少，纳呆、眠差诸症基本消失，精神饮食亦明显改善，继予养血润燥祛风之剂，巩固疗效，处方：当归10克，生地黄10克，川芎10克，麦冬10克，茯苓10克，何首乌10克，黑芝麻10克，桑椹10克，荆芥穗10克，防风10克，太子参10克，炙甘草10克，升麻6克。又服12剂，脱发止，其病告愈。

按：肾藏精，其华在发，肝藏血，发为血之余，而精血相生，精足血旺，则毛发繁茂润泽，故头发的生机根源于肾，而头发润养来源于血。患者因学习紧张，思虑过度，劳伤心脾，暗耗阴血，血虚生燥生风，故不能润养而脱发。以归脾汤健脾生血，少加祛风之品而病愈。

验案三　患者，女，30岁，2003年11月20日就诊。患者两个月前，因流产后出现头晕、恶心、全身乏力，一周前曾昏倒一次。经查：红细胞偏低，心电图正常，期间服西药效不佳，故就诊中医。患者自述，头晕非常明显，稍有恶心，严重时天旋地转，遇劳加重，且伴睡眠不佳，多噩梦，食差健忘，身软无力，面色苍白，舌淡苔白，脉细弱。辨为气血两虚证，给予归脾汤加减：炙黄芪20克，太子参10克，炒白术10克，当归10克，炙甘草10克，茯神10克，远志10克，酸枣仁20克，木香10克_{后下}，龙眼肉10克，柴胡10克，升麻6克，阿胶10克_{烊化}，生姜10克，大枣5枚。6剂水煎饭后服，忌食生冷辛辣油腻等食物。

复诊自诉服药后头晕明显减轻，精神好转，按上方又服12剂，患者头晕消失，饮食增加，但仍感到疲乏无力，因患者不愿服药，嘱其注意休息，加强营养，后随访现已完全康复。

按：患者流产耗伤气血，以致气血两虚。气虚则不升，血虚则失养，故见头目眩晕，且遇劳加重。血不养心则眠差健忘，身软纳呆，面色苍白，舌淡苔白，脉细弱，均为气血两虚之象，选用归脾汤益气健脾，助气血生化之源，且有补血养心安神之功；少加柴胡、升麻升清阳降浊阴，取李东垣补中益气之意。

验案四　马某，女，34 岁，2005 年 8 月 23 日初诊。失眠多梦一年余，每晚最多可睡 3 小时，且似睡似醒，多梦，心慌易惊，伴头晕目眩，脱发，体倦乏力，月经提前，量多色红，舌淡苔薄，脉沉细弦。辨为气血两虚、心失所养之证，治以补益气血，养心安神。拟归脾汤加减：当归 10 克、小红参 10 克、炒白术 10 克、炙黄芪 15 克、炙甘草 10 克、茯神 20 克、炒枣仁 10 克、木香 10 克_{后下}、龙眼肉 10 克、远志 10 克、海螵蛸 20 克、大枣 5 枚、生姜 3 片、升麻 6 克、阿胶 10 克_{烊化}。6 剂水煎服。

2005 年 9 月 8 日二诊。药后睡眠好转，但因近日感冒停药十余日，刻诊：眠差，心烦，口干，舌淡红苔薄白，脉细。处方：当归 10 克、生地黄 10 克、西洋参 10 克、炙甘草 10 克、龙眼肉 10 克、茯神 20 克、远志 10 克、炒枣仁 20 克、木香 10 克_{后下}、砂仁 10 克_{后下}、柴胡 10 克、黄芩 10 克、栀子 10 克。6 剂水煎服。药尽眠安，精神转佳，心慌心烦失，脱发止而告愈。

按： "气为血帅，血为气母"。今心悸易惊，失眠多梦，乃神无所依，心无所养。气虚摄纳无权而月经提前量多；气随血脱，每致倦意更甚；阴血亏虚，清窍失养，故而头晕目眩，脱发。治疗用归脾汤加减，以益气养血，气升血旺，则心有所主，神有所安。然 6 剂药尽，患者口干心烦，症见热象，概因补药温燥有余，故易小红参为西洋参，去黄芪、升麻升阳之势，加生地黄、黄芩、栀子清热凉血之力，双补气血而瘥。

验案五　患者，女，43 岁，2002 年 9 月 17 日就诊。患者为血小板减少性紫癜三个月余，一直服西药激素治疗，症状已缓解，开始减服激素，现仍见牙龈出血，全身疲困乏力，偶有心慌，饮食不佳，睡眠可，查血小板为 $9.1×10^9/L$，舌淡苔薄白，脉细弱。辨为气血亏虚、气不摄血证，给予归脾汤加减。处方：炙黄芪 15 克、炒白术 10 克、党参 10 克、炙甘草 10 克、木香 10 克_{后下}、阿胶 10 克烊化, 龙眼肉 10 克, 茯神 20 克, 炒枣仁 20 克, 三七 6 克冲服, 侧柏炭 20 克, 血余炭 10 克, 大枣 5 枚。6 剂水煎饭后服。

2002 年 9 月 24 日复诊。服药后患者精神好转, 仍见牙龈出血, 上方加减, 又服 30 余剂, 牙龈出血止, 精神明显好转, 且已停服西药, 嘱患者继服 10 余剂, 以巩固疗效, 其后随访, 患者病愈如常人。

按: 血之生化在脾, 血之统摄亦在脾, 生而不统, 其血外溢, 统而无生, 则无物可统。归脾汤健脾养心, 益气摄血。脾气健旺, 血自然不会溢出脉外, 加三七、侧柏炭、血余炭以加强止血作用。

验案六 张某, 女, 33 岁, 2006 年 1 月 3 日初诊。产后五十余天, 恶露不净, 自服人参健脾丸、归脾丸不效, 遂来我处求治。自述产后阴道不规则出血, 淋漓不断, 色红量多, 时夹血块。五天前曾在他处服中药 (药物不详), 阴道内流出蛋黄大小块状物, 但仍出血不止。伴小腹疼痛, 腰困乏力, 面色不华, 头晕目眩, 心慌, 二便常, 舌淡红, 苔薄白, 脉细涩。辨为瘀阻胞宫、气血亏虚证。治以活血化瘀, 益气养血。处以生化汤加味: 当归 10 克, 川芎 10 克, 桃仁 10 克, 炮姜 10 克, 益母草 10 克, 红花 10 克, 牡丹皮 10 克, 三七粉 3 克冲, 炙甘草 10 克, 黄酒 1 盅。5 剂水煎服。

2006 年 1 月 10 日二诊。服上药 2 剂, 恶露出血量增多, 连服药 5 剂后, 出血停止, 小腹疼痛亦除, 但仍感头晕目眩, 心慌, 腰困乏力, 舌淡红, 苔薄白, 脉略细。辨为心脾气血亏虚, 治以益气养血, 补益心脾。处以归脾汤加减: 生黄芪 10 克, 炒白术 10 克, 太子参 10 克, 当归 10 克, 茯神 10 克, 远志 10 克, 炒枣仁 10 克, 龙眼肉 10 克, 木香 10 克后下, 炙甘草 10 克, 生姜 3 片, 大枣 5 枚。6 剂水煎服。

2006 年 1 月 17 日三诊。服上药后, 头晕、目眩、心慌诸症好转, 同时面部及口唇泛红, 舌淡红, 苔薄白, 脉亦复常。

按: 产后 "多虚多瘀", 本例患者, 因瘀血阻滞、血不归经而引发恶露不绝，且出血量多夹有血块，并伴小腹疼痛。因长时间出血，气随血脱，而见面色无华，头晕目眩，脉细。因产后百节空虚，加之长时间出血，而致气血亏虚。治疗先用生化汤加味，活血祛瘀止血，即"通因通用"之法，待瘀去血止后，复以归脾汤补益心脾，使气复血生而病愈。

验案七　白某某，女，51 岁，山西左云县人，2006 年 12 月 14 日初诊。一年前，因月经淋漓不断，就诊于市某医院，经 B 超检查，提示：在子宫前壁可探及约 2.4cm×2.7cm 左右的低回声结节，边界清晰，回声均匀，诊断为：子宫肌瘤，并建议手术治疗。患者拒绝手术治疗，经人引荐，于我处就诊。一年来，经血非时而下，且淋漓不尽，就诊时已出血四十余日，量时多时少，色淡红，夹有血块。伴腰困乏力、头晕心悸等症。望其面色不华，口唇色淡，舌淡苔薄白，脉沉细弱。辨为气虚兼瘀血之证。治以益气养血，兼化瘀止血。处方：炙黄芪 20 克，炒白术 10 克，党参 10 克，炙甘草 10 克，茯苓 10 克，升麻 6 克，阿胶 10 克烊化，蒲黄 20 克另包炒，地榆炭 20 克，棕榈炭 20 克，三七粉 6 克冲，艾叶炭 10 克，海螵蛸 20 克。6 剂水煎服。

2006 年 12 月 21 日二诊。服上药后，出血量明显减少，但仍腰困乏力，舌脉同前，上方略予加减。处方：炙黄芪 25 克，炒白术 10 克，党参 10 克，炙甘草 10 克，升麻 10 克，柴胡 10 克，阿胶 10 克烊化，蒲黄 20 克炒，桑椹 10 克，枸杞子 10 克，焦杜仲 10 克，生白芍 10 克，陈皮 10 克，地榆炭 20 克，棕榈炭 20 克，三七粉 6 克冲，艾叶炭 10 克，海螵蛸 20 克，煅龙牡各20 克先煎。10 剂水煎服。

2007 年 1 月 1 日三诊。服上药后，出血已止，头晕心悸诸症缓减，仍以腰困最著，舌转淡红，苔薄白，脉略细弱。于上方加减：炙黄芪 20 克，炒白术 10 克，党参 10 克，炙甘草 10 克，茯苓 10 克，升麻 6 克，阿胶 10 克烊化，蒲黄 20 克炒，桑椹 10 克，枸杞子 10 克，生杜仲 10 克，焦三仙各10 克。6 剂水煎服。

2007 年 1 月 11 日四诊。患者自述，三次服药后，出血已无，精神转佳，唯白带量多，于昨日到某医院进行下腹部 B 超检查，显示子宫肌瘤已消失。

随后处当归芍药散加减，调肝理脾，以善其后。处当归 10 克，川芎 10 克，生白芍 20 克，炒白术 10 克，茯苓 10 克，泽泻 10 克，牡丹皮 10 克，青皮 10 克，败酱草 10 克，蒲公英 20 克，丹参 10 克，三七粉 10 克冲服。6 剂水煎服。

按：子宫肌瘤，属中医的癥瘕范畴，乃因瘀血阻滞胞宫所成。瘀血阻络，血不归经，遂成崩漏。经云："气为血帅""血为气母"，月经淋漓日久，失血耗气，进而气虚，统摄无权，加重出血，以至久漏不止。本案患者，年过七七，天癸将竭，却崩漏不止，虽然西医诊断子宫肌瘤一症，但根据"抓主症，用主方"的治疗原则，当从止崩漏入手，以补气摄血，而用活血化瘀之法。《医宗金鉴·治诸积大法》："形虚病盛先扶正，形证俱实去病急，大积大聚衰其半，须知养正积自除。"罗谦甫曰："养正积自除，必先调养，使荣卫充实，若不消散，方可议下，但除之不以渐，则必有颠覆之害。"患者因瘀而至漏，因漏而至虚。治在出血之际，故初始重在益气摄血，兼以活血化瘀。用举元煎以补气摄血，加诸活血化瘀之品以止血，另加补肾之品，脾肾双补，终使气固瘀除而收效。本案重在益气养血，活血止漏，使子宫肌瘤消除，看似偶然，实则必然。概气可摄血，亦可行血，正如《素问·调经论》所说："血气不和，百病乃变化而生。"而治疗时，调整气血，即所谓"疏其气血，令其条达，而致和平"（《素问·至真要大论》）。故使癥瘕消而病愈。

验案八 患者血尿三年。九岁时曾患"再生障碍性贫血"，现已治愈。三年前，因睡眠时出现尿血，当地医院诊断为：阵发性睡眠性血尿。现症：尿深褐如酱油色，身体羸弱，面色淡白，精神尚可，时时腰困，头目眩晕。舌淡苔白，脉细弱。实验室检查：尿常规：潜血（+++），血常规：Hb 5g/dL。辨为心脾两虚、肝肾不足证，治以益气养血，滋补肝肾。处以归脾汤加减：黄芪 15 克，炒白术 10 克，西洋参 6 克另煎，当归 10 克，炙甘草 10 克，茯苓 15 克，龙眼肉 10 克，阿胶 10 克烊化，山茱萸 10 克，桑椹 10 克，枸杞子 10 克，陈皮 10 克，木香 10 克后下，大小蓟各 10 克，蒲黄 20 克包煎。6 剂水煎服。

2005 年 10 月 17 日二诊。服上药后，尿色较前好转，诸症有所减轻，气血两虚，宜图缓补，故予下药制成丸剂久服。处方：炙黄芪 200 克，炒白术 100 克，西洋参 100 克，龙眼肉 100 克，茯苓 100 克，阿胶 100 克烊化，木香 100 克后下，砂仁 100 克后下，陈皮 100 克，何首乌 100 克，桑椹 100 克，枸杞子 100 克，炙甘草 100 克，大小蓟各 100 克。上药共研细末，以蜜为丸，每丸 10 克。每日服三次，每次服一丸，饭后白开水送服。

2005 年 12 月 16 日三诊。服上药两月余，精神明显好转，面色红润有光泽，身体转佳，头晕、心悸诸症尽失，小便转清，化验尿常规：潜血（－），血常规：Hb 11g/dL。舌淡红，苔薄，脉稍弱，唯行经时稍感腰困，其病告愈。

按：患者长期血尿，伴身体羸弱，面色淡白，时时腰困，头目眩晕，舌淡苔白，脉细弱，诸般见证，为脾不统血、肾虚不固之证。经云"气为血帅""血为气母"，《难经·二十二难》说"血主濡之"。血虚则心悸，多梦易惊，面色淡白，头晕眼黑，脉细；气虚，一则生血无力，二则统血无权，致血离常道，妄行脉外，如是血虚益虚，气随血脱，气虚日甚。治疗当强气血生化之源，方为治本之法，处以归脾汤为主，补益心脾，益气摄血，以治病求本。一诊时加大小蓟、生蒲黄，收敛止血，乃"急则治标"之义。俾出血止，再图缓补。案中补益气血之时，始终兼顾补肾益精，乃因精血同源，精血互生焉。

验案九 梁某某，女，34 岁，公司行政人员，2019 年 9 月 19 日初诊。患者产后哺乳一年余，夜寐欠佳，自述因工作忙碌致精神紧张，一周前发现枕后脱发，有如钱币大小，无痛稍痒。遂来求治中医。患者脱发之外，常伴心慌失眠、神情恍惚、头晕目眩、面色不华、神疲乏力、纳呆不食诸症。辨为气血两虚证，治以益气、养血、生发，处方：炙黄芪 20 克，炒白术 10 克，陈皮 10 克，党参 10 克，炙甘草 10 克，当归 10 克，茯神 10 克，远志 10 克，炒枣仁 10 克，龙眼肉 10 克，木香 10 克后下，黑芝麻 10 克，夜交藤 10 克，柏子仁 10 克，女贞子 10 克，菟丝子 10 克，旱莲草 10 克，荆芥穗 20 克，生姜

10 克，大枣去核5 枚。6 剂水煎服。另嘱患者自备新鲜侧柏叶 100 克，浸泡入300 毫升 75% 酒精中，七天之后，以棉签蘸取涂脱发处，每日三次。鉴于患者病情，且哺乳已一年余，建议其停止哺乳。

2019 年 9 月 26 日二诊。患者药后自觉精神佳，头晕目眩、心慌失眠亦有好转，嘱其守方继服 10 剂，外用前自备外用制剂。

2019 年 10 月 11 日三诊。服上药 10 剂，诸症好转，未见新的脱发，查其原脱发处，有小细发茬萌出，后以上方加工成小水丸，服月余后，脱发处全部长出新发，其病告愈。

按： 中医将脱发分为油风脱发和发蛀脱发。斑秃属于中医的油风脱发范畴，表现为毛发成片脱落，裸露头皮，多无不适症状。现代医学认为，此病可能与精神因素有关，有一定的自愈性。中医认为，发为血之余，《素问·五脏生成》篇说："肾之合骨也，其荣发也。"头发的荣枯脱落与血的濡养，肾精的充沛，密切相关。气血不足和肾精亏虚，是此类疾病的主要病机。本案患者因哺乳，再加操劳过多，气血耗损较多，头发失养，则见脱发。治以归脾汤补益气血为主，兼以补肾。如果患者睡眠不佳，可考虑将一般选用的生发药何首乌换为夜交藤。因血虚而风动，常可见头皮瘙痒，所以处方时加祛风之品，治疗收效更快。另用鲜侧柏叶浸泡酒精，外用于斑秃，多可收效。（《基础医学论坛》2005 年第 10 期第 902 页）

十一 茵陈蒿汤的临床应用

茵陈蒿汤又名茵陈汤，出自《伤寒论》，是治疗黄疸病的一个名方。本方是由茵陈蒿、栀子、大黄等三味药组成。方中用茵陈蒿清热利湿退黄；取栀子之苦寒，清解三焦之邪热；大黄泄热通便，化瘀破结。共奏清热利湿退黄的功效。汉代张仲景从病因病机将黄疸病分为黄疸、谷疸、酒疸，女劳疸和黄汗等。近代则多从临床表现，特别是黄疸的色泽，将其分为阳黄和阴黄。凡阴黄者，多由寒湿所致，其临床表现为黄色晦暗、四肢逆冷等寒湿诸症，治用茵陈四逆汤等。而阳黄者，多由湿热所致，其临床表现为黄色明显，身热口干等湿热诸症，治疗根据其湿热之偏轻偏重，分别使用茵陈五苓散或茵陈蒿汤等。茵陈蒿汤用于治疗湿热发黄热重于湿之阳黄证，且被后世诸医家看作是治疗阳黄证的代表方。但是，使用本方时务必要注意以下两点：第一，茵陈的用量一定要大，一般可用至 30~60 克，或者更多。第二，必须先煮茵陈 20~30 分钟，再纳入余药，以便更好地发挥茵陈退黄的作用，否则难以取效。

验案一 急性黄疸型肝炎。患者杨某，男，53 岁，农民，于 1975 年 9 月 11 日就诊。一周前因周身乏困不适，在当地医院以感冒论治，输液打针数日无效。不日家人发现患者两目及皮肤发黄，故来我院中医门诊就诊。自述全身乏力不支，不思饮食，食后欲呕，口苦口干，大便干燥，数日一行，小便短赤如茶色，舌红苔黄厚，欠津，脉滑数有力。查其两目及皮肤黄染，化验肝功能：转氨酶 250U，麝浊 14U，黄疸指数 57U，HBsAg（－）。B 超结果：肝于右肋下半 2.5cm。根据以上症状，余辨为湿热发黄之阳黄证，拟以清热利湿褪黄之法，方用茵陈蒿汤加减：茵陈 50 克另包先煎，栀子 10 克，生大黄 10 克另包后下，黄柏 10 克，板蓝根 10 克，半夏 10 克，生姜 10 克，炙甘草 10 克。5 剂水煎服。

1975 年 9 月 17 日二诊。自述服上药 5 剂后，大便已通，日行一次，恶心亦止，皮肤、巩膜黄色始退，舌脉如前。上方去半夏、生姜，加板蓝根 20 克，滑石 20 克包煎，继服 5 剂。

1975 年 9 月 23 日三诊。服上药诸症基本消除，唯感纳呆，全身乏力，化验肝功能：转氨酶 50U，麝浊 6U，黄疸指数 16U。于上方略加减，又进 10 余剂而痊愈。一个月后又复查肝功能，各项指标均为正常，肝胆 B 超亦正常。

按： 该患者本为急性黄疸型肝炎，但是初始以感冒误治，继则出现两目及全身发黄，始按黄疸论治。辨证虽然属湿热发黄，但是综合分析，则以身热口干、大便不通等热证为主，故治用茵陈蒿汤加黄柏、板蓝根等清热解毒泻火之品，以清热泻火为主，佐以利湿褪黄而收效。

验案二 海某，男，17岁，大同县西坪人，1988年9月16日初诊。患急性黄疸型肝炎两月余。两个月前，因食不洁之物，初始恶心呕吐，其后逐渐出现两目及全身发黄，遂到当地医院化验肝功：GPF 260U，TTT 12U，TFT（+++），LI 47U，HBsAg（－），并收住院治疗，用西药保肝利胆治疗不显，故邀余为之诊治。当时颜面及全身黄如橘色，每于下午发烧，体温38.3℃左右，右胁胀痛，纳呆不食，恶心欲呕，口干口苦，小便赤如茶色，大便日一行，胃脘及两胁有压痛，但按之不硬，舌红苔黄厚，脉弦滑而数。辨为肝胆湿热证，治以小柴胡汤加减：柴胡12克，黄芩10克，半夏12克，生姜10克，党参6克，炙甘草6克，茵陈50克，栀子10克，黄柏10克，滑石20克_{包煎}。6剂水煎后去滓重煎内服。

1988年9月23日复诊。服上药后，小便增多，身黄明显消退，苔薄白，脉略滑，复查肝功GPF＜40U，TTT 5U，TFT（－），黄疸指数5U。唯纳食不馨，又以竹叶石膏汤调理数剂而痊愈。

按：本案患者为急性黄疸型肝炎，肝功能异常，属湿热蕴结肝胆的阳黄证。因伴见右胁胀痛，纳呆不食，恶心欲呕，口干口苦，胃脘及两胁有压痛，但按之不硬，遂处小柴胡汤加减。用小柴胡汤调和肝脾；加茵陈清热利胆以退黄；栀子清利三焦湿热，可通三焦，利小便；黄柏清热燥湿；滑石清热利湿。临床所验，用本方与茵陈蒿汤随症加减使用常获佳效。

验案三 田某，男，28岁，2006年2月24日初诊。患者于2005年12月，因患"牛皮癣"，在他处服用自制中成药（成分不详）引发药物中毒，在当地医院住院，确诊为：药物性肝炎，予保肝治疗效果不明显。经人介绍，邀余为其诊治。刻下患者全身皮肤重度黄染，黄色鲜明，两目黄如橘色，精神委顿，需由人搀扶行走，患者说话语声低微，少气无力，全身酥软，自述脘腹憋胀，疼痛连及胁肋，时时呃逆欲呕，大便不通，约有一周未行，纳呆食少，小便色黄，舌红紫，苔根部黄厚，脉弦滑数。实验室检查报告：ALT 270U/L，AST 224U/L，TBIL 168μmol/L，DBIL 146.4μmol/L。辨证认为此属湿热郁滞肝胆、熏蒸肌肤之黄疸，治宜清热利湿退黄。处大柴胡汤化裁：柴胡10克，黄芩10克，半夏10克，枳实10克，厚朴10克，生白芍20克，生大黄6克后下，茵陈30克先煎，陈皮10克，木香10克后下，砂仁10克后下，炙甘草10克，生姜10克，大枣5枚。3剂水煎服。

2006年2月28日二诊。患者自述药进1剂，大便即通，脘腹憋胀疼痛大减，泻下大量腥臭秽浊之物，为黑色黏液状，黄疸随之大退。3剂药尽，精神转佳，不用他人扶行。现腹部胀痛多在夜间，呃逆时作，舌红苔转薄，脉弦滑。效不更方，上方加旋覆花15克包煎，代赭石15克先煎。5剂水煎服。

2006年3月9日三诊。服上药后，呃逆止，精神转佳，皮肤巩膜轻度黄染，纳食增加，唯感小腹隐痛，胃脘部时有烧灼感，舌红少苔，脉滑数。2006年3月4日实验室检查ALT 104U/L，AST 54U/L，TBIL 42.4μmol/L，DBIL 118.8μmol/L，A/G 2.1，GLU 6.6mmol/L。治法仍遵原旨，方药略行加减，处柴胡10克，黄芩10克，生大黄6克先煎，枳实10克，半夏10克，生白芍20克，牡丹皮10克，栀子10克，茵陈30克先煎，滑石20克包煎，木香10克后下，砂仁10克后下，陈皮10克，生姜10克，大枣5枚。5剂水煎服。

2006年3月15日四诊。服上药后，小腹已不隐痛，胃脘部烧灼亦止，诸症较为平稳。又处上方，共进16剂。于2006年4月1日化验复查ALT 41U/L，TBIL 30.4μmol/L，DBIL 10.6μmol/L，TBDB 19.8。腹痛呃逆均除，纳食如常，二便调和，仅巩膜轻度黄染。续予小柴胡汤合茵陈蒿汤加滑石20克包煎，共服20剂，黄疸消，诸症失。实验室检查肝功能及各项指标均正常，其病告愈。

按：本例患者黄色鲜明，为湿热蕴结于肝胆、熏蒸肌肤所致。胆为足少阳之腑，邪在少阳，经气不利，故见胸胁苦满；伴见腹痛便结，呃逆连连，乃阳明热结，腑气不通，胃气不降。辨证属少阳阳明合病，治疗以大柴胡汤为主方，外和少阳，内泻阳明；又因湿热为患，故加茵陈蒿汤清热利湿。诸药合用，共奏清热利湿退黄之功。

验案四　急性荨麻疹。患者，男，工人，1998 年 7 月 16 日初诊。患者于半月前与同学在饭店聚会，因食用鱼虾等海鲜食物，次日自觉全身瘙痒，抓之不解，直至出血。自服扑尔敏、息斯敏等西药，瘙痒虽有缓解，但是终不能痊愈，故来我院中医门诊就诊。自述全身瘙痒，夜间难以入睡，且自觉全身燥热，扪之烫手，伴口干欲饮，大便干燥，3~5 日一行，小便短赤如茶，舌红苔黄厚而腻，脉滑数有力。余视其皮肤，疹块累累，血迹连连，询问其病史，患者平素嗜好肥甘厚味之物，故辨为燥热夹湿证，治以清热泻火，兼以祛湿散风止痒。方用茵陈蒿汤加减：茵陈 20 克另包先煎，栀子 10 克，生大黄 10 克另包后下，黄柏 10 克，生石膏 10 克，滑石 10 克包煎，地肤子 10 克包煎，蛇床子 10 克包煎，炙甘草 10 克。5 剂水煎服，并嘱咐其近日忌食辛辣及鱼虾等食物。

1998 年 7 月 22 日复诊。自述服上药 5 剂，大便已通，日一行，周身燥热亦解，疹块有所缓解，但是全身瘙痒不止，尤以夜间为甚，舌脉如前。继以上方加减：茵陈 20 克另包先煎，栀子 10 克，生大黄 10 克另包后下，滑石 10 克包煎，地肤子 10 克包煎，蛇床子 10 克包煎，白鲜皮 10 克，白蒺藜 10 克，炙甘草 10 克。5 剂水煎服。

1998 年 7 月 28 日三诊。服上药 5 剂，全身疹块明显减少，瘙痒亦止，舌质已转淡红，舌苔薄白而不滑，脉见和缓。以上方加减又进 5 剂而痊愈。

按：急性荨麻疹，类属于中医的"瘾疹"范畴。中医认为本病多由感受风热邪气所引起，故其病情变化多端，治疗多以凉血散风之法。但是，本例患者则表现以身热口干、大便不通等燥热症状为主，同时又兼见舌苔黄厚而腻等湿象，故辨为燥热夹湿证。治用茵陈蒿汤加减，以清热泻火为主兼以祛湿而取效。此亦体现出中医"同病异治，异病同治"辨证论治的特点。(《基

础医学论坛》2005 年第 12 期第 1002 页）

十二　当归芍药散的临床应用

当归芍药散，出自《金匮要略》的妇人三篇，原文："妇人怀妊，腹中疠（jiǎo）痛，当归芍药散主之。"本方由当归、芍药、川芎、茯苓、泽泻、白术六味组成。其中重用芍药以养血柔肝、缓急止痛；佐当归、川芎调肝和血；配茯苓、泽泻、白术健脾利湿。全方以养血疏肝、健脾利湿见功。该方除用于妇人妊娠腹痛外，还可用于多种妇科疾病，诸如崩漏、痛经、闭经、血虚带下、不孕症以及盆腔炎、输卵管炎、宫颈炎等，所引起的腹痛、腰痛、白带增多等属肝脾不和者，还可用于妊娠高血压综合征，以降压和预防子痫发生；改善围绝经期综合征患者多种症状，如头痛、失眠、腰痛、食欲不振、倦怠及肩凝等。此外，还可用于多种内科疾病，如水肿、慢性肾炎、前列腺肥大、慢性膀胱炎、慢性肝炎及眩晕证等，应用范围极广。

验案一　患者，女，35 岁。既往月经正常，结婚育子之后，每次行经皆小腹疼痛，初时为隐痛，近几月疼痛加剧，痛甚则冷汗淋漓，经色紫黯，有少量血块。曾用温经汤、艾附暖宫丸治疗无效。初诊 1996 年 10 月 26 日，患者正值月经前一周，现不时腹痛，神疲乏力，纳差，面色萎黄，舌淡体胖，边有齿痕，舌苔白，脉弦。诊为肝脾不和、血脉不畅之痛经，治以养血活血，疏肝理气，兼健脾利湿。处方：赤白芍各 10 克，当归 10 克，川芎 10 克，茯苓 10 克，炒白术 10 克，泽泻 10 克，桃仁 10 克，红花 10 克，益母草 10 克，桂枝 10 克，三棱 6 克，莪术 10 克。6 剂水煎服，服时兑入黄酒一小杯为引。

1996 年 11 月 1 日二诊。服上药后，月经如期而至，腹痛较前次行经时减轻。经色转红，血块亦消。唯两乳稍胀，神疲倦怠，舌脉同前。效不更方，故处上方去三棱、莪术，加延胡索 10 克，川楝子 10 克。6 剂，用法同上。

1996 年 11 月 7 日三诊。服上方后，经净，腹痛止，精神好转，饮食渐佳。故守上方，继服 6 剂以巩固疗效，另嘱患者忌食生冷寒凉之品，注意休息。一个月后经潮准时，全无不适症状。时隔年余，陪其母前来就诊，问其病情，已痊愈至今。

按： 痛经是妇科常见病症之一。据调查，我国适龄妇女痛经发病率高达33.19%，其中又以继发性痛经为多见（占痛经的73.94%）。严重者还可影响其正常工作和生活。痛经的病因病机有虚实之分，但因妇人之体"不足于血，有余于气"，即使属实证者，亦常兼不足，诸如肝郁血虚、肝郁脾虚、肝郁肾虚等，故本病"夹虚者多，纯属实证者少"。该患者经行腹痛，神疲体倦，面色萎黄，纳差，舌淡体胖、边有齿痕，脉弦等均因肝虚血少、脾虚湿停所致，辨证属肝脾失调之虚实夹杂证，故用当归芍药散以养血疏肝，健脾利湿，同时因患者经行色黯，又有血块而方中入桃仁、红花、益母草、三棱、莪术以增强活血调经之功；以桂枝温阳通经，活血调经。二诊中，患者经期至，为防止活血过猛，下血过多而伤血，故去方中三棱、莪术；同时症见患者乳胀，故加入川楝子、延胡索以疏肝理气止痛。用药 10 余剂后使肝血足而气机条达，脾运健而湿邪除，肝脾调和则诸症自愈。

验案二 患者，女，33 岁。初诊 2005 年 4 月 14 日。该患者下腹疼痛两年余。2004 年 12 月 14 日，于当地医院行下腹部 B 超示：右侧卵巢囊性改变。2005 年 3 月 22 日行 B 超示：子宫前壁浆膜下肌瘤，经妇科检查，诊断为：阴道炎。刻诊：患者带下量多，赤白相间，腹痛，纳差，月经正常，伴外阴瘙痒，舌红苔白，脉弦。诊为肝脾不和、脾虚湿停化热之证，治以疏肝健脾，清热利湿。处方：生白芍 10 克，当归 10 克，川芎 10 克，茯苓 10 克，苍白术各 10 克，泽泻 10 克，川楝子 10 克，延胡索 10 克，黄柏 10 克，怀牛膝 10 克，鸡冠花 20 克，苦参 10 克，土茯苓 20 克，炙甘草 10 克，海螵蛸 20g。6 剂水煎服。另处黄柏 20 克，苦参 20 克，蛇床子 20 克，地肤子 20 克，川椒 20 克，枯矾 10 克。3 剂水煎外洗。

2005 年 4 月 21 日二诊。服用上药后，患者带下量减少，色白。查体，脐右上方痛，外阴痒稍减，舌淡苔白，脉弦。故守上方，6 剂水煎服。外用同上方。

2005 年 4 月 28 日三诊。药后诸症基本消失，遂以上方续服 10 剂，以巩固疗效。一个月后随访痊愈。

按：本患者病属中医"带下"范畴。《傅青主女科》云："带下俱是湿证。"该患者带下量多，色赤白相间，为脾虚湿邪下注于任带而日久化热所致；腹痛则因湿邪气阻于冲任、胞宫，"不通则痛"；余症均因肝脾不和，脾虚湿盛化热引起。故用当归芍药散以疏肝健脾利湿；又入三妙散（苍术、黄柏、牛膝）、苦参、土茯苓、鸡冠花以清热利湿；加入海螵蛸收涩止带；川楝子、延胡索疏肝理气止痛，诸药同用，共收疏肝健脾、清热利湿之效，加之外用药煎汤水洗，以清热杀虫止痒而告愈。

验案三　刘某某，女，30 岁，2019 年 3 月 2 日初诊。患者月经周期延后，近三月伴经行腹痛。2019 年 2 月 1 日，B 超示：盆腔积液，双侧卵巢囊性包块，诊断为：巧克力囊肿。患者有剖宫产史，术前未有痛经史。末次月经 2019 年 2 月 28 日。行经期间，伴腰困、乳房胀痛，舌体胖苔白，边有瘀点，脉细略弦。处方：当归 10 克，生白芍 30 克，茯苓 10 克，炒白术 10 克，泽泻 10 克，川芎 10 克，香附 10 克，川楝子 10 克，延胡索 10 克，益母草 10 克，怀牛膝 10 克，杜仲 10 克，青皮 10 克，枳壳 10 克，炙甘草 10 克。6 剂水煎服。

2019 年 3 月 9 日二诊。患者当天于市某医院做 B 超示：双卵巢囊性改变，月经尚未来潮，现乳房胀痛，白带量多，查体小腹压痛。舌脉如前。处方：当归 10 克，生白芍 30 克，川芎 10 克，茯苓 10 克，炒白术 10 克，泽泻 10 克，香附 10 克，川楝子 10 克，延胡索 10 克，益母草 10 克，怀牛膝 10 克，杜仲 10 克，青皮 10 克，枳壳 10 克，炙甘草 10 克，三棱 6 克，莪术 10 克，牡丹皮 10 克，肉桂 6 克。6 剂水煎服。

2019 年 3 月 16 日三诊。服上药 2 剂后，月经来潮，腹痛较前减轻，经量正常，色泽黯红，夹有小块，乳房胀痛消，腰困减轻，遂药尽服。刻诊：经净，无不适，舌脉如前。效不更方，守上方 6 剂水煎服。并嘱患者，下次月经来潮前 7～10 日，继续服药。

2019 年 4 月 6 日四诊。患者出现乳房胀痛，查体小腹压痛较前减轻，带下量常，余症无，舌脉同前。处方：当归 10 克，生白芍 20 克，川芎 10 克，茯苓 10 克，炒白术 10 克，泽泻 10 克，香附 10 克，益母草 10 克，川楝子 10 克，延胡索 10 克，炙甘草 10 克，怀牛膝 10 克，三棱 6 克，莪术 10 克。6 剂水煎服。

其后随访，上药 6 剂尽服，月经来潮时，小腹疼痛未再发作，余症亦除而愈。

按： 子宫内膜异位症是指具有生长功能的子宫内膜组织，出现在子宫腔被覆黏膜以外的部位，以渐进性腹痛、月经不调和不孕为主要症状，育龄期妇女多见。卵巢巧克力样囊肿，又名卵巢子宫内膜异位囊肿，是子宫内膜异位症发生在卵巢的一种病变形式。中医古文献中没有关于本病的专门记载，但依据其主要表现，将其归为"痛经""妇人腹痛""不孕""癥瘕"等范畴。关于痛经和妇人腹痛，可见最早记载于东汉时期，如张仲景《金匮要略·妇人杂病脉证并治》曰："带下，经水不利，少腹满痛，经一月再见者，土瓜根散主之。"又曰："妇人腹中诸急痛，当归芍药散主之。"宋代陈自明《妇人大全良方》亦云："夫妇人腹中瘀血者，由月经痞涩不通，或产后余秽不尽，瘀久不消，则变成积聚癥瘕也。"清代王清任《医林改错》亦提出："气无形不能结块，结块者必有形之血也，血受寒则凝结成块，血受热则煎熬成块。"可见本病以血瘀为病机关键。本案患者经行腹痛，并兼盆腔积液，按其临证表现，辨为肝脾两虚兼血瘀之证，故以当归芍药散为主，加诸活血行气止痛之品而收效。（《基础医学论坛》2005 年第 12 期第 1116 页）

十三　柴白煎的临床应用

柴白煎出自清代沈祖复《医验随笔》，是由小柴胡汤和白虎汤两方组合而成。小柴胡汤是《伤寒论》少阳篇的主方，由柴胡、黄芩、半夏、生姜、人参、炙甘草、大枣等七味药组成，意在和解少阳之半表半里；白虎汤是《伤寒论》阳明篇的主方，由石膏、知母、粳米、炙甘草等四味药组成，意在清泄阳明气分弥散之邪热。余等在临床使用本方加减，治疗因多种原因所引起的高热不退，每拈手而愈，现列举数案如下：

验案一　患者王某，男性，70 岁。因高热月余不退，于 2006 年 5 月 31 日初诊。该患者肺癌介入治疗后，体温居高不下已月余，每于午后腋下体温高达 38℃ ~39.6℃，且在发烧前有阵阵恶寒，随后身热面赤、心烦口渴，每当下午加重，常伴咳嗽、纳呆等症。在大同市第三人民医院住院治疗，用解热镇痛剂后，体温可降至 37℃ ~38℃，复用抗病毒、抗感染、支持疗法，效果亦不理想，故邀余会诊。刻下患者身热面赤，且在发热之前必有短暂恶寒，时时咳嗽，精神委顿。查腋下体温 38.4℃，舌淡苔薄白，脉沉滑不任重按。

中医辨为少阳阳明合病，治以清解二阳，方用柴白煎加减：柴胡 10 克，黄芩 10 克，半夏 10 克，生姜 3 片，西洋参 6 克，炙甘草 6 克，生石膏 40 克，知母 10 克，粳米 10 克，蝉衣 10 克，白僵蚕 10 克，薄荷 10 克后下，紫苏叶 10 克，荷叶 10 克，半枝莲 20 克，白花蛇舌草 20 克。5 剂水煎服。

2006 年 6 月 5 日二诊。患者自述服上药第一煎后，当日下午体温降至 36.8℃，其后每日测体温，总是波动在 36.5℃左右。5 剂药尽，未见发热，舌脉如前。目前仍有咳吐黄痰、纳呆不食等诸多不适。此乃二阳邪热虽去，肺中痰热尚存，故于上方加黄连 10 克，黄芩 15 克，橘红 15 克，瓜蒌 30 克，继进 5 剂。服药尽后，其子来告，咳嗽痰黄顿减，发热再无反复。

按：癌性发热，是癌症病程中常见的临床症状，其治疗颇为不易。中医治疗，重在辨证而非辨病。本例患者病既日久，正气受挫，故而邪热内侵，一则邪正交争，滞留少阳，一则正不胜邪，内陷阳明，而成二阳合病。邪在阳明，症见日晡潮热，面赤烦渴；邪在少阳，而见往来寒热，休作有时。因久病正虚，故虽发热而舌淡苔白，脉亦不数，且精神委顿。治疗当先两解二阳邪热，方用柴白煎。以小柴胡汤和解少阳半表半里之邪，白虎汤清解阳明气分之热，方中人参宜用西洋参，功在益气养阴，但其用量宜小而不宜大，谨防留寇之弊；生石膏甘寒清热，其用量宜大而不宜小，取其量重力宏，直折阳明在里之邪热，所谓"热淫于内，治以辛凉"之意也。又据《素问·六元政纪大论》"火郁发之"的理论，方中酌配紫苏叶、荷叶、蝉衣、薄荷、僵蚕等疏风散热之品，配生石膏以宣泄阳明气分之郁热，以透邪外出，使之邪有出路。另加半枝莲、白花蛇舌草等抗癌之品以顾其本。诸药共奏清热、解郁、宣散之功，故积日顽疾，一剂而热退。然病既发热，何以舌脉俱无热象乎？概因大病之体，正气已虚使然，治当舍脉从症。热退之后，又恐其余热未尽而死灰复燃，加之咳嗽痰黄，故又增清肺化痰之品，继服5剂，以收全功。

验案二 患者薛某，女性，14岁，主因"持续高热一个月余"，于2006年5月30日初诊。患者一个月来，体温波动于38.5℃～40℃，至医院检查：肝胆B超未见异常，化验血沉、肥达氏、外裴氏、肝功能均正常，血常规：WBC $2.2×10^9$/L，淋巴细胞 $6.4×10^9$/L，其余分类均在正常范围。诊断为：非特异性病毒感染性淋巴细胞增多症，予静脉滴注抗生素、抗病毒等药物十余日，热势仍持续不退。

刻下症见：患儿发烧，每于午后加重，始觉全身发冷，意欲索衣加被，但覆被不时，又觉壮热躁烦，去衣揭被尚嫌热甚，此时体温可骤升至40℃左右，伴口渴引饮，一日之中发作数次，发病以来大便干结，每日一行。

查体：昨日血常规：WBC $3.5×10^9$/L，N 70%，L 60%。舌红苔黄燥而厚，脉见弦数。

中医辨为邪热炽盛，二阳合病。治以清解邪热，二阳同治。方用柴白煎加减：柴胡10克，黄芩10克，半夏10克，西洋参6克，炙甘草6克，生石膏50克，知母10克，粳米10克，蝉蜕10克，白僵蚕10克，薄荷10克后下，竹叶10克，荷叶10克，玄参10克，生大黄4克后下，生姜3片。3剂水煎服。

2006年6月4日二诊。上药进服1剂，大便已通，身热亦减，当晚即赴北京，意欲明确诊治。翌日凌晨至京，已热退身凉，自测体温36.3℃，患儿家长欣喜异常，谓逾月来首次热退。业已抵京，遂至协和医院就诊，亦诊断为：非特异性病毒感染性淋巴细胞增多症，并嘱其归家继服中药。回家后，3剂药尽，体温持续正常稳定，未再升高，患儿唯感口渴引饮，大便日行一次，舌淡苔薄白，脉不数而略细。此邪热日久，灼伤津液，此番治疗，以清热生津为宜，予竹叶石膏汤，继服6剂，尽收全功。其后家长欣然来告，已停药多日，患儿体温一直保持正常，诸症皆失，又化验血常规：WBC 7×10^9/L，L 26%，其病告愈。

按：高热炽盛，充斥三焦，延时余月，久久难退，多日日晡潮热，壮热烦渴，大便干结，乃阳明气分热盛。然热前寒作，加衣盖被不解其寒，此寒热往来，邪在少阳半表半里也。既属二阳合病之证，故以柴白煎加味两解二阳，一剂而热退。大便干结，此乃阳明腑实虽未成实，但因燥热津伤，下结肠道，故而主方之中，酌加少量大黄、玄参，一则泻热下行，予邪出路，再则增水行舟，六腑以通为用也。虑及邪热羁縻既久，必耗气伤津，因而热退之后，犹恐余热未尽，与竹叶石膏汤清解余热、益气生津，乃驱邪不忘扶正，治标兼念固本之道焉。

由是可见，发热一症，可见于多种疾病，临床治疗，重在辨证，若能抓住病机特点，使药中肯綮，每每获效。以上所录案例，病虽不同，但在发病中，均表现为壮热面赤，烦渴引饮，此乃邪热炽盛，充斥阳明，而且在热作之前，均有恶寒，而成寒热交作，往来有序之势，此乃邪热羁縻少阳，而成二阳合病之证，故其治疗同用柴白煎两解二阳，此亦异病同治之理也。数案之中，各有特点，治当各随其证而加减化裁，正所谓智圆行方，圆机活法也。

（十四）异病同治理论的临床应用

异病同治，是指不同疾病在其发病过程中，出现了相同的病机和证候，因而采取同一治疗方法，是中医治疗疾病的一个基本原则。笔者根据中医这一基本原则，临床应用《医验随笔》之柴白煎（柴胡、黄芩、半夏、人参、炙甘草、生石膏、知母、粳米、生姜、大枣）加减，治疗因多种原因所引起的高热不退，取得满意疗效，现列举数案如下。

验案一 王某，女，49岁，2006年11月27日初诊。患者因高热不退入住当地医院，入院后确诊为：斑疹伤寒。今已第八天，高热炽盛，热势弛张，波动于39.5℃～40℃，往来寒热，面色红赤，头痛身痛，口干欲饮，心烦乏力，大便干结，数日一行。大量静滴抗生素，效果不理想，肌注安痛定，体温稍降，旋即复升，舌红苔白，脉数大。辨为邪热炽盛，三阳合病。治以清解邪热，三阳同治。处方：柴胡10克，黄芩10克，半夏10克，生姜3片，太子参6克，炙甘草6克，生石膏50克先煎，知母10克，粳米10克，白僵蚕10克，蝉蜕10克，薄荷10克后下，紫苏叶10克，生大黄10克后下。6剂水煎服。

药入1剂，体温降至38.3℃，6剂药尽，热退身凉，诸症缓解，不日康复出院。

按： 斑疹伤寒，热程较长，热势弛张。本例虽然症状繁杂，变化多端，然悉具三阳合病之特征：阳明病之高热、烦渴、脉数；少阳病之往来寒热、心烦易怒；太阳病之头痛身痛。故而临证辨治抓其主症，求其根本，所谓"治病必求于本也"，方可直中病机，一投中的。

验案二 陈某，女，40岁。2007年4月26日初诊。高热半月余。患者半月前无明显诱因而发高热，曾多处就诊，未见寸功，遂以"发热待查"入住大同市第三人民医院。入院后连续使用大量抗生素，效果不佳。家人欲赴京诊治。经人介绍，先来我院就诊。自述近来每于午后及夜间发烧，体温波动于38.3℃～39.0℃，发烧时心烦，头痛，口干欲饮，饮则欲呕，次日晨起则汗出热退，体温恢复正常，舌红苔微黄，脉微弦，辨为少阳阳明合病。治当双解二阳。处方：柴胡24克，黄芩10克，半夏10克，生姜3片，党参6

克，炙甘草 6 克，生石膏 40 克，知母 10 克，粳米 10 克，白僵蚕 10 克，蝉蜕 10 克，紫苏叶 10 克。4 剂水煎服。

2007 年 04 月 30 日复诊。病人家属欣然告曰：药进 1 剂，体温即降至 37℃～37.3℃，2 剂后，体温正常，4 剂药尽，至今未再发热。

按：本例发烧特点，日晡潮热，而且发烧时，全身高热炽盛，口干烦躁，故知阳明气分热盛矣；每至次日凌晨，则热退身凉，此乃往来寒热之势也，加之呕恶时作，均为少阳之主症，故辨为少阳阳明合病，治用柴白煎直中病机，一剂降温，二剂热解而愈。

验案三 刘某，女，40 岁。因发热不退 20 天，于 1991 年 3 月 23 日就诊。患者 20 天前夜间突然全身发冷，虽然重衣覆被亦不得解。继之高热，寒热反复发作，高热时自测体温 40.1℃～40.5℃，直至望日凌晨，病情始有缓解。当地医院以"感冒"论治，口服感冒通，静滴青霉素等药，一直未能治愈。3 月 16 日来我院就诊，门诊以"肺炎"收入住院。入院后血常规检查：白细胞（WBC）10.8×10⁹/L，中性粒细胞（N）75%，淋巴细胞（L）23%，单核细胞（M）2%，X 线胸片报告为：右中肺炎症。遂以抗菌消炎治疗，静滴青霉素、氟美松等药，其病仍未能控制。于 3 月 23 日邀中医为之诊治。自述昨晚又在恶寒后发高热，高热时两眼自觉有"冒火"之感，且瓢饮凉水数升而不解，伴阵发性剧烈干咳，周身困重。查体：体温 40.3℃，舌红苔白腻，脉弦滑数。中医辨证：少阳阳明合病。治法：清解二阳。方用柴白煎加减：柴胡 10 克，黄芩 10 克，半夏 10 克，生姜 3 片，西洋参 6 克，炙甘草 6 克，生石膏 60 克，知母 10 克，粳米 10 克，苍术 10 克，蝉蜕 10 克，僵蚕 10 克。2 剂，水煎服。

3 月 25 日复诊。服上药当天夜间，体温骤降，最高只升到 37℃，第 2 天夜间，体温 36.1℃，咳嗽、周身困重诸症顿减，唯纳呆不食，口渴欲饮，舌红苔略厚，脉弦缓。此乃大热虽去，但因热盛而胃之津气两伤，又恐余热未除，故予竹叶石膏汤 2 剂，水煎服。

1991年3月28日三诊。服上药期间，夜间又始发热，体温升至39℃，余症同前。此乃余热未尽、死灰复燃之故，以3月23日方去苍术加竹叶10克，连服6剂，其病痊愈，后又以竹叶石膏汤调理数剂而出院。

按：本例肺炎，热势弛张，肺热炽盛，若以常法治之，多予寒凉之品直折热邪。但综观病情，患者全身壮热、烦渴喜饮、目睛灼热、舌红脉数，乃阳明气分之热盛，且发热之前，每有畏寒、寒热阵作、往来有序，则为邪在少阳之症，病既在少阳、阳明，故从二阳论治。在见发热主症的同时，复见周身困重、舌苔白腻、脉滑，此乃热中夹湿之象，故于方中加苍术以燥湿，此为标本兼顾之意。其咳嗽剧烈，无痰无喘，乃热邪伤津，肺叶被灼，俟热退邪祛，则肺叶自张，肺疾自除。（《北京中医药大学学报》2007年第3期第39页）

十五　谈谈中医对乙型肝炎的辨证论治

肝炎，是由肝炎病毒引起的一种常见的传染性疾病，是国家规定的乙类传染病。

甲型肝炎有自愈性，预后良好，转为慢性者极少。戊型肝炎的临床表现与甲型肝炎相似，一般发病六周内痊愈，也不会发展成慢性肝炎。其余（乙肝、丙肝、丁肝）三种肝炎，则严重地危害着人民的健康，特别是乙型肝炎，对人类的危害更大，发展为慢性肝炎后，若得不到及时有效的治疗，肝炎病毒持续感染，则部分病人将逐渐演变成肝硬化或肝癌。本文重点谈谈乙型肝炎的中医辨证和治疗。

乙型肝炎（简称乙肝），是由乙型肝炎病毒（HBV）所引起的一种世界性传染性疾病，具有传染性强、流行面广、病毒携带率高和易转慢性等特点。本病广泛分布在世界各地，特别是在亚洲、非洲和南欧地区，乙型肝炎病毒携带者高达15%～20%，我国则为10%左右。当今世界约有2.5亿以上的乙型肝炎病毒携带者，我国竟达1.2亿～1.3亿人。因此，我国属乙型肝炎的高发地区。据有关资料报道，仅上海市区，每年因患乙型肝炎而损失的劳动日约360万个，相当于在一年中，有一万人因患乙型肝炎而病休。

由此可见，乙型肝炎已成为近十年来危害我国人民健康、影响我国经济发展的重要问题。因此，党和政府对此十分关心，把防治乙型肝炎列为我国重点科技攻关项目之一。

近年来，随着现代科学技术的发展，特别是生物学、病毒学、免疫学研究和技术的应用，对于乙型肝炎病毒的结构、检测方法、病毒复制、发病机理及感染过程等，都有了较为深入的了解，而且在某些方面（如乙肝疫苗的制备及应用）取得了显著的成绩。但是，在治疗方面尚缺乏一种肯定有效的药物。目前，国内外对治疗乙型肝炎药物的研究方法不外三个方面：有人认为乙肝是由乙型肝炎病毒引起的，试图用抗病毒化疗剂（如干扰素之类药物）来解决问题；也有人认为乙型肝炎与免疫学有关，应采用免疫调节剂（人参多糖、云芝多糖、胸腺因子 D 之类药物）治疗；还有人认为保护肝脏很重要，应用抗肝损伤药物（如慢肝灵）进行治疗。十几年来，尽管从多方面进行努力，终因对乙型肝炎的致病机理尚未明确，因而治疗进展十分缓慢和有限。近年来，国内外一些学者，逐渐把注意力集中到了中医中药上，而且把辨病和辨证有机地结合起来，用于临床实践，取得了可喜的成绩。下面就乙肝病的中医治疗介绍如下。

对于肝病的治疗，继《黄帝内经》"肝苦急，急食甘以缓之""肝欲散，急食辛以散之，用辛补之，酸泻之"的"辛散""酸收""甘缓"三大治肝法则之后，历代医家都有不同程度的发挥。

如《难经》根据中医五行生克乘侮的理论，在《七十七难》提出"见肝之病，则知肝当传之于脾，故先实其脾气……"的扶土抑木法。

汉代张仲景在继承《黄帝内经》《难经》肝病理论的基础上，进行了长足的发挥。

其后，唐代孙思邈、金代张元素及元代李东垣等医家，都从不同的角度提出了肝病的治疗方法，特别是清代王旭高，在其所著《西溪书屋夜话录》一书中，把肝病扼要地分为"肝气""肝风""肝炎"三大类型，以此为纲，提出了著名的"治肝三十法"，一直为后世医家所沿用。

通过多年的临床实践，我们认为，凡肝之为病，论其病因，有因于寒，有因于热；论其病性，有因于虚，有因于实；论其病位，有偏于上，有偏于下，但就其病机而言，则总以气郁为重。肝郁不除，气机不利，其病就难愈。因此，治疗肝病的一个重要法则，在于解郁。实践证明，治肝病若能抓住治郁这个关键，就抓住了根本，就能提高疗效。如果忽视解郁这一环节，就会影响肝病的治疗。基于上述认识，下面介绍我们对乙型肝炎的中医辨证治疗。

1. 气分肝病

气分肝病，多见于乙型肝炎的早期或中期，又根据其不同脉证，可分为肝胆湿热型、肝气抑郁型和肝郁脾虚型三个类型。

1.1　肝胆湿热型。临床表现：两胁胀痛，脘腹痞满，恶心不食，厌恶滑腻，或见身目黄染，小便短赤，大便黏腻，臭秽不爽，舌苔黄腻，脉见弦滑数。治疗当清热利湿，代表方为柴胡解毒汤（自拟）：柴胡10克，黄芩10克，凤尾草12克，土茯苓10克，重楼10克，炙甘草6克，茵陈20克。黄疸较明显者，重用茵陈60克，田基黄10克；肝区疼痛明显者，加白芍20克，川楝子10克，延胡索10克；大便不通者，加生大黄3~9克；恶心严重者，加竹茹、连翘、半夏、生姜；热毒内盛者，加生石膏、寒水石、滑石；身黄身痒者，加赤小豆、地肤子、蛇床子；肝肿大者加牡蛎。

1.2　肝气抑郁型。主要临床表现为两胁及胃脘胀痛，不思饮食，气郁不伸，脉弦，舌淡红苔白。治疗当疏肝解郁，方用柴胡疏肝散：柴胡10克，枳实10克，生白芍12克，炙甘草12克，香附10克，川芎10克，川楝子10克，延胡索10克；气郁血脉不通引及肩背及两手臂麻木者，加片姜黄、郁金；气郁化火而见口苦口干，心烦失眠，小便短赤者，加牡丹皮、栀子。

1.3　肝郁脾虚型。临床表现：在见有胸胁胀痛、精神抑郁、闷闷不语等肝郁症状的同时，兼可见腹部胀满、纳呆不食、口淡乏味、四肢乏力、舌淡苔白脉缓等脾虚之症，治以疏肝解郁、健脾和中，方用逍遥散：柴胡10克，当归10克，白芍10克，茯苓10克，白术10克，薄荷10克_{另包后下}，炙甘草

10 克，煨姜 3 片；因脾虚而腹胀、便溏者，治当疏肝温脾，方用柴胡桂枝干姜汤：柴胡 10 克，黄芩 10 克，桂枝 10 克，干姜 10 克，天花粉 12 克，牡蛎 20 克，炙甘草 6 克；肝郁犯胃而见胃脘不适、嘈杂反酸者，可加吴茱萸、黄连、高良姜等。

2. 血分肝病

血分肝病，多见于乙型肝炎中期、晚期或肝硬化。根据病情又可分为肝肾阴虚、脾肾阳虚和瘀血阻络三种类型。

2.1 肝肾阴虚型。主要临床表现：肝区刺痛，五心烦热，头晕耳鸣，两目干涩，腰膝酸软，口干舌红绛少苔，脉弦细数而无力，或见鼻衄、龈衄，或胸部、面部及颈部蛛丝缕缕，或见两手掌发红（肝掌），治当滋补肝肾，方用柴胡鳖甲汤：柴胡 3 克，鳖甲 20 克，牡蛎 20 克，生地黄 10 克，白芍 10 克，沙参 10 克，玉竹 10 克，麦冬 10 克，牡丹皮 10 克，茜草 10 克，红花 10 克，土鳖虫 6 克。气病及血、血分肝病兼见气分热毒证者，于上方略加凤尾草、土茯苓。

2.2 脾肾阳虚型。主要临床表现：两胁及胃脘胀满，畏寒肢冷，少腹及腰膝冷痛，食少便溏，舌淡苔白，脉沉缓无力者，治当温阳行气，用附子理中汤：制附子 10 克另包先煎，党参 10 克，白术 10 克，干姜 10 克；腹胀较甚者，可用消胀除湿汤：茯苓皮 10 克，香橼皮 10 克，冬瓜皮 10 克，木瓜 10 克，丝瓜络 10 克，郁金 10 克，佛手 10 克，炙甘草 6 克；腹部胀满而兼腹水者，可用茯苓导水汤：茯苓 30 克，泽泻 10 克，桑白皮 10 克，木香 10 克，木瓜 10 克，砂仁 10 克，陈皮 10 克，白术 10 克，苏叶 10 克，大腹皮 10 克，麦冬 10 克，槟榔 10 克。

2.3 瘀血阻络型。主要临床表现：肝脾肿大，面色晦暗、黧黑，或见蛛丝缕缕，肝掌潮红，女子行经腹痛，经水色暗有块，舌淡暗紫或有瘀斑，脉见沉细而涩。治当活血化瘀、软坚散结，方用血府逐瘀汤：当归 10 克，生地黄 10 克，生白芍 10 克，川芎 10 克，桃仁 10 克，红花 10 克，枳壳 10 克，桔梗 10 克，柴胡 10 克，牛膝 10 克，炙甘草 6 克，牡蛎 20 克，鳖甲 20 克。

上述分析，在临床具体应用时，要注意各证型之间的相互联系、互相转化和相兼。如兼郁、兼痰，以及两证或多证候的交叉兼见，形成虚实夹杂、寒热互见的复杂病机，治当随证加减。

3. 乙型肝炎的宜忌

对于乙型肝炎，掌握宜忌十分重要，因为它直接关系到治疗效果及其预后。其宜忌大体归纳为以下几个方面。

3.1　饮食方面。乙型肝炎患者饮食宜清淡而忌肥甘厚味，应多吃蔬菜、水果，少吃肥肉及油腻食物。

3.2　口味方面。应多吃酸甜的食物，少吃辛辣、有刺激性的食物。

3.3　起居方面。乙肝患者，特别是急性肝炎患者当忌过度劳累，特别要忌房事。

3.4　情志方面。中医认为情志过度就要损伤五脏，怒则伤肝，因此乙肝患者切忌生气，所谓"制怒节欲"。

我们在临床上，常见到有些患者经治疗病情比较平稳，但由于违背了上述忌宜，使病情很快恶化甚至导致死亡，这样的教训屡见不鲜。（大同医学专科学校四十周年校庆论文集《医学实践与研究》1998 年 9 月）

十六　升陷汤治疗冠心病临床举隅

升陷汤乃近代名医张锡纯《医学衷中参西录》之名方，张氏谓其能"治胸中大气下陷，气短不足以息，或努力呼吸，有似乎喘，或气息将停，危在顷刻……其脉象沉迟微弱，关前尤甚，其剧者，或六脉不全，或参伍不调"。张氏所论之证候，类似于现代医学冠心病的一些表现。基于此，笔者常用此方治疗冠心病有胸中大气下陷表现者，临床上屡获佳效。

考张锡纯所谓"胸中大气"，即今之"宗气也"。宗气乃由肺吸入的清气与脾胃运化而生成的水谷相合而成，主要功能有二，即走息道以行呼吸，贯心脉以行气血。如《灵枢·邪客》篇所谓："宗气积于胸中，出于喉咙，以贯心脉而行呼吸焉。"《素问·平人气象论》又云："胃之大络，名曰虚里，贯膈络肺，出于左乳下，其动应衣，脉宗气也。盛喘数绝者，其病在中；……绝不至曰死；乳之下，其动应衣，宗气泄也。"说明宗气具有鼓舞心脏搏动、调节心率和心律的功能。所以张锡纯说："大气不但为诸气之纲领，并可为周身血脉之纲领矣。"病理情况下，高年虚损，劳倦内伤，均可导致宗气亏虚。胸中大气虚而下陷，不但会影响呼吸，更可累及心脏功能和血脉运行，心脏搏动，心律和心率常会因之而出现异常。故"常觉上气与下气不相接续""气短不足以息……其脉象沉迟微弱，关前尤甚，其剧者，或六脉不全，或参伍不调。"临床上，不少冠心病患者常表现为以上证候，说明有宗气亏虚、大气下陷之病机。在这种情况下，单纯活血通脉，往往难以取效，而益气升陷方为治本之法。张锡纯升陷汤重用黄芪补气升陷，故为主药；知母凉润益阴，兼制黄芪之温；升麻、柴胡功专升阳，配黄芪可提下陷之气；桔梗为药中之舟楫，能载诸药上达胸中，该方如此配伍，极其精当。临床运用时，可灵活加减。气虚症状突出者，可加人参；气阴两虚，脉细数无力，或参伍不齐者，可配生脉散；气虚血瘀，舌质紫暗而胸痛者，可配丹参、川芎等活血化瘀之药；气虚痰阻，舌苔腻，胸闷者可配合瓜蒌薤白半夏汤；气虚水停，舌胖苔水滑，浮肿者，可配合木防己汤、防己黄芪汤；心神失养，心气不敛，失眠烦躁者，可配合酸枣仁、百合、龙骨、牡蛎等。

　　验案一　麦某，女，44岁。因突发心胸憋闷，气短心慌而入院。心电图提示：下壁心肌供血不足。住院后给予硝酸甘油并极化液静点，方用瓜蒌薤白半夏汤加味，治疗一周无效。停西药改服归脾汤10余剂，仍时发心胸憋闷，每日数次，多于活动及饭间发作，伴气短乏力。多项心功能检查提示：心肌缺血并室性早搏。西医诊断为冠心病不稳定性心绞痛。舌淡红，苔薄白，脉沉细弱，寸脉尤甚，方用升陷汤合生脉散加味：黄芪20克，知母12克，升麻、柴胡、桔梗各5克，太子参、麦门冬各10克，五味子15克，生龙牡各30克。每日1剂。服3剂后，气短症状明显好转，胸闷发作次数减少。再投5剂，心电图复查，心肌供血情况好转，仍偶发室性早搏。原方加炙甘草、泽泻各

15 克，二周后胸闷症状消失，仅活动后仍有气短乏力之感，复查心电图：窦性心律，大致正常心电图。原方继用三周后，病情平稳出院，出院后多次复查心电图都正常。

按：本患者时发心胸憋闷，气短心慌，舌淡红苔薄白，脉沉细弱，两寸尤弱，乃气阴两虚之候，胸中大气下陷，心脉失养。前医惑于胸闷一症而投用瓜蒌薤白半夏汤以化痰活血，宽胸开痹，已犯"虚虚"之戒。后见心慌气短、乏力、脉细弱等而投用归脾汤，补益心脾，益气养血，虽勉强对症，终无升举之药，故皆不效。升陷汤生脉散合方，益气举陷，养阴复脉，既补脉之体，并复脉之用，故取得满意疗效。

验案二 马某，男，61岁。主因胸闷、心慌、气短 5 年，加重伴双下肢浮肿 20 天入院。心电图提示：窦性心律、心肌缺血、左心室肥厚。上消化道造影提示：轻度胃下垂。上腹部膨隆，剑突下有轻微压痛，舌紫暗，苔薄腻，脉象细缓。西医诊断：冠心病，心功能不全。中药方用升陷汤合生脉散、防己黄芪汤加减：黄芪 30 克，知母、山茱萸各 10 克，柴胡、升麻、桔梗各 5 克，太子参、麦冬、五味子各 10 克，防己 15 克，白术、云苓各 12 克，枳壳、红花各 9 克，配合川芎嗪静脉点滴。每日 1 剂。用药 4 剂后胸闷消失，双下肢浮肿减轻，活动时仍气短汗出。原方再进 10 剂，诸症消失。继用益气健脾之剂巩固疗效，两周后病情平稳出院。复查心电图：心肌缺血情况好转。拍胸片与原片比较，心界不大。

按：患者见胸闷心慌气短，双下肢浮肿，上腹部膨隆，剑突下轻微压痛，舌紫暗，苔薄腻，脉象细缓，乃大气下陷、气阴两虚之证。气虚不能行血，血瘀水湿内停，用升陷汤合生脉散可益气养阴，升阳举陷；防己黄芪汤可益气利水；枳壳、红花调气活血，也有利于水肿消除。药味多而不乱，故很快取效。

验案三 刘某，女，56 岁。因持续性胸痛憋闷半小时就诊。心电图提示：急性下壁心肌缺血，西医诊断：冠心病急性心肌梗死。住院后给予积极抢救，西药对症处理，并行极化液静脉点滴。一周后胸痛憋闷时有发作，每日 3～5 次，但疼痛程度减轻，以憋闷为主，气短不能平卧，时咳，唇紫，肺底可闻湿啰音，舌质紫暗，苔薄腻，脉象细微。西医会诊认为有心衰存在，建议暂服中药治疗，并密切观察病情变化，遂拟升陷汤、生脉散加减化裁：黄芪 30 克，知母、薤白各 9 克，升麻、柴胡、桔梗各 6 克，瓜蒌 15 克，清半夏 12 克，桃仁、红花各 10 克，丹参 18 克，桑白皮 12 克，川贝 5 克。每日 1 剂。用药 2 剂后，胸闷发作次数减少，能平卧，气短咳嗽，口唇紫绀均减，故停极化液静脉点滴，仅用上述中药。服 5 剂后，胸闷症状消失，仍有气短乏力之感，原方加减，治疗两个月后出院。复查心电图完全正常。随访两年，身体情况良好。

按： 患者心胸憋闷，气短不能平卧，时时咳嗽，唇紫舌暗，苔薄腻，脉象细数，虽有痰阻血瘀之标，更有大气下陷、宗气亏虚之本，因宗气虚陷，行呼吸贯心脉无权，故成痰蔽清阳、瘀阻血脉的胸痹重症。方用升陷汤、瓜蒌薤白半夏汤加减化裁，既可益气升陷，又能活血化瘀，标本兼顾，故药仅两剂，即见疗效。其后原方加减，服用近两个月，心电图完全恢复正常。（《中级医刊》1992 年第 4 期第 55 页）

十七 自拟麻夏石甘汤治疗天行赤眼

天行赤眼，亦称天行赤热或天行暴赤等。相当于现代医学之"急性卡他性结膜炎"或"流行性出血性结膜炎"。这是一种以起病急骤、蔓延迅速为发病特点的常见病和多发病，常发生于春秋季节。本病以结膜充血发赤、羞明流泪等症状为临床表现。对本病的治疗，或从于风，或从于热，但定位多在肝胆，亦有一些医家主张以清肝泻肝为主。

笔者认为，在五轮学说中，气轮属肺，故其病位偏重于肺，其病因病机多为郁热所致，故其治疗当本《黄帝内经》"火郁发之"之意，以宣郁泄肺为主。余通过多年临床实践，自拟麻夏石甘汤，用以治疗本病，疗效颇佳。现介绍如下。

余自拟之麻夏石甘汤，是由麻黄、生石膏、夏枯草、生甘草四味药组成。其中麻黄6～10克，生石膏15～30克，夏枯草20～30克，生甘草5～9克。本方取麻黄辛散宣透之力，以宣泄肺经之郁热；生石膏之甘寒，一则可以清泄肺热，再则制麻黄之温燥，易辛温发散为辛凉宣散之用；夏枯草辛苦微寒，据《本草图解》所云，本药能"散结气，止目珠痛"；用甘草一则清热泻火，再则以调和诸药。诸药相伍，共奏宣泄肺热之功。

验案一 毕某，男，34岁，农民，1986年4月13日初诊。于半月前左眼红赤痒痛，流泪畏光，未几则延及右眼。曾在某医院诊断为：急性结膜炎。肌注大量青霉素、链霉素，外用氯霉素眼药水滴眼均效果不显。近日目赤涩痛，时觉有沙石入目。且伴头痛，口渴，小便短赤。舌偏红苔薄黄，脉滑数，辨为热郁肺闭之证，遂处自拟麻夏石甘汤：麻黄10克，生石膏30克，夏枯草30克，生甘草6克。3剂，水煎内服。

1986年4月17日复诊。上药服3剂，目赤涩痛减轻，口渴止，小便转清，余症亦明显好转，舌淡红苔薄白，脉滑略数。此火郁得发，内热始清。又处麻黄6克，生石膏20克，夏枯草20克，生甘草6克。3剂水煎内服。

1986年4月20日三诊，服上药3剂尽，结膜恢复正常，诸症消失而痊愈。（《北京中医学院学报》1992年第4期第66页）

十八 乌蛇蝉蜕汤治疗荨麻疹

1. 临床资料

1.1 一般资料 本组病例48例，男性19例，女性29例；年龄在10岁以内4例，11～20岁9例，21～30岁13例，31～40岁18例，41～50岁1例，51～60岁1例，60岁以上2例；病程5天～15年；急性者11例，慢性者37例。

诊断标准：（1）皮肤出现大小不等之风团样损害，骤然发生，迅速消退，瘙痒剧烈，愈后不留痕迹。（2）慢性荨麻疹为风团损害反复发作，时间持续

1～3 个月及以上。（3）实验室检查：皮肤过敏原检查，可查到阳性结果：血清 IgE 水平增高。

1.2　治疗方法　治宜调和营卫、解肌散风。方用乌蛇蝉蜕汤：乌梅 20克，蝉蜕 12 克，蛇蜕 5 克，桂枝 10 克，白芍 10 克，炙甘草 9 克，生姜 3克，大枣 4 枚。

1.3　治疗结果　疗效判断标准：（1）痊愈为疹块消退，瘙痒消失，急性者一周以上无发作，慢性者半年以上无反复。（2）显效为疹块消退，瘙痒基本消失，急性者一周以上仍有少量疹块，有轻度瘙痒；慢性者发作次数减少，间隔时间延长，瘙痒明显减轻，半年后仍有小发作。（3）有效为慢性者，经治疗疹块减少，发作次数略有减少，间隔时间略长，瘙痒减轻。（4）无效为急性者一周内，慢性者三个月内疹块与瘙痒无改善。本组 48 例病人中，治愈 22 例，显效 18 例，有效 6 例，无效 2 例，总有效率 95.8%。

1.4　典型病例　朱某，女，72 岁，1991 年 3 月 7 日就诊。患者 3 年前因汗出当风，遂颜面及四肢泛起风疹块，瘙痒特甚。曾服扑尔敏、苯海拉明、息斯敏等西药，病情时轻时重，迁延不愈。症见恶风自汗，汗出受风后，疹块即起，疹块色淡，瘙痒不剧，逐渐融合成片，每遇风寒加重，得热稍减，虽在居室内亦难避免发作，舌淡苔白，脉虚细。证属卫阳不足，风寒外袭，营卫不和。予乌蛇蝉蜕汤加黄芪 15 克，生牡蛎 20 克碎，荆芥 10 克，麻黄 4克。共服上方 9 剂，发作次数明显减少，疹块范围亦渐缩小，自汗恶风消失。又嘱其以原方为散，每次服 3 克，日服三次，连一月尽愈，随访二年未发。

2. 讨论

乌蛇蝉蜕汤，是在桂枝汤基础上加味而成。桂枝汤是治疗风寒表虚证之主方，它具有解肌散风、调和营卫之功。方中以桂枝配甘草，辛甘以实卫，芍药配甘草，酸甘以和营，桂枝、生姜以辛散为用，芍药、大枣以甘收为功。诸药相伍，则散中有收，和中有调，故能使表邪解而里气和。桂枝又有温通之性，配芍药而入于血分，亦合中医"治风先治血，血行风自灭"的治疗原则。

现代药理研究证实：甘草酸和甘草次酸的抗炎和抗变态反应作用，是其皮质激素样作用的重要表现之一。所以甘草治疗荨麻疹切实可行。乌梅有收敛生津、安蛔驱虫之功，且有较为明显的脱敏作用。这种作用的产生，可能由于非特异性刺激产生了更多游离抗体，中和了侵入体内的过敏原所致。蛇蜕有祛风作用，日本学者通过实验证实，蛇蜕有抑制白细胞游走的作用，对红细胞溶血和实验所致的足跖浮肿，均有抑制作用。蝉蜕有散风热、宣肺、定痉作用，还有报道说用蝉蜕糯米酒治疗荨麻疹收效明显。

本方在临床使用中，凡见疹块色白，受冷即作，舌淡苔白，脉沉迟者，宜加麻黄 3~6 克；疹块色泽淡红者，加黄芩、柴胡各 9 克；色泽鲜红者，加水牛角粉 3 克分冲2次，牡丹皮 10 克；疹块间断发作，程度较轻，迁延不愈，舌淡苔白、脉虚或细而无力者，加黄芪 15 克，当归 10 克；若疹块初发，病情急重，脉实有力者，加白鲜皮 12 克，地肤子 10 克，蛇床子 10 克。(《中级医刊》1995 年第 5 期第 52 页）

参考文献

①陈贵廷．实用中西医结合诊断治疗学［M］.北京：中国医药科技出版社，1991：1461.

②周金黄，等．中药药理学［M］.上海：上海科技出版社，1986：247.

③刘正才．中药对各型变态反应的作用［J］.浙江中医杂志，1980，（1）：4.

④三宅义雄，等.400 蛇蜕水提取液的抗炎症作用［J］.药学杂志，1980，100（5）：662.

⑤刘吉祯．蝉蜕糯米酒治疗荨麻疹［J］.新中医，1980，（4）：43.

（十九） 小柴胡汤加减治疗黄褐斑临床观察

黄褐斑是一种常见的色素性皮肤病，是以患者面部出现淡褐色或黑色斑为特征，常对称分布于额、眉、颊、鼻及上唇等部位，形状不规则，典型者呈蝴蝶状，故又称"蝴蝶斑"。目前，对于本病的治疗，虽然方法很多，但疗效尚不满意，为了探索一种有效治疗方法，我们使用《伤寒论》小柴胡汤加减，研制成了一种纯中药霜剂，取名为"洁斑净"，从 1991 年到 1994 年，共治疗了 91 例黄褐斑患者，取得了一定的疗效，现整理如下。

1. 一般资料

91 例黄褐斑患者，随机分为两组，每周一、三、五来诊者，为治疗组（A组）53 例，每周二、四、六来诊者，为对照组（B组）38 例。A组 53 例患者，男 2 例，女 51 例，年龄最小者 21 岁，最大者 42 岁，其中 20～30 岁 26 例（49.1%）：病程最短 15 天，最长 10 年，其中 5 年以下者 36 例（67.9%），5 年以上者 17 例（32.1%）。B组 38 例患者，男 3 例，女 35 例，年龄最小者 19 岁，最大者 37 岁，其中 20～30 岁 20 例（52.6%）；病程最短者 30 天，最长者 14年，其中近 5 年以下者 27 例（71.1%），5 年以上者 11 例（28.9%）。

2. 处方及治疗方法

基本处方及制法：柴胡、黄芩、党参、炙甘草、当归、川芎、细辛、白芷等，将上药粉碎，用蒸气蒸馏，得挥发油与水的混浊液，再用氯仿提取，然后回收氯仿，得挥发油，取硅油 1000 克，石蜡 500 克，硬脂酸 500 克，尼泊金 5克，氮酮 250 克，硬脂醇 150 克，平平加 A-20 9 克，葡萄糖 16 克，甘油 500克，自来水 5000 克，将上各成分置入搪瓷桶内，加热使溶，温度达到 70℃时，机械搅拌，等溶液温度降至 50℃时，再将挥发油加入，一直搅拌到冷即得。

治疗方法：

A组：先用自来水洁面，然后将"洁斑净"均匀涂擦于面部患处，采用袁氏按摩法轻揉，按摩 10 分钟后，再取石膏粉加水适量，搅拌成糊状，涂于整个面部（厚度约 0.5cm），做成面膜，保留 30 分钟后，揭掉石膏膜，最后予以洁面。每周二次，四周为一个疗程。

B组：使用上海第九制药厂生产的色斑霜，外擦面部患处，每日早晚各一次，同时口服维生素 C 0.2 克，每日三次，四周为一个疗程。

疗效标准：在规定疗程内，经治疗：（1）黄褐斑全部消退且呈正常皮色，再无新色素斑出现者，为临床治愈。（2）黄褐斑消退 60% 以上者为显效。

（3）黄褐斑消退 30% 以上者为有效。（4）黄褐斑无明显改变者为无效。

3. 治疗结果

经治疗后，A 组 53 例患者，临床治愈 21 例，显效 17 例，有效 10 例，无效 5 例，总有效率为 90.6%，疗程最短 14 天，最长 28 天，平均疗程 14 天。B 组 38 例患者，临床治愈 4 例，显效 6 例，有效 11 例，无效 17 例，总有效率为 55.3%，疗程最短 21 天，最长 28 天，平均疗程 26 天，两组总效率比较（见表 1）。

表 1　A 组 B 组有效率比较

	有效人数	无效人数	合计
A 组	48	5	53
B 组	21	17	38
合计	69	22	91

经统计学处理，χ^2=15.04，$P < 0.001$，有非常显著差异，即治疗组疗效明显优于对照组．

A 组 53 例病人，在接受治疗期间，均无任何不适感及不良反应，B 组 38 例病人，用药期间，有 12 例患者出现不同程度的局部皮肤发红、脱屑、甚至疼痛，其中有 4 例患者，用药局部色素斑加重，自行停用。

我们对 A 组有效的 48 例患者进行半年后随访，有 3 例患者因在烈日下劳动而复发，其余患者均无复发，故远期疗效率为 84.9%，与近期疗效比较（见表 2）。

表 2　A 组近期、远期有效率比较

	有效人数	无效人数	合计
近期	48	5	53
远期	45	8	53
合计	93	13	106

经统计学处理，χ^2=0.8，$P > 0.05$，无显著性差异，说明 A 组有较为巩固的远期疗效。

4. 典型病例

孙某，男，23 岁，工人。患者于一年前，无明显诱因面部两颊对称出现淡黑色斑，逐渐扩展到双眉、鼻及口唇部位，斑色日趋加重，曾用"色斑霜"治疗数月而无效，故来我院门诊治疗。

就诊时所见，面部两颊、鼻根及上唇部皮肤可见深黑色斑，形状不规则，全身无任何不适，诊断为"黄褐斑"治用自制"洁斑净"，治疗一周（四次）后，面部两颊、鼻根及上唇部皮肤之黄褐斑颜色转淡，其后再用两周，面部色斑全部消退，半年后随访，未见复发。

5. 讨论

黄褐斑，是一种原因不明的皮肤病，据有关资料报道，本病多与人体内分泌失调有关，因此，有人提出，黄褐斑不单纯是面部局部色素增多，而是由内环境紊乱所致。

在中医学文献中，没有"黄褐斑"病名的记载，但属中医学的"鼾黑斑""蝴蝶斑"，还有人称之为"肝斑"，因此，治疗本病的关键在于疏肝解郁，我们以小柴胡汤为基本方，加当归、川芎，旨在行气活血，用白芷辛香走窜之品，一则佐小柴胡汤解郁，再则可增诸药透皮之功，共奏行气活血、化斑之用，故而能取佳效，至于本药的现代药理作用，有待今后研究。（《大同医学专科学报》1998 年第 2 期第 2 页）

二十　愈肝灵胶囊治疗慢性乙型肝炎的临床研究

1. 一般资料

1.1　临床资料

治疗组 101 例，男性 68 例，女性 33 例。年龄最小者 3 岁，最大者 63

岁，其中 1～10 岁 5 人，11～20 岁 18 人，21～30 岁 38 人，31～40 岁 29 人，51～60 岁 9 人，61 岁以上 2 人。

西药对照组 54 例，男性 35 例，女性 19 例。年龄最小者 4 岁，最大者 62 岁，其中 1～10 岁 4 人，11～20 岁 7 人，21～30 岁 17 人，31～40 岁 15 人，41～50 岁 6 人，51～60 岁 3 人，61 岁以上 2 人。

中药对照组 52 例，男性 34 例，女性 18 例。年龄最小者 4 岁，最大者 61 岁，其中 1～10 岁 4 人，11～20 岁 6 人，21～30 岁 17 人，31～40 岁 14 人，41～50 岁 6 人，51～60 岁 3 人，61 岁以上 2 人。所有患者病程最短者 3 个月，最长者 4 年，平均病程 13 个月。

三组性别、年龄等分布大致相同。

1.2 诊断标准

按参考文献①的标准进行诊断，随机分为治疗组和中、西药对照组。中医辨证诊断标准，根据参考文献②进行分型，分为肝胆湿热、肝郁脾虚、气滞血瘀和肝肾阴虚四型。

1.3 治疗方法

治疗组：口服愈肝灵胶囊（山西大同中药厂试产），成人每次 4 粒，每日 3 次，小儿酌减，饭后温开水送服。

西药对照组：使用干扰素 alb（深圳科兴药业有限公司），300 万 U/ 次，每周 3 次。

中药对照组：给予中药双虎清颗粒冲剂（北京华神制药有限公司），每日 2 次，每次 2 袋，小儿 3 组均同时口服维生素 C、复合维生素 B、酵母和肝泰乐等保肝药物辅助治疗，每半个月复查一次肝功能和 HBsAg。3 个月为一个疗程。

1.4 观察项目和测定方法

治疗始末观察 ALT，抗 -HBs，抗 -HBc，HBeAg，抗 -HBe，HBV-DNA。

1.5 疗效判定标准

按照参考文献①的"慢性乙型肝炎的疗效评定标准"进行疗效判定。分为（1）显效（完全应答）：ALT 复常，HBV-DNA、HBsAg、HBeAg 等转阴。（2）有效（部分应答）：ALT 复常，HBV-DNA、HBeAg 转阴，但 HBsAg 仍为阳性。

（3）无效（无应答）：未达到上述指标。（4）持续应答：完全应答（显效）或部分应答（有效）者，停药6~12个月仍为显效或有效者。

1.6 统计学处理

采用方差分析或 T 检验。

2. 结果

2.1 临床总疗效比较，结果见表3

表3 治疗组与对照组总疗效比较

组别	n	显效		有效		无效		总有效	
		例	%	例	%	例	%	例	%
治疗组	101	18	17.8	53	52.5	30	29.7	71	70.3
西药对照组	54	7	13.0*	30	55.5	17	31.5	37	68.5*
中药对照组	52	5	9.6**	22	42.3	25	48.1	27	51.9**

注：与治疗组比较 *$P < 0.05$ **$P < 0.01$

2.2 治疗组辨证分型与疗效的关系结果见表4。

表4 治疗组辨证分型与疗效的关系（例）

疗效	证型				合计
	肝胆湿热	肝郁脾虚	气滞血瘀	肝肾阴虚	
显效	8	4	4	2	18
有效	19	18	13	3	53
无效	5	7	6	12	30
合计	32	29	23	17	101

经 Ridit 分析：χ^2 值 =10.022 > χ^2（0.05）=7.815，$P < 0.05$，差别有统计学意义。说明愈肝灵胶囊用以治疗慢性乙型肝炎之肝郁脾虚型、气滞血瘀型和肝胆湿热型，均有较好的疗效，但对肝肾阴虚型疗效较差。

2.3 愈肝灵胶囊对 HBV 变化和 ALT 复常的影响结果见表5。

表 5　治疗后 HBV 的变化和 ALT 复常情况表（%）

组别	n	HBsAg 阴转	HBeAg 阴转	抗 –HBe 阳转	HBV–DNA 阴转	ALT 复常
治疗组	101	38.6	78.3	44.0	75.2	78.2
西药对照组	54	24.1*	60.2*	26.7*	57.4*	59.4*
中药对照组	52	15.4*	46.2*	3.8**	47.2**	46.8**

注：与治疗组比较　*$P < 0.05$　**$P < 0.001$

2.4　治疗组远近期疗效比校

对治疗组总有效的 71 例病人半年后随访，有 3 例病人肝功能反复异常，临床症状复见，其中 1 例病人转为慢性活动型肝炎。其余 68 例病人各项指标均无变化。说明愈肝灵胶囊治疗慢性乙型肝炎远期疗效稳定。

3. 讨论

慢性乙型肝炎，多属中医学之"胁痛""癥积""黄疸"等病范围，本病发生的主要原因是由于人体正气不足，湿热毒邪留恋于肝胆而致肝失其疏泄条达之性，日久湿热毒邪伤及血分，则使肝失柔和，阴阳失调。我们在临床中，根据病程之长短和病情之轻重，将其分为气分肝病和血分肝病两大类型。气分肝病，总以肝的疏泄失常、气机不和、湿热毒邪内盛为主，其临床表现有胸胁满痛、口苦咽干、食少纳呆、小便短赤、舌红苔腻、脉弦滑和弦数等。而血分肝病，因久病入络，故总以肝之血脉受损为特征，临床轻者可见两胁胀痛、五心烦热、形体消瘦、脉细等，重者则见吐血、衄血，甚或胁下癥结痞块、皮肤蛛丝缕缕、舌红少苔、脉细数无力。但由于气血的相互转化和人体禀赋强弱的不同，故也有肝病初期、中期即成为血分者，或肝病日久仍在气分者。因此辨肝病之气血，重在辨其脉症特点。

鉴于上述认识，我们结合多年临床实践，创拟了愈肝灵胶囊，用治气分肝病。研究结果显示：愈肝灵胶囊对 ALT 复常率、HBsAg 阴转率、HBeAg 阴转率、抗 –HBe 阳转率、HBV–DNA 阴转率，比较明显高于西药和中药对照组，差异有显著性（$P < 0.05$，$P < 0.01$）。对肝郁脾虚型、气滞血瘀型和肝

胆湿热型，均有较好的疗效，而且远期疗效稳定。本方由柴胡、黄芩、茵陈、凤尾草、生白芍、丹参、炙黄芪、炙甘草等药组成。柴胡、黄芩清肝解郁，以顺肝喜条达之性；茵陈、凤尾草解毒利湿，以驱湿热之毒邪；生白芍、丹参养血柔肝，以实肝木之体；炙黄芪、炙甘草益气护中，以安未病之地。共奏清热利湿、柔肝益气之功。如此扶正祛邪，标本兼治，使肝血得充，湿热得除，诸症自愈。现代研究表明，柴胡有较强的抗炎作用，黄芩可抑制病毒；丹参可减轻肝细胞炎症坏死、脂肪变性，促进肝细胞再生，并能改善微循环、减轻肝脏瘀血和缺血状态；白芍的活性提取物——白芍总苷，能促进动物淋巴细胞增殖，促进T辅助细胞及T抑制细胞诱生，促进白细胞介素 –2、α 与 γ 干扰素及抗体诱生，对化学性肝损伤具有明显的保护作用，对自身免疫性肝炎，具有治疗作用，并能明显改善动物睡眠，增强其耐缺氧能力；黄芪能增强网状内皮系统的吞噬功能，有助于抗炎，从而抑制病毒，促进病毒诱生干扰素的能力，抑制病毒繁殖，并可提高血浆中 CAMP 和 IgG、IgA、IgM 含量，有加强抗体，促进免疫作用，以助清除 HBV 感染，改善新陈代谢，恢复肝细胞功能。

以上研究说明，愈肝灵胶囊，通过抗炎、抗病毒、清除体内各种有害物质、保护肝细胞膜的稳定性、提高机体免疫力等作用，从而迅速有效地改善乙型病毒性肝炎病人的临床症状、体征及肝功能各项指标，且无任何不良反应。(《北京中医药大学学报》2005 年第 2 期第 86 页)

参考文献

①中华医学会传染病与寄生虫病学分会，肝病学分会 . 慢性肝炎防治方案［J］. 中华肝脏病杂志，2000，8（6）：324–329.

②中华人民共和国卫生部，中药新药临床研究指导原则：第一辑［S］.1993：112–117.

二十一　**镇咳平喘胶囊治疗慢性支气管炎临床及实验研究**

摘　要：目的：观察镇咳平喘胶囊的临床疗效，探讨其作用机理。方法：

（1）将 238 例慢性支气管炎患者随机分为镇咳平喘胶囊组（观察组）134 例，桂龙咳喘宁组（对照Ⅰ组）53 例，西药组（对照Ⅱ组）51 例。于治疗前后分别测定肺功能及免疫功能。（2）用小鼠及豚鼠做动物实验，观察镇咳平喘胶囊的平喘、镇咳、祛痰作用。结果：（1）观察组临床总有效率为 91.79%，对照Ⅰ、Ⅱ组分别为 77.36%、84.31%，观察组明显优于对照Ⅰ组（$P < 0.01$），观察组治疗后免疫功能及肺的通气功能均有显著改善（$P < 0.05$，$P < 0.01$），观察组远期疗效明显优于对照Ⅰ、Ⅱ组（$P < 0.01$）。（2）动物实验结果显示，镇咳平喘胶囊能对抗组织胺引发的支气管收缩，增加肺泡灌流量（与生理盐水组比较 $P < 0.01$，下同），对氨水引发的小鼠及枸橼酸引发的豚鼠咳嗽均有明显的镇咳作用（$P < 0.01$），并能增加小鼠气管酚红的排泄量（$P < 0.01$）。结果：镇咳平喘胶囊具有良好的镇咳、平喘、祛痰作用，并能增强人体免疫力，改善肺的通气功能。

关键词：慢性支气管炎；镇咳平喘胶囊；温补肺阳；宣肺化痰；寒热并用

镇咳平喘胶囊，是我们在多年来治疗慢性支气管炎临床观察的基础上，根据其肺阳不足、痰湿内阻、本虚标实、寒热互见的病机特点，总结出来的治疗慢性支气管炎的有效方剂，体现了温肺化痰、宣肺降气、寒热并用的治疗大法，临床已用于治疗慢性支气管炎 10 余年，疗效满意。本研究便是在上述前期临床工作的基础上，系统观察镇咳平喘胶囊的临床疗效，从临床和动物实验方面探讨镇咳平喘胶囊的作用机理，并与中药桂龙咳喘宁及经典镇咳平喘西药进行对照，以期为进一步推广其临床运用提供依据。

临床研究

1. 临床资料

1996 年 11 月至 2000 年 12 月，来自大同医专中医专家门诊部、大同医专附属医院门诊及大同市城区医院的 238 例患者。符合 1979 年全国慢性支气管炎临床专业会议制定的"慢性支气管炎临床诊断标准"。随机分为观察组和对照Ⅰ组、对照Ⅱ组。观察组 134 例，男 82 例，女 52 例；年龄 8~67 岁，平均 49.6 岁；病程 2～23 年，平均 11.4 年。对照Ⅰ组 53 例，男 29 例，女 24 例；年龄 7～64 岁，平均 47.3 岁；病程 2～25 年，平均 12.4 年。对照Ⅱ组 51 例，男 28 例，女 23 例；年龄 8～61 岁，平均 47.5 岁；病程 2～22 年，平均 10.9 年。按参考文献②标准将病情程度分为轻、中、重 3 个类型。轻、中、重型在 3 组间的分布依次为：观察组 43、58、33 例，对照Ⅰ组 17、25、11 例，对照Ⅱ组 16、26、9 例。依据中医辨证分为 4 个证型：虚寒型、痰湿型、痰热型和肺燥型。4 个证型在 3 组间的分布依次为：观察组 47、35、29、23 例，对照Ⅰ组 21、15、11、6 例，对照Ⅱ组 20，14，10，7 例。

以上 3 组性别、年龄分布相仿，病程、病情程度及辨证分型，经统计学处理无显著差异（$P > 0.05$）具有可比性。

2.治疗方法

镇咳平喘胶囊由麻黄、杏仁、干姜、五味子、半夏、茯苓、百部、桔梗等药物组成，每粒胶囊含生药 0.3 克（山西大同光明制药厂试制）。从接受治疗日起，观察组口服镇咳平喘胶囊，每日 3 次，每次 5 粒，小儿酌减。对照Ⅰ组口服桂龙咳喘宁胶囊（山西桂龙有限公司生产），每次 5 粒，每日 3 次。对照Ⅱ组按慢性支气管炎西医常规用药，用青霉素 640～800 万 U，静脉滴注，每日 1 次，同时口服复方氯化氨合剂（四川自贡制药厂生产），每次 5mL，每日 3 次。3 组患者均以 10 天为 1 疗程，治疗期间停用其他中、西药。

3.疗效分析

3.1　疗效判定标准

按照 1979 年全国慢性支气管炎临床专业会议制定的慢性支气管炎疗效判定标准，分为临床控制、显效、好转和无效 4 类。

3.2　免疫功能测定

采用琼脂单相免疫扩散法，测定患者的 IgG、IgA、IgM。

3.3 肺功能测定

用日本 SPIROSIFT SP-4OO 呼吸实验台，测试患者的肺活量（VC）、1 秒用力呼气容积占用力肺活量比值（FEV_1，%）、最大通气量（MBC）。

结果

1.3 组疗效比较

观察组有效率明显高于对照 I 组（$P < 0.01$），说明镇咳平喘胶囊治疗慢性支气管炎疗效优于桂龙咳喘宁（见表 6）。

表 6 3 组疗效比较

组别	例数	临控	显效	好转	无效	有效率（%）
观察组	134	61	43	19	11	123（91.79）**
对照 I 组	53	15	17	9	12	41（77.36）
对照 II 组	51	21	10	12	8	43（84.31）

注：与对照 I 组比较：**$P < 0.01$

2. 观察组中医分型疗效比较

虚寒型、痰湿型和痰热型，有效率比较无显著差异（$P > 0.05$），而三型与肺燥型比较 $P < 0.05$，说明镇咳平喘胶囊对虚寒型、痰湿型、痰热型效果较好，而对肺燥型疗效较差（见表 7）。

表 7 中医分型疗效比较（例）

分型	例数	临控	显效	好转	无效	有效率（%）
虚寒型	47	28	14	4	1	46（97.87）*
痰湿型	35	18	12	4	1	34（97.14）*
痰热型	29	12	10	5	2	27（93.10）*
肺燥型	23	3	7	6	7	16（69.57）

注：与肺燥型比较：*$P < 0.05$

3. 观察组轻、中、重型疗效比较

镇咳平喘胶囊对轻、中、重型慢性支气管炎作用类似，$P > 0.05$（见表 8）。

表 8　轻、中、重型疗效比较（例）

组别	轻型	中型	重型	合计
临控	18	29	14	61
显效	18	17	8	43
好转	5	8	6	19
无效	2	4	5	11
合计	43	58	33	134

4. 3 组治疗前后免疫功能比较

观察组治疗后机体免疫功能有显著改善（$P < 0.05$），而对照Ⅰ、Ⅱ组治疗前后机体免疫功能无明显变化（$P > 0.05$）（见表 9）。

表 9　3 组治疗前后免疫功能比较（$\bar{x} \pm s$）

组别	例数		IgG（g/L）	IgA（g/L）	IgM（g/L）
观察组	98	治疗前	2.26 ± 0.21	0.59 ± 0.46	0.14 ± 0.07
		治疗后	2.92 ± 0.26*	0.91 ± 0.42*	0.38 ± 0.13*
对照Ⅰ组	42	治疗前	2.28 ± 0.23	0.62 ± 0.38	0.13 ± 0.04
		治疗后	2.41 ± 0.28	0.66 ± 0.41	0.17 ± 0.07
对照Ⅱ组	44	治疗前	2.27 ± 0.22	0.61 ± 0.41	0.11 ± 0.03
		治疗后	2.35 ± 0.25	0.59 ± 0.44	0.13 ± 0.06

注：与本组治疗前比较：*$P < 0.05$

5. 3 组治疗前后肺功能比较

3 组治疗后肺功能与治疗前比较均有显著改善，观察组及对照Ⅱ组作用尤为明显（$P < 0.01$）（见表 10）。

表 10　3 组治疗前后肺功能比较（$\bar{x} \pm s$）

组别	例数		VC	FEV$_1$（%）	MBC
观察组	84	治疗前	86.9 ± 17.6	64.3 ± 15.2	69.6 ± 18.1
		治疗后	98.4 ± 25.1**	73.4 ± 11.3**	58.3 ± 19.8**
对照 I 组	39	治疗前	83.7 ± 18.2	64.6 ± 16.1	67.8 ± 17.6
		治疗后	89.3 ± 17.1*	69.6 ± 11.2*	76.2 ± 18.4*
对照 II 组	42	治疗前	82.6 ± 20.4	65.6 ± 14.8	67.4 ± 18.5
		治疗后	93.4 ± 23.2**	72.6 ± 12.2**	79.4 ± 16.7**

注：与本组治疗前比较：*$P < 0.05$，**$P < 0.01$

6.3 组远期疗效比较

对近期治疗有效的患者，1 年后进行随访，结果观察组 112 例中复发 17 例（15.18%），对照 I 组 36 例中复发 12 例（33.33%），对照 II 组 35 例中复发 13 例（37.14%）。观察组与对照 I、II 组比较，差异十分显著（$P < 0.01$），说明镇咳平喘胶囊，远期疗效明显优于桂龙咳喘宁及西药。

实验研究

1. 材料与方法

1.1　药物

镇咳平喘胶囊系大同市光明制药厂生产，桂龙咳喘宁为山西桂龙有限公司生产，氨茶碱为张家口云峰制药厂生产（批号为 20000531），咳必清为大同市卫华制药厂生产（批号 20001104），酚红为北京市化工厂生产，磷酸组织胺为上海丽珠生物技术有限公司生产（批号 9902035），乙酰胆碱为上海试剂三厂生产（批号 990508）。

1.2　动物

昆明种小鼠 80 只，体重 20～24 克。豚鼠 80 只，体重 160～200 克，雌雄各半，均由北京市实验动物中心提供。

1.3 仪器

TWG-2 系列晶体管超声雾化器。

1.4 平喘作用观察

1.4.1 对豚鼠实验性哮喘的影响

取经预选合格的豚鼠（引喘潜伏期 < 120 秒）40 只，随机分为 4 组，各组按表 11 剂量灌胃给药，连续给药 5 天。末次给药后 1 小时进行喷雾引喘，喷雾时间为 10 秒。观察记录 2 分钟内各组动物的喘息发生率和引喘潜伏期（以出现窒息翻倒为指标）。

1.4.2 对离体豚鼠支气管肺泡灌流量的影响

处死上述实验后的豚鼠 40 只，取出心、肺，浸入 37℃ 含氧乐氏液的培养皿内，按参考文献③方法观察记录不同药物对肺灌流量的影响。

1.5 镇咳作用的观察

1.5.1 对小鼠氨水引咳的镇咳作用

取小鼠 40 只，随机分为 4 组，按表 13 剂量分别灌胃给药，连续 5 天。末次给药后 1 小时进行氨水引咳实验，即用 28% 的氨水喷入特制的透明玻璃箱内，喷雾时间为 10 秒，然后各组取 1 只小鼠同时放入箱内，过 1 分钟后，开始记录 2 分钟内各鼠的咳嗽次数。

1.5.2 对豚鼠枸橼酸引咳的镇咳作用

取豚鼠 40 只，随机分为 4 组。按表 14 剂量分别灌胃给药，连续 5 天。末次给药后 1 小时，进行枸橼酸引咳实验，即用 17.5% 枸橼酸溶液喷入特制的透明玻璃箱内，喷雾时间为 50 秒，然后各组取 1 只豚鼠同时放入箱内，记录 2 分钟内的咳嗽次数。

1.6 祛痰作用的观察

1.6.1 对小鼠酚红排泄作用的影响

取小鼠 40 只，随机分为 4 组，按表 15 剂量灌胃给药 4 天。于末次给药后 30 分钟腹腔注射 0.5% 酚红液 0.5mL/ 只。30 分钟后颈椎脱臼处死，暴露气管，在环状软骨下 3-4 环节处剪一小口，向心方向插入针头，深约 0.5cm，结扎固定，用 5% $NaHCO_3$ 冲洗呼吸道 3 次（每次 0.5mL），将冲洗液集中于试管中，静置 5 小时，于紫外—可见分光光度计 546nm 处测定吸收度。

2. 结果

2.1 平喘作用的观察

2.1.1 对豚鼠实验性哮喘的影响

镇咳平喘胶囊，能降低组织胺 + 乙酰胆碱所致豚鼠的喘息发生率，并延长引喘潜伏期。作用虽弱于氨茶碱，但优于桂龙咳喘宁（见表 11）。

表 11 镇咳平喘胶囊对豚鼠实验性哮喘的影响

组别	动物数（只）	剂量（g/kg）	喘息发生率（%）	引喘潜伏期（$\bar{x} \pm s$）
生理盐水	10	等容量	100	53.8 ± 22.9
桂龙咳喘宁	10	0.9	80	74.5 ± 29.1[*]
氨茶碱	10	0.06	20[**]	107.1 ± 27.5[**]
镇咳平喘胶囊	10	0.9	60[*]	79.45 ± 30.50[*]

注：与生理盐水组比较：[*]$P < 0.05$，[**]$P < 0.01$

2.1.2 对离体豚鼠支气管肺泡灌流量的影响

镇咳平喘胶囊，能对抗组织胺引发的支气管收缩，且对抗作用优于桂龙咳喘宁（见表 12）。

表 12 镇咳平喘胶囊对离体豚鼠支气管肺泡灌流量的影响

组 别	动物数（只）	剂量（mL/只）	肺泡灌流量（mL/5min，$\bar{x} \pm s$）
正常组	10	0.5	46.2 ± 14.4
组胺组	10	0.5	10.5 ± 6.8[**]
生理盐水组	10	0.5	10.8 ± 7.3
桂龙咳喘宁	10	0.5	16.5 ± 5.8[Δ]
镇咳平喘胶囊	10	0.5	20.0 ± 4.9[ΔΔ]

注：与正常组比较：[**]$P < 0.01$；与组胺组比较：[Δ]$P < 0.05$，[ΔΔ]$P < 0.01$

2.2　镇咳作用的观察

2.2.1　对小鼠氨水引咳的镇咳作用

镇咳平喘胶囊，对氨水引起的咳嗽有较好的镇咳作用（与生理盐水比较 $P < 0.01$ ），其作用强度与桂龙咳喘宁及咳必清相似（见表 13 ）。

表 13　镇咳平喘胶囊对氨水引咳的镇咳作用

组　　别	动物数（只）	剂量（mL/只）	2 分钟内咳嗽次数（$\bar{x} \pm s$）
生理盐水	10	等容量	30.38 ± 12.3
咳必清	10	0.06	9.37 ± 4.4**
桂龙咳喘宁	10	3.6	14.5 ± 5.5**
镇咳平喘胶囊	10	3.6	13.5 ± 6.3**

注：与生理盐水组比较：**$P < 0.01$

2.2.2　对豚鼠枸橼酸引咳的镇咳作用

镇咳平喘胶囊，对豚鼠枸橼酸引起的咳嗽有明显的镇咳作用，其作用强度与咳必清相似，优于桂龙咳喘宁（见表 14 ）。

表 14　镇咳平喘胶囊对豚鼠枸橼酸引咳的镇咳作用

组别	动物数（只）	剂量（g/kg）	2 分钟内咳嗽次数（$\bar{x} \pm s$）
生理盐水	10	等容量	21.07 ± 12.1
咳必清	10	0.015	8.5 ± 5.2**
桂龙咳喘宁	10	0.9	11.8 ± 6.4*
镇咳平喘胶囊	10	0.9	6.9 ± 2.46**

注：与生理盐水组比较：*$P < 0.05$，**$P < 0.01$

2.3　祛痰作用的观察

2.3.1　对小鼠酚红排泄作用的影响

镇咳平喘胶囊，能增加小鼠气管酚红的排泄量，其作用强度与氯化铵及桂龙咳喘宁相似（见表 15 ）。

表 15　镇咳平喘胶囊对小鼠酚红排泄作用的影响

组别	动物数（只）	剂量（g/kg）	吸收度（$\bar{\chi} \pm s$）
生理盐水	10	等容量	0.1141 ± 0.021
氯化铵	10	0.9	0.232 ± 0.023[**]
桂龙咳喘宁	10	3.6	0.178 ± 0.040[**]
镇咳平喘胶囊	10	3.6	0.219 ± 0.015[**]

注：与生理盐水组比较：[**]$P < 0.01$

讨论

慢性支气管炎，属中医咳嗽、喘证、痰饮等病范畴，临床多由急性支气管炎治疗不当或反复发作逐渐发展而来。本病多发生于北方寒冷地区，且 50% 在冬季发病，因此在其形成过程中，大多有风寒反复犯肺的病史。寒易伤阳，寒邪犯肺，肺阳首当其冲。而长期咳喘势必伤损肺气，最终也会累及肺阳。因此，在慢性支气管炎形成过程中，肺阳不足是其病理基础。

咳嗽咯痰之疾，尤其是慢性咳喘，病机离不开痰饮二字。今肺阳不足，宣发敷布无力，则津液聚于肺中不得宣散，蓄为痰饮。长期咳喘，不仅耗损肺气，而且子盗母气，势必累及于脾。脾虚则运化无力，水湿停聚，趁肺阳不足之际上泛于肺，正所谓"脾为生痰之源，肺为储痰之器"。肺之痰饮与脾之痰湿聚合于肺，气机壅滞，还会郁而化热，与肺阳不足之内寒并存互见，增加病机的复杂性。可见，肺阳不足，痰湿内阻，本虚标实，寒热互见，是慢性支气管炎的基本病机，也是本病反复发作、难于根治的根本原因。

基于对慢性支气管炎病机特点的认识，我们制定了温补肺阳、宣肺化痰、寒热并用的治疗大法，镇咳平喘胶囊便是体现这一治法的代表方剂。方中干姜温肺降气，扶肺阳之不足，以治其本；半夏、茯苓、陈皮、瓜蒌燥湿化痰，绝咳嗽咯痰之根，以治其标；麻黄、桔梗、前胡宣肺散邪；石膏、黄芩清泄肺热；杏仁、百部，其性主降，润肺止咳。综观全方，温肺与化痰并进，宣肺与降气共成，攻补兼施，寒热并用，与慢性支气管炎复杂多变的病机，*丝*

丝入扣，故能取得满意的疗效。

现代医学认为，慢性支气管炎的病理基础是气管、支气管黏膜的慢性非特异性炎症，其发作与过敏、反复感染、自主神经功能失调等因素有关。镇咳平喘胶囊中的半夏、杏仁、甘草、五味子均有显著的镇咳祛痰作用；麻黄、细辛、百部、杏仁等药能有效解除支气管平滑肌的痉挛；前胡长于稀释痰液，桔梗则有较强的排痰作用，二者并用，能有效地促进潴留于气管、支气管痰液的排出。此外，方中药物，大多具有抗菌消炎作用，陈皮、茯苓、甘草能增强机体免疫力，陈皮、黄芩还有抗过敏作用。诸药合用，不仅能有效地缓解症状，解除慢性支气管炎的病理改变，而且具有增强机体免疫力、增强抗过敏能力等作用，从而杜绝疾病的反复发作。本研究的临床结果显示，镇咳平喘胶囊用治疗慢性支气管炎，能明显改善肺的通气功能，增强人体免疫力，具有稳定的远期疗效。动物实验结果也证实，镇咳平喘胶囊对小鼠及豚鼠的实验性咳喘，具有明显的镇咳、祛痰、平喘作用，进一步证明了组方的科学性，为镇咳平喘胶囊的临床运用提供了实验依据。(《中国中医基础医学》2002 年第 4 期第 52 页)

参考文献

①山西省大同医学专科学校 . 医学实践与研究 [M]. 北京：中国科学技术出版社，1999：79-82.

②全国慢性支气管炎临床专业会议 . 慢性支气管炎临床诊断及疗效判断标准（1979 年修订）[J]. 中华结核呼吸系统疾病杂志，1980，3（1）：61-62.

③徐叔云，卞如濂，陈修 . 药理实验方法学 [M]. 北京：人民卫生出版社，1985：910-912.

④陈贵廷，杨思澍 . 实用中西医结合诊断治疗学 [M]. 北京：中国医药科技出版社，1995：250-256.

⑤梅全喜，毕焕新 . 现代中药药理手册 [M]. 北京：中国中医药出版社，1998：73-76.

第五章　随师拾贝

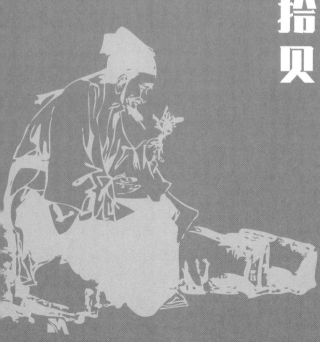

北京中医药大学刘渡舟先生，是近代医学界公认的《伤寒论》大家，在20世纪80年代，作者有幸踏入师门，从师数载，亲聆教诲，尽得其相传。其间记录了大量的随师学习心得体会，以及老师临证选方用药的经验，并发表于国内外医学杂志。本章从中筛选了随师临证发表的部分论文和验案，虽为冰山之一角，抑或能窥一斑而见全豹，观滴水而知沧海，以彰显刘老选方用药之特点。

一 刘渡舟教授论治肝病

摘　要：刘渡舟教授从事中医工作50余年，临床经验丰富，学术理论精湛，特别对肝病的论治，颇有独到之处。对于肝病的分证，众说纷纭。刘老根据肝"体阴用阳"的生理特点，提出了以气血分证为纲，使错综复杂的肝病辨证便有绳墨可循。关于肝病病机的认识，刘老认为，肝郁是肝病最突出的一个病理改变，辨证若抓住了肝郁，就抓住了肝病的基本规律。因而在论治上，他主张以解郁为重。郁解，则气血调和，血脉均匀，诸症自愈。在用药上，他主张随证活用，特别是对柴胡的使用，更是不拘一格，突破了"助火劫阴"之禁言，其论精细，实为古今之未有。文中最后还提出刘老对肝病摄养的主张。刘老认为：怒欲乃损身之本，是导致肝病上厥下竭的根本原因，故力倡制怒节欲。

关键词：气血为纲；气郁为本；制怒节欲

对于肝病的研究，历代不乏其人。吾师刘渡舟教授，承仲景之学，独辟蹊径。所著《肝病证治概要》一书，系统地阐述了他对肝病证治的观点，其论之精，颇有独到之处。本文将随师所闻之一得，归纳整理于下，以尽绵薄之力，倘有悖乎师意者，冀正于名贤。

1. 辨证分型，要以气血为纲

肝为木脏，主疏泄，性喜条达，又以其升生之性，保持全身气血津液的流畅。肝又主藏血，故谓"体阴用阳"。肝者，干也，其特性每以干犯他脏为能事，诸如肝气旺，既可上犯肺金，又可下竭肾阴，更能横犯脾胃，出现各脏腑功能失调，气血阴阳逆乱。因此，肝病病机复杂，病证繁多，每致寒热虚实互见。因而对肝病病型的分类，众说纷纭，或以病名分类，或以病因病机归属，等等。近代一些医家，又试从证候类别进行区分，使名目更加繁杂，终未归于统一。基于前人这些认识，刘渡舟教授结合多年临床经验，提出了肝病气血分证的纲领。他认为：病机虽繁，不外气血阴阳之失调；证候虽杂，亦不出气病和血病。气分肝病，总以肝的疏泄失常，气机不和，其表现有胸胁苦满、口苦咽干、小便短赤、大便不通、舌红苔厚等症；血分肝病，多缘于气郁不解，久病入络，故总以肝之血脉受损为征。轻者可见五心烦热、舌红脉细，重则出现吐血、衄血，甚或胁下癥积痞块。当然，气分证和血分证虽然是肝病中两个不同的阶段，但因气血的相互转化，病情相互夹杂，故又不能截然分开。但是，辨证若能抓住气血两个纲领，就掌握了肝病辨证的基本规律，就能执简驭繁，使错综复杂的症状有绳墨可循。因此，他把辨气辨血作为肝病辨证的入手。

2. 阐述病机，总以肝郁为要

五脏为病，各有其特征。诸如肺病多气逆，脾病多湿阻，肾病多寒厥，心病多热盛。刘老谓：肝性欲散，有生升的特点，故肝病多郁。郁则经气逆，郁则血脉阻，气血不和，百病由生。肝病气分固然以气郁为重，而血分肝病因血虚肝失柔和，同样有肝郁的特征。由此可见，郁存在于肝病的始终，是肝病的一个重要病理改变。诚如前人所云"万病不离郁""诸郁皆属于肝"。

刘老还认为：郁又是肝病发展变化的一个重要病理基础。验之于临床，肝气郁久不解，不但可以横逆上犯，更能化火伤阴，阴伤则气病及血，使气分肝病渐次入于血分。血分肝病，肝失柔和，则又常常累及气分，使气郁更甚。诚如朱丹溪所云，肝之"气血冲和，万病不生。一有怫郁，诸病生焉。故人身诸病，多生于郁"确非虚言。

3. 组方遣药，多以疏泄为重

综上所述，肝病论其病因，有因寒、因热、因湿之分，论其病性，亦有因虚、因实、虚实夹杂之异。但就其病机总不离郁。故对于肝病的治疗，刘老提出一个重要的原则，即解郁，亦即"疏其血气，令其条达，而致和平"（《素问·至真要大论》）。而且将解郁一法，变通应用于治疗肝病的始终。他认为：肝郁一解，疏泄得利，气血归于正常。故抓住治郁这个关键，就抓住了根本，就能提高疗效。基于这种认识，刘老通过多年临床实践，创拟了"柴胡三方"，用治肝病疗效甚佳。

其一是柴胡解毒汤。本方由柴胡、黄芩、茵陈、凤尾草、土茯苓、重楼和炙甘草七味药组成。方中以柴胡、黄芩疏解少阳经腑之邪热；茵陈、土茯苓、重楼以清热解毒利湿；重用凤尾草取其解毒凉血之用。本方用于气分肝病热毒壅盛之证，每获奇效。曾治一董姓患者，男，41岁，一月前因肝区胀痛，全身乏力，在某院化验肝功：GPT 130。1986 年 11 月 19 日就诊中医。自述两胁胀痛，乏力食少、恶心厌油腻，口苦口干特甚，小便短赤。舌红苔厚腻，脉见滑数。刘老辨为湿毒热盛。遂处：柴胡 12 克，黄芩 10 克，茵陈 15 克，凤尾草 15 克，土茯苓 15 克，重楼 10 克，炙甘草 3 克，枳实 10 克，白芍 20 克，虎杖 12 克，金钱草 10 克。

1986 年 11 月 26 日复诊。自述服上药 6 剂，两胁胀痛明显减轻，口苦口干亦减，舌脉同前。刘老于上方略予加减，共服 90 余剂，诸症悉除。于 1987 年 2 月 21 日复查肝功，GPT 40，其病告愈。

其二是柴胡鳖甲汤。本方具有养阴活血、柔肝解郁之用，主要为血分肝病而设。方中鳖甲、牡蛎养阴柔肝、软坚散结；沙参、玉竹、生地黄、麦冬滋阴补液；白芍、牡丹皮养血凉血；茜草、红花活血化瘀；更入少量柴胡，不但引诸药入肝，而且以行解郁之用。临证当据病情加减活用，如表现阴血不足者，重用生地黄、麦冬等养阴之品；若瘀血已成，症见胁下癥积痞块者，重用鳖甲、牡蛎，加龟甲、土鳖虫。如果血分肝病而兼见气分热毒者，另加茵陈、凤尾草。无论属哪种情况，刘老认为：肝病后期，其病理机制仍然存在着肝郁的特点，故其治疗总不能离开解郁一法，因而柴胡是其必用之品。有人因囿于"柴胡助火劫阴"之说，一见舌红阴亏之象，便置之不用。刘老认为：柴胡大量与温燥行气之品相伍，因其升散疏泄的作用过极，实有劫阴之弊，但小量用于养阴生津药物之中，不但于阴液无损，且可增养阴之活力，能更好地发挥其解郁散邪的功效，实有相辅相成之用。1986 年 9 月 22 日，刘老诊一患者，张某，男，26 岁，患者肝区胀痛一年余。肝功化验：奥抗：阳性。西医诊断为：乙型肝炎。经西医久治不愈，服中药清热解毒利湿药百余剂，效果亦不明显。患者自述除肝区疼痛外，兼见手足心发热，口干咽燥，腰困乏力，夜间盗汗。舌质红而少苔，脉细按之无力，小便短赤。刘老诊为血分肝病，肝肾阴亏之证。处方：柴胡 4 克，鳖甲 30 克，牡蛎 30 克，生地黄 6 克，玉竹 10 克，沙参 10 克，麦冬 10 克，白芍 10 克，牡丹皮 10 克，茜草 9 克，红花 9 克，茵陈 12 克，凤尾草 10 克，川楝子 6 克。

1986 年 10 月 18 日复诊。服上药 20 余剂，肝区疼痛减轻，手足心烦热亦减，夜间盗汗止，余症同前。又处：柴胡 4 克，鳖甲 30 克，牡蛎 30 克，生地黄 12 克，玉竹 12 克，麦冬 15 克，沙参 15 克，红花 10 克，茜草 10 克，茵陈 12 克，土鳖虫 6 克，炙甘草 6 克。上药加减共服 30 余剂。12 月 13 日来告，肝区痛止，烦热亦除，诸症尽消。12 月 5 日化验肝功，奥抗转阴。

刘老自拟的第三个处方是三石柴胡解毒汤。临床上，肝病由气分到血分是一个逐渐发展和加重的过程，多由气分郁热日久，热毒伤阴及血。在这个转变过程中，每见气分热盛未衰，血分证始见之气血同病证，治疗若但以清热解毒，则血分之热不除，专以养阴活血，又恐气分之势不衰。针对这种情况，刘老出本方以两解气血，而重在清热解毒、宣郁透热。方中在柴胡解毒汤的基础上加入生石膏、寒水石、滑石、金银花以增清热解毒之用，更用竹叶取其轻清之性，引里热外达，实有"透热转气"之用。

4.病中摄养，尤重制怒节欲

刘老对肝病的治疗，尤重病中摄养。他认为药石治疗固当重要，但是病中调养，亦不可忽视。因此，他特别强调制怒节欲，而且每次都反复叮嘱病人。他常说：怒欲二字，乃致损之本。因为怒则肝气郁，欲则肾阴竭。肝病晚期，气结阴伤，医者虽尽全力治之，若患者不注重摄养，每因恚怒纵欲，使气血逆乱，阴精告竭，旋即伤命。故肝病之人，不死于病，多死于怒欲，不可不慎。（全国青年中医学术研讨会 1987 年于北京）

二 刘渡舟教授临证粹要

吾师刘渡舟教授，从事中医教学临床科研工作五十余年，临床经验丰富，学术理论精湛，擅长仲景之学，广撷百家之言，对中医学有较深造诣。特别在临床中，辨证立法，处方遣药，独有心得，尤以运用经方最为擅长。融前人之长，而加以发挥和创新。他主张使用经方必须"抓主证，用主方"，但又不可拘泥，要师其法而不泥其方，既通其常又要达其变，特别强调，辨证施治，有章有法，故其临床疗效甚佳，每能使沉疴起于一旦。现将余随师所见所闻之一得，整理如下，以供同道参考。

1.黄芪桂枝五物汤的临床应用

本方为《金匮要略》之方，是以桂枝汤去炙甘草加用黄芪而成。用于营卫气血不足、血脉涩滞不通之血痹证。临床中凡见肢体肌肉麻木不仁，感觉异常障碍诸疾，均可使用。

验案一　腰椎管狭窄。李某，男，41 岁，吉林白城人。于 1986 年 8 月，感觉双下肢麻木沉重，渐至活动不利而行动艰难，当地医院诊断：腰椎骨质增生，并施牵引、按摩、理疗等方法而罔效，故于 9 月上旬来京诊治。经中日友好医院 CT 断层诊断：第 2—4 腰椎椎管狭窄，建议住院手术治疗。患者因不同意手术，求治于中医。

1986 年 9 月 11 日首诊。自述双下肢麻木日渐加重，活动甚为不便，且伴颈项强直，头晕目眩，动辄自汗，短气，望其舌质淡白，切其脉弦细无力，刘老诊为营卫失调、气虚不达之证，处黄芪桂枝五物汤：生黄芪 50 克，桂枝 12 克，生姜 15 克，白芍 12 克，大枣 12 枚，牛膝 10 克。

1986 年 9 月 17 日二诊。服上药 6 剂，每次药后咽中有热气上冲，周身亦感发热，下肢麻木沉重明显减轻，颈项活动自如，步履日趋稳定，自汗止，舌淡红，苔薄白，脉弦。刘老认为：此荣卫得偕，阳气得通，乃佳兆也，遂又处：生黄芪 50 克，桂枝 12 克，生姜 15 克，白芍 12 克，大枣 12 枚，牛膝 10 克，木瓜 10 克。

1986 年 9 月 24 日三诊。服上药 6 剂后，双下肢麻木消失，并能独自行走，近日食纳亦增，精神转佳，唯见头晕，舌淡红，苔稍水滑，脉微弦，患者要求回家调养，刘老又为其处下方：一方：白术 12 克，泽泻 18 克。3 剂水煎内服。二方：生黄芪 50 克，桂枝 12 克，生姜 15 克，白芍 12 克，大枣 12 枚，牛膝 10 克，木瓜 10 克。6 剂水煎内服。

于 1987 年 3 月 3 日来信，自诉服上药后，诸症皆除，近日已上班工作。

按：《黄帝内经》："营气虚则不仁，卫气虚则不用，营卫俱虚则不仁且不用。"该患者主要表现为双下肢顽麻沉重，刘老诊为营卫不和、卫虚不达之证，故选用黄芪桂枝五物汤。方中重用黄芪，补益虚损，通营卫之气，复以白芍，除血痹以止痛，姜枣以和营卫，尤其重用生姜，引诸药达于肢表，故药后使营卫调和，阳气通达，而周身热甚，此不温阳而阳自通。刘老强调，运用此方，贵在随证变通，如病在下肢者加牛膝，病在上肢者重用桂枝，病在筋脉者加木瓜等，如此圆机活用，实为组方配伍之楷模。

验案二　末梢神经炎。朱某，女，32 岁。半年前因苯中毒而出现手足麻木，西医诊断：末梢神经炎，经常出现鼻衄，口干，大便溏泄，舌淡红，苔白欠津，脉沉弱，处方：桂枝 10 克，白芍 10 克，生姜 12 克，大枣 12 枚，生黄芪 30 克。7 剂水煎内服。

1986 年 5 月 6 日二诊。服上药大便已成形，口干减，但手足仍麻木，且伴汗出胸闷，舌淡红苔白，脉沉弱。再处生黄芪 30 克，桂枝 12 克，白芍 12 克，大枣 12 枚，生姜 12 克，桑寄生 20 克。6 剂水煎内服。

1986 年 5 月 13 日三诊。服上药，手足麻木顿消，诸症尽除，舌淡红，苔白，脉沉，又处桂枝 10 克，白芍 15 克，生姜 10 克，炙黄芪 20 克，当归 10 克。6 剂水煎内服，以善其后。

按：邪毒袭人，循经入里，耗伤营血。经曰："血主濡之"，手足麻木、口干舌淡、脉细是其见症，血损日久，势必及气，以致阳气亦虚，鼻衄、便溏、脉沉，阳虚气弱之象也。刘老通观全局，据其主脉主症，辨为气血两虚、营卫失和之证，出以"调营卫，和气血"之法，药尽效随，可谓图本之途，扩伤寒之方为杂证之用，"异病同治"之理，足以垂示后人。

2. 大柴胡汤的临床应用

本方是由小柴胡汤去人参、甘草，加大黄、枳实、芍药而成。既可疏利肝胆之气滞，又可荡涤肠胃之实热，既治气分，又活血分，故临床用治多种病症，功效卓著。

验案三 急性胰腺炎。李某，女，54 岁。该患者于 3 天前晚饭后，左上腹部隐痛，逐渐加重，至晚 10 点左右，疼痛不能控制，遂去中日友好医院急诊，经查血常规：白细胞 20600/ 立方毫米，中性粒细胞 81%，尿淀粉酶 256 单位，诊断为：急性胰腺炎。经西药治疗，痛势虽有所缓解但疼痛终未停止。

患者于 1987 年 10 月 7 日上午来我堂就诊。自述左胁疼痛引及后背，身乍冷乍热，大便 3 日未行，且时时欲呕，口渴心烦，舌红，苔白厚，脉弦数。刘老谓：左胁疼痛，乃少阳之位，乍冷乍热而欲呕，乃少阳之主症，口渴心烦不大便者，为阳明之主症，故辨其为少阳阳明合病。处：柴胡 12 克，黄芩 10 克，半夏 12 克，生姜 10 克，大黄 6 克后下，枳实 10 克，白芍 10 克，大枣

7 枚。3 剂水煎内服。

1987 年 10 月 11 日二诊。上药进 1 剂，大便已通，且泻下黄黏液甚多。3 剂尽，腹痛顿消，但仍时有口渴心烦之症，于上方大黄减至 4 克。3 剂水煎内服。

1987 年 10 月 15 日三诊。服上药后，口渴心烦除，唯纳呆食少，刘老又处小柴胡汤加减以善后。

验案四 阑尾炎并发周围脓肿。杨某，女，成人。于十多天前突然右下腹部抽缩性疼痛，放射至右侧大腿内侧，疼痛严重时不能直腰行走，曾服用消炎止痛西药未能缓解，遂至中日友好医院检查，发现右下腹部可及 2.0cm×2.5cm 之包块，诊断为：阑尾炎并发周围脓肿。因其并发肠粘连，不宜手术，建议服中药保守治疗。1986 年 12 月 3 日来我堂就诊，自述右下腹疼痛，触之更甚，伴有低热，乍冷乍热，恶心欲呕，口干口臭，食欲不佳，大便干结，数日一行，舌边尖红，苔薄黄欠津，六脉滑数。刘老辨为少阳阳明瘀热之证，处方：柴胡 12 克，黄芩 10 克，半夏 12 克，生姜 12 克，白芍 12 克，枳实 10 克，大黄 5 克_{后下}，大枣 5 枚。3 剂水煎内服。

1986 年 12 月 6 日复诊。服上药 3 剂，右下腹疼痛明显减轻，大便已通，日行二次，低热退，但仍有呃逆，舌淡红苔薄白，脉略滑。处方：柴胡 10 克，黄芩 10 克，半夏 10 克，生姜 12 克，白芍 12 克，大黄 4 克_{后下}，枳实 10 克。4 剂水煎内服，

1986 年 12 月 10 日三诊。进上药 4 剂，疼痛消失，呃逆亦止，舌淡红，苔白薄而不腻，脉微弦。于上方去半夏、生姜，继进 4 剂而告愈。

按：《伤寒论》101 条曰："伤寒中风，有柴胡证，但见一证便是，不必悉具。"上述两则病例刘老均抓住了"乍冷乍热""脉弦""便秘口渴"等少阳阳明合病之主症主脉，投大柴胡汤加减而取效。

3. 大黄黄连泻心汤的临床应用

大黄黄连泻心汤，是由大黄、黄连、黄芩三味药组成，故又称三黄泻心

汤，本方若以"麻沸汤"浸泡，取诸药苦寒之气而薄其味，治疗火热气结之心下痞；若煎煮而顿服之，取诸药之味厚力雄，专清血中邪热，治疗因火热所致诸病。

验案五 鼻出血。张某，男，成人。鼻衄一个月余，患者一个月来每天晨起即鼻衄，每次衄3～5mL，曾用大量安络血、仙鹤草素等止血药，虽能一时缓解病势，但终未根治。于1986年11月8日来我堂诊治。

自述发病以来，心情急躁易怒，心烦失眠，口干，自汗。望其面部色红，口唇燥裂，小便短赤，大便干结，2～3日一行，舌红苔薄黄，脉滑略数。刘老辨为心火独盛、迫血妄行之证，拟以凉血止血法，处大黄10克后下，黄连10克，黄芩10克。4剂水煎顿服。

1986年11月15日二诊。服上药4剂，衄止，心烦亦除，大便日一行，小便清，视其舌质已转淡，舌苔转白，面部略赤，脉略数，刘老虑其余热未尽，继处下方：大黄10克后下，黄芩10克，竹叶12克。4剂水煎服。

1986年11月20日三诊。上药4剂尽，鼻衄止，余症尽除而告愈。

验案六 子宫内膜异位症。王某，女，34岁，每于月经来潮时鼻出血不止，反复数年不愈，西医诊断：子宫内膜异位症，曾多方求治罔效。遂来京诊治。自诉在月经来前，心烦急躁，头面部胀热，平素大便干燥，小便短赤，口渴欲饮，视其面赤，舌红苔黄厚，切其脉见滑数，刘老辨为血热气逆，血不归经，处大黄9克后下，黄连8克，黄芩9克。3剂水煎顿服。

药后心烦口渴诸症顿消，大便已通，小便转清，后又以上方继服3剂，正值月经来潮，鼻衄未发，后又随访，一年未犯。

按：出血一症，推其病因，有因于寒，有因于热；论其病性，有属于实，有属于虚；究其病位，有在气，亦有在血。临证必须审证求因，随证施治，切莫见血即止，妄用收敛止血之品，若此，则虽能奏效一时，终不得根治。以上两例患者，刘老抓住心烦面赤、口干唇燥、舌红脉数等实热之主症，故投以大黄黄连泻心汤，煎煮顿服，使热清血宁，鼻衄自止。

验案七　精神分裂症。何某，女，32 岁，1986 年 10 月 25 日初诊。

患者于两年前，因情志不遂而致精神失常。西医诊断为：精神分裂症，服氯丙嗪、泰尔登等药无效，遂邀刘老诊治。症见：情绪急躁易怒，多疑善虑，常因一些小事发烦，伴失眠，房事要求过度，少腹胀满，大便干燥，相对须臾，言语滔滔不绝，视其面部潮红如妆，口唇鲜红，舌尖红赤苔白，脉洪大无力，余师辨为心火内盛、火热扰心之证，处大黄 6 克后下，黄连 10 克，黄芩 10 克。4 剂水煎顿服。

1986 年 11 月 2 日二诊，初服上药则腹泻不止，心烦顿消，故情绪较为稳定，语言能自控，余症同前，处上方大黄减至 4 克，6 剂水煎顿服。

1986 年 11 月 10 日再诊，服上药后诸症尽除，唯耳中刺痒，且咽中痰多色黄，刘老又处黄连温胆汤，服 6 剂而愈。

按：精神分裂症，多属中医之狂证，《素问·至真要大论》曰："诸躁狂越，皆属于火。"因此本证多因情志不遂，情绪抑郁而化火扰心，则登高越垣，骂人毁物。用大黄黄连泻心汤，俾火清神清，诸症自愈。(《山西中医》1989 年第 6 期第 15 页)

三　刘渡舟教授验案按（一）

验案一　崔某，女，42 岁。

患者于一年前，突然感到左侧颜面部痒痛，局部潮红，其后渐次扩散到颈胸和上肢内侧，经当地中西药治疗无效。近来因病情日渐加重，遂来京诊治。1987 年 1 月下旬，在北京市建筑公司医院作局检，诊断为：皮肌炎，并收住院。曾大量应用抗生素等药治疗，其效不显，于 1987 年 2 月 28 日来我堂就诊。患者自述，近来瘙痒极甚，夜间难以入睡，且伴心烦急躁，口干口渴，后颈部强直，活动受限，下肢浮肿，小便不利。望其面部色红如醉酒之状，舌淡红苔薄白，脉浮而略微。刘老诊为风邪化热、稽留荣卫之证。遂处桂枝麻黄各半汤：麻黄6克、桂枝9克，杏仁9克，白芍9克，炙甘草4克，大枣5枚，生姜9克，白术4克。3剂水煎服。

1987年3月4日二诊。患者自述，服上药1剂，周身微汗出，3剂尽，瘙痒顿消，颜面赤色亦减。小便利，颈部活动自如，但切其脉仍有浮象。刘老认为：此虽小邪已去，而荣卫未得谐和，因已汗出，唯恐再汗伤津，故改用桂枝汤方：桂枝10克，白芍10克，炙甘草6克，大枣12枚，生姜10克。3剂水煎服，并嘱其药后啜热稀粥一碗，温覆令取微似汗。

1987年3月11日三诊。服上药3剂，患部瘙痒止，赤色消，下肢浮肿亦消，但仍口干溺赤，脉但弱不浮。刘老谓："脉微弱者，此无阳也。"宜桂枝二越婢一汤，遂令处桂枝9克，茯苓30克，泽泻12克，阿胶12克烊化，滑石15克，麻黄2克，生石膏15克，白芍9克，炙甘草4克，大枣5枚，生姜9克，滑石6克包煎。令服上方3剂，其后病愈。

按： 上例若仅根据"面赤""心烦""口干"等症来看，当属阳明经表热证，但是，刘老初诊抓住脉浮一症，辨为太阳营卫不和，而用桂麻各半汤发其小汗，其后又因汗出，脉弱而易为桂枝汤和桂二越一汤，于此既可突出刘老于辨证中"抓主症，用主方""凭脉辨证"，又体现出其圆机活法。

验案二 涌某，男，31岁，广州人。患者四天前出现高热，查体温39℃，曾肌注青霉素、庆大霉素，体温持续不退，于1987年5月3日来我堂就诊。当时症见高热，微有恶风，以午后为甚，口干但不欲饮水，纳果，口中乏味，周身乏力，胸脘痞闷，小便短赤不利。舌边尖红苔白腻而厚，脉滑略数，乃诊为温热郁阻、表里同病之证。处藿朴夏苓汤加减，藿香10克，厚朴10克，杏仁10克，白豆蔻10克，薏苡仁12克，半夏10克，竹叶10克，通草10克，滑石12克，连翘10克，芦根10克，淡豆豉10克。3剂水煎内服。

1987年5月6日复诊。服上药3剂，胸中头额部略见汗出，体温渐退至37℃左右，胸脘痞闷渐轻，纳食亦增，小便转利，舌苔已退，脉滑而不数，又处藿香10克。厚朴10克，杏仁10克，白豆蔻10克，薏苡仁12克，滑石12克，通草10克，苍术6克，神曲10克，连翘9克。上药共进4剂，体温已降至36.6℃，纳谷转香，胸胁胀满已除，精神亦转好。舌淡红苔薄白，脉见弦缓，其病告愈。

按： 古人言，治湿不利小便，非其治也。本例患者乃湿热病初起，湿热邪气侵袭上焦、弥漫上下、郁阻表里之候，治取藿朴夏苓汤，方中以辛温芳香、辛开苦降、淡渗利湿之品并用。共奏宣化之功，使表里上下弥漫之邪，内外齐解，上下分消，湿去热除，是谓表里同治，湿热并除之法矣。

验案三 于1986年夏，刘老应邀赴山西大同讲学，其间诊一患者王某，女，15岁。患者低烧一年余，曾用多种抗生素和激素久治不愈，发病以来，体温一直波动于37.5℃～38.5℃，当地医院化验血沉、抗O试验等均为正常。由于长期低烧，患者身体日渐消瘦，精神欠佳，全家人为之甚忧，近半年来休学，一直在家中休养。1986年7月21日专程赶来求治。当时表现：低热以午后为甚，面有垢秽，精神欠佳，胸脘痞闷，两胁胀满，食纳不佳，时时欲呕，心烦口干但不欲饮，小便短赤，舌淡红苔白腻，脉见弦滑略数。刘老索取前医之方视之，尽是清热解毒凉血之品，乃叹之曰：病本温热胶结于少阳，反以大苦大寒之品，何不冰伏之有！遂援笔而处：柴胡12克，黄芩10克，半夏15克，生姜10克，陈皮10克，枳实10克，竹茹15克，土茯苓12克，牡丹皮12克，白芍12克，滑石14克_{布包}，青黛9克_{布包}，勾藤12克_{后下}，羚羊角粉2克_{冲服}。

1986年8月1日复诊，服上药5剂，低热退，药后第三天自测体温为36.5℃～36.7℃，精神转佳，食增呕止，望其舌苔已退，脉略滑，于上方中加凤尾草15克，继服7剂。

1986年10月1日来信告曰，自服上药后，体温已降至正常，食欲大增，余症皆除，现已上学，半年后随访未犯。

按：本例患者为湿热为患，湿热为病，最忌寒凉，唯恐冰伏。刘老又据胁胀满、口苦之症而定位于少阳，故用柴芩温胆汤。方中柴、芩清透少阳郁热，再配以温胆汤以清化热痰，更以茵陈、土茯苓解毒利湿，其组方之意，旨在畅气机、化痰湿、利小便，使湿热胶着之邪有分消走泄之机，故能起沉疴于一旦。

验案四　张某，男，成年。患者鼻衄半年余，且常伴有口干唇裂，心烦失眠，发热尤以午后为甚，舌质红绛苔见黄燥，脉数。据此刘老诊为气营两伤之证，处以玉女煎方：生石膏10克，麦冬10克，生地黄10克，知母6克，生甘草6克。6剂水煎服。

二诊：服上药6剂，心烦口渴虽除，但鼻衄未止，且其舌红而苔转薄黄，脉略数，刘老认为：此气分之热虽除，血分之热未解，故当以凉血散血为治，处犀角地黄汤：水牛角10克，生地黄15克，白芍15克，牡丹皮12克，玄参15克。

三诊：服上药6剂，鼻衄止，诸症尽除，舌转淡红，厚苔已退，脉平缓而不数，其病告愈。

按：出血一症，推其病因，有因于寒，有因于热；论其病性，有因于实，亦有因于虚；究其病位，有在于气，亦有在于血。临证必须详审病因，随证施治，切莫见血即止，妄用收敛止血之品，若此则虽能奏效一时，终不能得以根治。本例患者为气血同病，但因其病延日久，血分之邪已深，故始用玉女煎，气分证虽除，而血分证未尽，后投犀角地黄汤，直以凉血散血，使血分之热得清，衄血自止。刘老如此灵活变通，实对学者有莫大启迪。

验案五　于某，女，成人。该患者于一年前，突然出现颜面及四肢浮肿，当地医院检查，诊断为：急性肾炎。其后经中西药治疗，颜面浮肿时肿时消，而尿中蛋白终未消除，常在（＋）～（＋＋）波动，1986年9月10日就诊于我堂。自述近来颜面及下肢又出现轻度浮肿，腰困乏力、小便短少色赤、心烦失眠、面色白、舌尖红苔薄白，脉见弦细，近日化验尿常规：尿蛋白（＋＋），颗粒管型（＋＋），WBC 0.7 万，RBC 少许。据上述症状，刘老诊断为少阴阴虚水停之证。治以养阴利水，处方：猪苓 15 克，茯苓 30 克，泽泻 12 克，阿胶 12 克_{烊化}，滑石 15 克_{包煎}，三七粉 3 克_{冲服}。3 剂水煎服。

1986 年 9 月 14 日二诊。服上药 3 剂，小便量增而色转白，颜面浮肿已消。近日因感冒而又增身热恶寒，切其脉偏浮，刘老断为太阳经腑同病之证，处五苓散：茯苓 30 克，猪苓 15 克，泽泻 12 克，白术 10 克，桂枝 10 克，滑石 15 克，6 剂水煎服。

患者于 1986 年 12 月 17 日来信说，服上药 12 剂，诸症尽愈，复查尿常规：尿蛋白（－），颗粒管型（－），红白细胞未见，并在信中致谢。

按： "肾者主水"，因肾阳虚衰而见水肿者多见，但因阴虚水停为水肿者亦非鲜见，临证切莫囿于一法一方，一味温阳利水，必须"观其脉证而随证治之"。本例患者始则溺赤心烦，后又因感冒而见身热恶寒，小便不利，故前用猪苓以育阴利水，后用五苓开外窍以利下窍，而汗出病瘥。

验案六　李某，男，41 岁，吉林白城市人。于 1986 年 8 月份，突然双下肢麻木沉重，渐至活动不利而行动艰难，当地医院诊断：颈椎骨质增生，并施牵引、按摩、理疗而无效。于 9 月上旬来京诊治。经中日友好医院做 CT 断层，诊断："第 2—4 腰椎椎管狭窄"，建议住院手术治疗。患者因不同意手术，求治于中医。

1986 年 9 月 11 日初诊。患者自述，双下肢麻木日渐加重，活动甚为不便，且伴颈项强直，头晕目眩，动辄自汗短气，望其舌质淡白，切其脉弦细无力。刘老诊为营卫失调、气虚不达之证，处方黄芪桂枝五物汤：生黄芪 50 克，桂枝 12 克，生姜 15 克，白芍 12 克，大枣 12 枚，牛膝 10 克。6 剂水煎服。

1986 年 9 月 17 日二诊。服上药 6 剂，每次药后周身发热，下肢麻木沉重明显减轻，颈项活动自如、步履日趋稳定，自汗止，舌淡红苔薄白，脉弦。刘老认为：此荣卫得谐，阳气得通，乃佳兆也。遂又处生黄芪 50 克，桂枝 12 克，生姜 15 克、白芍 12 克，大枣 12 枚，牛膝 10 克，木瓜 10 克。

1986 年 9 月 24 日三诊。服上药 6 剂后，双下肢麻木已消失，并能自己行走，近日食纳亦增，精神转佳。唯微见头晕，舌淡红苔稍水滑，脉微弦，患者要求回家调养，刘老又为其处下方：

一方：白术 12 克，泽泻 18 克，3 剂水煎服。

二方：生黄芪 50 克，桂枝 12 克，生姜 15 克，白芍 12 克，大枣 12 枚，牛膝 10 克，木瓜 10 克。6 剂水煎服。

1987 年 3 月 3 日来信，自述服上药后，诸症皆除，近已上班工作，并写来感谢信，誉刘老为："华佗再见，妙手回春。"

按：经云："营气虚则不仁，卫气虚则不用，营卫俱虚则不仁且不用"。该患主要表现为双下肢顽麻沉重，刘老诊为营卫不和、卫虚不达之证，故选用黄芪桂枝五物汤。方中重用黄芪补益虚损，通营卫之气，复以白芍除血痹以止痛，姜枣以和营卫，尤其重用生姜。姜者，疆也，能引诸药达于肌表，故药后使营卫调和，阳气通达，而周身热甚，此不温阳而阳自通。刘老强调，运用此方，贵在随证变通，如病在下肢者加牛膝，病在上肢者，以桑枝易桂枝，病在筋脉者加木瓜，如此圆机活用，实为组方配伍之楷模。

验案七 1986 年 10 月 11 日，刘老曾治一女性患者张某，27 岁。近五日来两侧头痛如裂，严重时两手捶头，痛哭欲死，虽服去痛片等止痛药，终未能缓解，两天前曾在中日友好医院行腰穿，未见任何异常，诊断为：血管神经性头痛。自述近来心烦易怒，口苦口干，恶心欲呕，舌尖边红赤，苔黄腻，脉弦滑略数，刘老辨为痰热瘀阻少阳之证。遂处：柴胡 10 克，黄芩 10 克，半夏 15 克，生姜 12 克，竹茹 10 克，甘草 10 克，当归 12 克，白芍 30 克，钩藤 12 克，牡丹皮 12 克，羚羊角粉 1.5 克冲。4 剂水煎服。

1986 年 10 月 15 日二诊。服上药 4 剂，两侧头痛顿减，心烦呕恶亦除，舌苔转为薄白，舌边尖淡红，六脉略弦。此虽少阳经之痰热得除，但恐其余热未净，故又处：柴胡 10 克，黄芩 10 克，牡丹皮 6 克，钩藤 10 克，白薇 10克，当归 30 克，白芍 30 克，党参 6 克，炙甘草 6 克。6 剂水煎服。

1986 年 10 月 22 日三诊。服上药 6 剂，患者欣然来告，头痛之苦全然消失，现已上班。

验案八　宋某，女，成人。患"神经血管性头痛"三个月余，曾在中日友好医院服中药 20 余剂不效，于 1987 年 3 月 7 日来我堂就诊。自述头痛如裂，尤以头项及两侧为甚，且头部发沉，时时伴有脑鸣，面赤情急，大便干燥，小便短赤，脉弦滑，舌淡红苔厚腻而板滞。刘老辨为肝胆湿热之证，处龙胆泻肝汤合三草降压汤加减：龙胆草 10 克，黄芩 10 克，钩藤 15 克_{后下}，羚羊角粉 1.5 克_冲，白芍 30 克，夏枯草 10 克，栀子 10 克，泽泻 10 克，车前子 10 克_{包煎}，当归 10 克，大黄 1.5 克_{后下}，半夏 12 克，竹茹 12 克，益母草 14 克，牛膝 10 克。6 剂水煎服。

1986 年 3 月 14 日二诊。服药期间，提前经至，头痛稍减，口干欲饮，舌苔白腻，又处龙胆草 10 克，栀子 10 克，黄芩 6 克，车前子 10 克_{包煎}，柴胡 6 克，木通 10 克，生地黄 6 克，菊花 10 克，钩藤 12 克_{后下}，牡丹皮 10 克，白芍 20 克，茵陈 12 克，滑石 12 克_{包煎}。6 剂水煎服。

1986 年 3 月 21 日三诊。药后头痛减轻，面赤亦趋好转，脉略滑，上方继服 6 剂，头痛若失，诸症亦除。

按：上两例均为"神经血管性头痛"，但前者以少阳痰湿论治，此例则以肝胆湿热论处，治法虽异，均能取佳效，这就突出了同病异治的原则，也提示我们，临证决不能囿于以某方治某病，应当见是证而用是方。

验案九　李某，男，28 岁，北京市某工厂工人。该患者五年前因失恋而患"抑郁型精神分裂症"，而后经常出现幻觉、幻想、幻听，终日喃喃自语，如见鬼状，且语无伦次，言欠条理，因胸中憋闷，时时捶胸叹息，心烦失眠，家人甚为惊恐。望其舌苔白腻，中间黄燥，切其脉弦滑挺指，刘老辨为痰热郁闭心窍之证，拟以清热化痰解郁，处芩连温胆汤加减，黄连 10 克，黄芩 6 克，茯苓 30 克，半夏 15 克，陈皮 10 克，竹茹 15 克，枳实 10 克，生姜 6

克，香附 10 克，郁金 10 克，生山栀子 10 克，青黛 9 克_{包煎}，海蛤壳 15 克。6 剂水煎服。

1986 年 8 月 30 日二诊。服上药 6 剂，心烦除，眠转佳，自觉胸中豁然开朗，诸幻之症亦有所减轻，但偶尔还有自语，舌苔稍减，脉弦滑，刘老又于上方中加珍珠母 30 克，大黄 4 克_{后下}，6 剂水煎服。

1986 年 9 月 6 日三诊。服上药后，幻症已消除，不再自语，生活已能自理，诊时能自述病情，但仍时有失眠，于上方加石菖蒲 10 克，旋覆花 10 克_{包煎}，6 剂水煎服。

1986 年 10 月 8 日三诊。患者服上药 20 余剂，诸症尽除，近日已能上班工作。

按： 古人有言：痰生怪病，幻病多痰。精神病患者，每因情志不遂而致痰火内生，扰于心神，刘老多主张用芩连温胆之类，意在取芩连清热燥湿，用温胆以化痰开窍。用菖蒲、郁金、香附之类，以行气开郁，用之每取佳效。（《大同医学专科学报》1997 年第 1 期第 37 页）

四 刘渡舟教授验案按（二）

验案一 患者，孔某，女，成人，1987 年 12 月 9 首诊。患"溃疡性结肠炎"半年余，经常大便脓血，日行 3～4 次，甚则小腹绵绵作痛，四肢厥逆不温，面色苍白不华，形体消瘦，口中燥渴，但不欲饮水，舌质淡红，苔薄白根部厚腻，脉见弦滑。刘老辨为气血不和、寒热错杂之证，治以乌梅丸加减：乌梅 15 克，人参 7 克，当归 10 克，黄连 9 克，黄柏 9 克，干姜 9 克，细辛 3 克，附子 6 克_{先煎}，炒川椒 5 克，麦冬 12 克，沙参 10 克，桂枝 6 克。5 剂水煎服。

1987 年 12 月 14 日二诊。服上药 5 剂，大便脓血较前好转，由原来日行 3～4 次减为日行 2 次，腹痛减，但仍觉小腹胀满，肝区隐隐胀痛，余症同前，刘老令改用柴胡桂枝干姜汤加减：柴胡 10 克，黄芩 6 克，干姜 6 克，桂枝 6

克，天花粉 12 克，牡蛎 16 克，炙甘草 6 克。5 剂水煎服。

1987 年 12 月 20 日三诊。服上方 10 剂，肝区疼痛及小腹胀满减轻，近日因感冒，周身酸楚疼痛，脉见浮滑。处党参 9 克，荆芥 6 克，防风 6 克，前胡 6 克，柴胡 6 克，茯苓 10 克，桔梗 6 克，枳壳 6 克，川芎 3 克，甘草 6 克，薄荷 3 克，羌活 3 克，独活 3 克，大枣 5 枚，生姜 3 克。4 剂水煎服。

1987 年 12 月 25 日四诊。服上药之后，感冒之症霍然而愈，但大便仍有脓血，日行 2~3 次，舌淡红苔薄白，脉见弦滑，处方：炮姜 10 克，黄连 10 克、罂粟壳 10 克，诃子 10 克，煨肉豆蔻 6 克，金银花炭 10 克，党参 10 克。10 剂水煎服。

1987 年 12 月 27 日五诊。患者欣然来告，服上药 10 剂，下利脓血已止，腹部胀痛亦消，甚为感激，刘老又处一香砂六君子汤，调理脾胃，以善其后，随访至今未犯。

按：纵观《伤寒论》全书，表里同病而里实者，当先解其表后攻其里，表里同病而里虚者，则先治其里后治其表，本病在治疗过程中，出现了外感表证，刘老权衡病情缓急，灵活变通，而出以人参败毒汤，扶正祛邪，从而取得了满意疗效，确实对中医治标治本的原则颇有见地。

验案二　吴某，男，43 岁，于 1986 年 9 月 10 日就诊。患肝炎三年，当时化验肝功：GDT 600 单位，麦氏 9 单位，HBsAg 1∶256，近来两胁疼痛，尤以右侧为甚，全身乏力，精神疲惫，五心烦热，入夜手足热甚，口干口渴，舌红少苔，脉弦细无力。刘老辨为肝阴虚而失其柔和，乃为血分之肝病，处以柴胡鳖甲汤（自拟方）：柴胡 6 克，龟甲 12 克_{先煎}，鳖甲 30 克_{先煎}，牡蛎 30 克_{先煎}，生地黄 10 克，白芍 15 克，知母 6 克，黄柏 6 克，红花 10 克，茜草 10 克，牡丹皮 10 克，茵陈 12 克，凤尾草 12 克。

1986 年 10 月 4 日二诊。服上药 20 余剂，肝区疼痛明显减轻，精神转好，仍感五心烦热，舌红少苔脉弦细，于上方中加土鳖虫 6 克，玉竹 10 克。

1986 年 10 月 29 日三诊。又服上药 20 余剂，胁痛止、精神明显好转。舌尖略红苔白薄，近日化验肝功，GPT 正常，TFT 正常，HBsAg 1∶128，上方加地骨皮 12 克，竹叶 6 克。

其后以上方加减，共服 80 余剂，患者胁痛止，精神转好，舌淡红苔薄白，脉见弦缓，于 1987 年 3 月 9 日，在本市积水潭医院复查肝功，全部转为阴性，患者欣然告愈。

验案三 李某，男，13 岁。该患于一月前，自觉全身乏力，不思饮食，时时欲呕，1987 年 2 月 16 日入院，化验肝功：GPT 250 单位，余项皆阴，曾服维生素、保肝类等西药，未能取效，1987 年 3 月 2 日就诊中医。询其病状自谓胸胁胀痛，不食，厌油腻，小便短赤，大便干燥，数日一行，望其舌象，舌尖红苔黄腻而厚，切其脉滑数挺指，师曰：此乃湿热蕴结于肝胆，疏泄为之不利，故为气分肝病也。遂书柴胡解毒汤（自拟方）：柴胡 12 克，黄芩 10 克，茵陈 15 克，凤尾草 15 克，重楼 10 克，土茯苓 12 克，半夏 10 克，生姜 10 克，甘草 6 克。此方连续服用 20 余剂，胸胁痛除，饮食转佳，恶心呕吐亦止，于 1986 年 4 月 16 日复查肝功，GPT 转为正常。后以调胃之品，服 6 剂而病愈。

按：肝病乃临床常见之病，其病机之杂，证候之多，治法之广，言不胜矣。诚如王旭高所云："肝病最杂，治法最广。"刘老于肝病，颇有创意，如柴胡解毒汤和柴胡鳖甲汤等方，就是融经方之意而有所创新。上述两例肝病患者，前者为血分肝病，故治疗以养阴柔肝疏肝为主，后者属气分肝病，治疗以清热解毒为要。吾师如此活机灵用，确实难能可贵。刘老基于肝病多郁的认识，其治疗总不离解郁，纵然是血分肝病，而见肝阴大亏之象，仍佐以柴胡加强疏肝之用，这种见解，实发前人之所未有。

验案四 渐某，女，成人。患者恶心呕吐三年，西医诊断为：神经性呕吐，经中西医久治不愈，于 1986 年 10 月 4 日来我堂就诊。主要症状：恶心呕吐，伴有心悸心慌，畏寒肢冷，少腹两侧冰凉，时时有拘急之状，行经时腹部疼痛，月经色黑有块不畅，白带清稀量多，舌苔薄白而水滑，脉见弦紧，刘老谓：此呕发于下焦，治当温下和中，遂处温经汤加减：吴茱萸 7 克，桂枝 10 克，生姜 12 克，党参 10 克，半夏 12 克，当归 10 克，白芍 10 克，川芎 6 克，阿胶 10 克烊化，牡丹皮 10 克，炙甘草 9 克。

1986 年 10 月 11 日二诊。服上药 6 剂，呕恶明显减轻，且四肢少腹转温，心悸恶寒亦除，白带减少，舌苔始退，脉弦而不紧，又于上方党参改太子参 10 克，继服 6 剂，恶心呕吐全然消失，诸症尽除，其病告瘥。

按：肝病多呕，众皆知矣，但论其治疗，以热治者多，而从寒论者寡。其实，因肝胆湿热而呕者有之，因厥阴肝寒而呕者亦有之，诸如《伤寒论》第 378 条："干呕，吐涎沫，头痛者，吴茱萸汤主之。"本例患者，以其畏寒肢冷、少腹冰凉等为主症，定性为寒。据其经行不畅，少腹拘急，脉弦，定位在肝，故投上方温肝降逆和中，使呕吐自止而病愈。

验案五　赵某，男，6 个月。1986 年 9 月 28 日初诊。据述双下肢内侧，因瘙痒而昼夜哭闹不眠，经西医诊为：湿疹，曾治 3 个月无效，瘙痒脱屑，抓破后流水结痂，舌红苔薄白，脉略滑数。刘老辨为血分热毒之证，治疗以散风清热解毒，用荆防败毒散加减：荆芥 3 克，防风 3 克，羌活 3 克，独活 3 克，薄荷 3 克，柴胡 3 克，枳壳 3 克，茯苓 6 克，川芎 3 克，前胡 3 克，桔梗 3 克，连翘 6 克，银花 6 克，炙甘草 3 克。10 剂水煎服。

1986 年 10 月 11 号二诊。服上药 10 剂，患者已愈大半，厚之结痂，亦大部脱落，于上方中加苦参 3 克，再服 6 剂。

1986 年 10 月 20 日三诊。上方继服 6 剂，痂结尽脱，瘙痒亦止，舌已转淡红，苔薄白，脉平缓，其病告愈。

按：痒甚多风，刘老师根据这一特征，始则从风论治，故其效甚佳，加入金银花、连翘以解血中毒热，更用川芎、荆芥行血散风，取"血行风自灭"之意。

验案六 袁某，男，65岁，离休老干部，该患者于十年前，因淋浴后受风而周身瘙痒，一直拖延至今，曾用中西药治疗，虽能缓解一时，但终未根治，于1986年11月15日就诊于我堂。

自述近来病情加重，痒甚夜间难以入睡，视其患处抓痕累累，尤以小腹及双大腿内侧为重，询其病状，为汗出、发热、恶风，且伴咳嗽痰多，舌淡红苔白腻水滑，刘老辨为卫强营弱、营卫不和之证，治当调和营卫，解肌散风，处桂枝汤加减：桂枝10克，白芍10克，炙甘草6克，大枣7枚，生姜10克，杏仁10克，半夏12克，陈皮10克，桔梗9克，枳壳6克。4剂水煎服，并嘱其药后啜粥温复取汗。

1986年11月20日复诊。服上药4剂，每次药后啜粥温覆取汗。周身微微汗出，其后痒止，咳嗽亦减轻，刘老令其继服上方4剂。

1986年11月24日三诊。又进上药4剂，周身痒止，瘰亦消，咳嗽亦止。只是皮肤上仍留有色斑，其病告愈。

按："抓主症，用主方"是刘老临证使用经方的主导思想。该患者虽属风疹瘰之患，按其常法当凉血消风，但因见到汗出恶风等桂枝汤的主症，因而投以桂枝汤加减进行治疗，使其汗出风散，营卫调和，使十年之痒苦，愈于一旦。

验案七 朱某，女，32岁，1987年4月30日初诊。患者半年前，因苯中毒而出现手足麻木，西医诊断为：末梢神经炎，经常出现鼻衄、口干、大便溏泄，舌淡红苔白欠津，脉沉弱。处方：桂枝10克，白芍10克，炙甘草6克，生姜12克，大枣12枚，党参12克。7剂水煎服。

1987年5月6日二诊。服上药大便已成形，口干减，但手足仍麻木，且伴汗出胸闷，舌淡红苔白，脉沉弱。再处：生黄芪30克，桂枝12克，白芍12克，大枣12枚，生姜12克，桑寄生20克。6剂水煎服。

1987年5月13日三诊。服上药，手足麻木顿消，诸症尽除，舌淡红苔白，脉沉。又处：桂枝10克，白芍14克，炙甘草6克，生姜10克，炙黄芪

20 克，当归 10 克。6 剂，以善其后。

按： 邪毒袭人，循经入里，耗伤营血。经曰："血主濡之"。"手足麻木""口干舌淡""脉细"是其见症，血损日久，热必及气，以致阳气亦虚，"鼻衄""便溏""脉沉"，阳虚气弱之象也。刘老通观全局，握其主脉，辨为"气血两虚，营卫失和"之证，出以"调营卫，和气血"之法，药尽效随，可谓"图本之治"。扩伤寒之方为杂证之用，"异病同治"之理，足以垂示后人。

验案八　患者，陈某，女，成人，于 1987 年 5 月 6 日初诊。自诉今年 3 月份因感冒而致气喘咳嗽，至今未愈，当时见症：咳喘胸满，吐痰稀薄，舌淡苔白，脉见滑。处方：麻黄 3 克，桂枝 10 克，杏仁 10 克，干姜 9 克，半夏 12 克，白芍 10 克，五味子 3 克，生石膏 16 克，款冬花 10 克，紫菀 10 克，炙甘草 6 克。6 剂煎服。

1986 年 5 月 16 日二诊。服上药 6 剂，诸症均减轻，舌淡，脉已不滑。仍宗原方之意，桂枝 9 克，麻黄 3 克，干姜 7 克，半夏 12 克，五味子 6 克，炙甘草 6 克。4 剂水煎服。

1986 年 5 月 20 日三诊。服上药 4 剂，气喘已平，唯喉中有痰，舌淡红苔白。再处麻黄 3 克，杏仁 10 克，苏子 10 克，橘皮 9 克，茯苓 12 克，桑白皮 6 克，半夏 9 克，炙甘草 6 克。4 剂水煎服。

药后患者来告，诸症尽除，病遂告愈。

按： 本例患者外感风寒，寒伤阳气，水饮不化，交阻于肺，发为喘咳，治以小青龙汤散寒化饮，无须论矣。然咳喘既久，肺气自损，且饮邪久留，必生壅热，更兼时值仲夏，阳气当令，刘老综合通变，洞悉毫厘，乃令原方去细辛之耗散，入石膏之清降，然又嘱"量不可过，意在利肺清肃"，其后仍宗原方之意，随证稍予损益，得获捷效。古人云："医者，意也，唯思之精者，而得之。"此例看似平淡，实寓活法，可见刘老深得先贤制方之旨，于临证中，常以一药之异，化出新意，切中病机，学者宜究之。（《大同医学专科

学报》1997 年第 2 期第 37 页）

五　刘渡舟教授验案按（三）

验案一　男患，16 岁，学生，内蒙古人。1987 年 2 月 19 日初诊。患者 7 年前不慎摔伤之后，出现头目眩晕，精神恍惚，时而不知人事，终日昏沉，神识如蒙，来诊时病史由其外公代述。诊见面色黧黑，神情淡漠，舌质淡嫩，苔白略腻，脉沉弦。证系素体阳虚，气化不及，水饮内蓄，复因摔伤受惊，胆气先拔，水气逆乱，上冒清阳，诊为痫证。治以通阳消阴、利水下气之法。药用：桂枝 12 克，猪苓 15 克，白术 10 克，泽泻 14 克，茯苓 30 克，滑石 10 克，6 剂水煎服。药后诸症见好，唯头目仍时发昏眩，上方去滑石，增泽泻 24 克，又服 6 剂而痊愈。

验案二　女患，42 岁，河北省人。自诉于一年前突然左侧面部瘙痒，局部面色潮红，渐次扩散至颈、胸和左臂内侧，北京某医院诊断为：皮肌炎，应用抗生素治疗效果不显而来诊。患者自述近日面部痒甚，影响睡眠，心中烦闷，口干，项部有强急之感，下肢浮肿，小便不利，面红如醉酒状，舌质红，苔薄白，脉浮略数。辨为太阳表邪稽留不退，风邪化热，阳气拂郁不宣之证。《伤寒论》第 23 条："太阳病，得之八九日，如疟状，发热恶寒，热多寒少……面色反有热色者，未欲解也，以其不得小汗出，身必痒，宜桂枝麻黄各半汤。"处麻黄 6 克，桂枝 9 克，杏仁 6 克，白芍 9 克，炙甘草 4 克，大枣 5 枚，生姜 9 克。服上方 1 剂，微微汗出，3 剂尽，瘙痒顿消，面赤转白，项已柔和而小便利，再拟桂枝汤疏风以和荣卫。桂枝 10 克，白芍 10 克，炙甘草 6 克，大枣 12 枚，生姜 10 克。嘱服药后热稀粥半碗，温服避风寒，令取微汗为佳。服药 3 剂，患处痒止，赤色已褪，但汗后口干，满赤，而有热象。再投小剂桂枝二越婢一汤 3 剂，服后其病愈。

验案三　男患，34 岁，工人。患附睾炎半年余，经用抗生素治疗效果不佳，于 1987 年 1 月 17 日来诊。现症：左侧附睾肿大疼痛，左侧少腹坠胀引痛，口苦，溲黄，寐差，舌红苔黄，脉弦而滑。脉弦主肝，尿黄、苔黄，为肝有湿热。肝之经脉绕阴器抵小腹，此病系肝经湿热下注所致。治宜清利肝胆湿热，兼以理气之法。处龙胆草 10 克，柴胡 10 克，黄芩 10 克，栀子 10 克，泽泻 10 克，车前子 10 克_{包煎}，木通 10 克，当归 10 克，川楝子 10 克，青皮 10 克，荔枝核 10 克。6 剂水煎服。

1987 年 1 月 25 日复诊。服上药后，左侧附睾肿大疼痛明显减轻，尿色由黄变白，又遵经原方加减，调养 10 数剂而获痊愈。

验案四　男患，30 岁，工人。1986 年 10 月 11 日初诊。自诉腹痛肠鸣，大便时稀时干，每次大便解后，腹痛减轻，午后自觉周身发热，欲呕，舌苔白，脉沉弦。体温为 37.7℃左右，在某院诊断为：慢性肠炎。根据《伤寒论》："伤寒胸中有热，胃中有邪气，腹中痛，欲呕吐者，黄连汤主之。"辨为上热下寒之黄连汤证。遂处黄连 10 克，桂枝 10 克，半夏 12 克，干姜 10 克，党参 10 克，炙甘草 10 克，大枣 7 枚。2 剂则诸症消失，6 剂痊愈，至今未发。（《实用中医内科》杂志 1987 年第 2 期第 52 页）

六　劉渡舟教授の肝病治療三方剤

劉渡舟教授は"鬱"が肝病の発展変化の一つの重要な病理基礎であると考えている。肝病の病因としては，家，熱，湿という分け方があり，その病の性質については虚，実。虚実挾雑という区別があるが，その病機はすべて鬱にほかならない。そこで肝病の治療に，劉氏は一つの重要な原則を提出した。すなわち"解鬱"（鬱を解く）である。それは*その血気を疏泄し，條達させて，平和にするのである"（《素問・至真要大論》）。しかも解鬱の法を応用して肝病の治療の全過程に応用している。彼は肝鬱が一旦解けると，疏泄がスムーズとなり，気血が正常に回復できると考えている。ゆえに？を治すということがキーポイソトであることを把握すれ根本を把握したことであり，その結果治療効果を高めることができると主張している。この考え方にもとずいて，劉氏は多年にわたる臨床経験をまとめ柴胡三方剤を創製し，肝病の治療に応用し，顕効を奏している。

　その一つは，柴胡解毒湯である。この方剤は柴胡，黄芩，茵隙草，土茯苓，草河車，炙甘草の七味から組成された方剤である。方剤中は柴胡，黄芩で少陽経腑の邪熱を解除し，茵陳，土茯苓，草河車で清熱，解毒，利湿し，鳳尾草は解毒原血の作用を重んじている。本方剤は気分証肝病の熱毒？盛の証に卓効がある。

　症例 1　氏名董 xx. 男，41 才。一ヶ月前に右肋下部に脹痛，全身他怠のため，某院で肝機能検査を行い，GPT　130μ であった。1986 年 11 月 19 日側氏の診察を受け，主訴：両肋脹痛，脱力感，食欲不振，悪心，油膩をきらい，とくに口苦口乾がひどい。小便短赤，舌紅，苔厚膩，脈滑数。劉氏は湿毒熱盛と弁証し，つぎのように処方した。樂胡 12g，黄芩 10g，茵陳 15g，鳳尾草 15g，土茯苓 15g，草河車 10g，炙甘草 3g，枳実 10g，白芍 10g，虎杖 12g，金銭草 10g.

　11 月 26 日再診。上記方剤を 6 剤服用後，両脇の脹痛は明らかに軽減し，口苦口乾もよくなった。舌と脈は前回と同じ。劉氏は上記方剤を少し加減し，90 余剤を投与し，すべての症状が消失した。1987 年 2 月 21 日再度肝機能検査して GPT ＜ 40μ となり全治とす。

　その二は，柴胡鱉甲湯である。本方剤は養陰・活血・柔肝・解鬱の作用があり，主に血分肝病に用いられる。方中の鱉甲，牡蛎は養陰柔肝，軟堅散結（堅いものを軟かくすでき，方剤中の沙参，玉竹，生地黄，麦、は滋陰補液し，白芍，丹皮は養血涼血し，茜草，紅花は活血化瘀作用がある。さらに少量の柴胡を入れて，すべての薬物を肝に引経し，更に解鬱の効果がある。臨床症状によって加減応用し，陰血不足の場合は生地黄，麦門冬などの養陰薬を用いる。もし瘀血がすでに形成され，胸肋下に癌積痞塊があれば，鱉甲，牡蛎を用い，さらに亀板，土元を加える。もし血分肝病に気分熱毒を兼ねれば，さらに茵陳，鳳尾草を加える。劉氏はすべての肝病の末期にも，その病理機序はやはり肝鬱の特徴があると主張し，その治療は，常に解鬱の法を重要視し，従って柴胡はその為には必要不可欠の薬であるとした。しかしある人は"柴胡助火劫陰"（柴胡は火を助けて陰を損う）という説にとらわれて，舌紅陰虧の象をみると柴胡を憚かって用いない。劉氏は大量の柴胡に温燥行気の薬を配伍すれば，その升散硫泄の作用が過度となり，陰を損う欠点があるが，しかし少量の柴胡を養陰生津の薬物と配伍すれば，陰液を損う危険性が無いばかりかその養陰の作用を増強して，更にその解鬱散邪の作用を発揮でき，実に相輔相成の作用があると考えている。1986年9月22日劉氏が張士家という男性患者を診療した。患者は26才で，右肋下部疼痛が1年余り続き，肝機能検査HBsAg（＋），西医は"B型肝炎"と診断し，しばらく西医の治療を受けたが治らなかった。清熱解毒利湿の中薬を百余剤服用したが効果が明らかでなかった。患者の主訴は，右肋下部疼痛の外に，手掌・足蹠のほてり感，口乾咽燥，腰疫無力，盗汗，舌質紅，苔少，脈細無力，小便短赤を示す。劉氏は血分肝病，肝腎陰虧の証と診断した。柴胡4g，鱉甲30g，牡蛎30g，生地黄6g，玉竹10g，沙参10g，麦門冬10g，白芍10g，丹皮10g，茜草9g，紅花9g，茵陳12g，鳳尾草10g，川楝子6gを処方した。

　10月18日まで，20剤服用して，肝区疼痛と手掌足蹠の煩熱も軽減し，盗汗もなくなり，その他の症は以前と同じで，柴胡4g，鱉甲30g，牡蛎30g，生地黄12g，玉竹12g，麦門冬15g，沙参15g，紅花10g，茜草10g，茵陳12g，土鱉虫6g，炙甘草6gを処方した。更に上薬加減して30余剤服用して12月13日患者が来診し，右季肋下の疼痛がなくなり，

　煩熱も消え，すべての症状が消失した。12月5日の肝機能検査ではHBsAg陰性となった。

　その三は三石柴胡解毒湯である。臨床では肝病が気分から血分にまで到るのは病状の悪化の過程である。多くは気分の鬱熱が長期間に渡り熱毒化し陰と血を傷つけるためである。この様な転変の経過において気分の熱

が旺盛で更に血分の証が現れる気血同病では，清熱解毒法だけでは血分の熱を除去できず，又一方養陰活血法だけでは気分証を治療できない。この様な状況に対処するのに側氏は本方で気血をともに治療するが，清熱解毒に重点をおいて，宣鬱透熱するため，柴胡解毒湯を基礎にして，生石膏，寒水石，滑石，双花を加え，清熱解毒の効果を増強する。更に竹葉を用い，その軽清の性質を利用し，裏熱を外へ導き，"透熱転気"（透熱して気を転ずる）の効果を発揮させる。

　　最後に，劉氏は肝病の治療に於いて，とくに中の養生を重視している。彼は薬石の治療がもとより重要であるが，病中の養生も無視してはいけないと強調している。そのために，彼がとくに怒を制し，恋を慎しむことを強調し，繰り返して病人に申し渡している。怒恋は損を引き起す本であると彼はよく口にした。それは総れば肝気が鬱となり，懲であれば陰を枯端するためである。肝病の末期において，気結陰傷になるので，医者が全力をあげて治療しても患者が養生に注意しないで，はげしく怒り，悠のほしいままにすると，気血逆乱，陰精消耗し，たちまち命を危うくする。ゆえに肝病では，病のために死に到るものは少なく，多くは怒欲によって死に到る。慎みが肝要である。（翻訳：馬懐珂校閲：鄒元植）［翻訳チェック：今北洋子］《中医杂志》（日文版）1988 年第 9 期

第六章　诊余漫谈

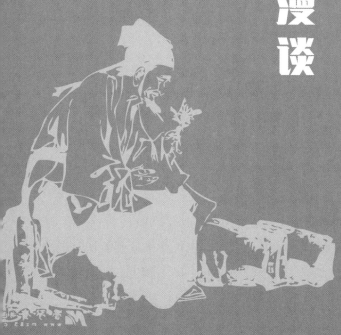

本章是在茶余饭后谈论的几个人们较为关注的问题，作者提出了自己的观点，仅供大家参考。

一 谈谈张仲景治学精神及医德医风

摘 要： 中医学是个伟大的宝库，医德医风是中医学的重要组成部分，历代医学家都十分重视医德教育和医德修养，认为医家行医必须具有优良的医德情操，所谓"凡为医之道，必先正己，然后正物。正己者，谓明理而尽数也"。东汉末年的张仲景，是我国历史上一位伟大的医学家，他以高超的医术和高尚的医德，赢得了历代人民的赞美，且被尊为医圣。本文以张仲景《伤寒杂病论·自序》为蓝本，结合其他史书中有关张仲景的一些典故，从其严谨的治学精神、仁爱救人赤诚济世的精神，阐述张仲景崇高的医德情操，旨在使人们更加全面地了解和学习这位伟大的医学家，从中吸取精神食粮，克服当前医务界存在的种种医德医风不正的弊端。由于水平有限，谬误之处，请批评指正。

张机，字仲景，河南南阳郡人。生活于东汉末年（公元150—219年）。张仲景是中医学历史上一位伟大的医学家，所著《伤寒杂病论》一书，垂世万代，为中医不朽之作，为中医学做出了卓越的贡献，故为历代医家所赞誉。本文拟从以下几个方面做一浅述，望同道郢正。

1.仁爱救人，赤诚济世的事业准则

早在东汉末年，中国社会阶级矛盾日益尖锐，农民起义此起彼伏，统治阶级内部争权夺势，直至群雄割据，因而战争四起，民不聊生，加之当时自

然灾害（诸如涝、旱、地震等）的连续发生，造成了"千里鸡鸣，白骨蔽原野"的凄惨局面。古人云："大兵之后，必有凶年。"在频繁不断的战乱中，各种传染病广泛流行，正如曹植《说疫气》所叙："家家有僵尸之痛，室室有号泣之哀，或阖门而殪，或覆族而丧。"张仲景的家族也难逃这种灾难，他在《自序》中写道："余宗族素多，向余二百，建安纪年以来，犹未十稔，其死亡者，三分有二，伤寒十居其七。"在这种情况下，当时一些俗医，则不学无术，但逐名利，企踵权豪。张仲景目睹这种悲惨情景，表达了他对广大民众的深切同情，故在其《自序》中写道："感往昔之沦丧，伤横夭之莫救。"并"勤求古训，博采众方"，拳拳于《素问》《九卷》《八十一难》等，立志著书立说，救世活人，同时对那些不顾民众疾苦的庸医深恶痛绝。怒斥道："当今居世之士，曾不留神医药，精究方术……但竞逐荣势，企踵权豪，孜孜汲汲，惟名利是务，崇饰其末，忽弃其本，华其外而悴其内。"

张仲景这种仁爱救人，赤诚济世之心，不但写在其序中，而且体现在行动中。据《名医录》记载：张仲景通过举孝廉而官至长沙太守。相传，仲景当了长沙太守，为了拯救百姓疾苦，他冲破封建社会官民悬殊的桎梏，自行规定时间，坐诊于公堂为百姓治病，后人为了赞美他这种美德，将坐铺行医的人统称为"坐堂医生"。又据《历代神仙通鉴》所记："元嘉冬，桓帝感寒疾，召机调治。病经十七日，机诊视曰：正伤寒也。拟投一剂，品味辄以两计，密覆得汗如雨，及旦身凉。留机为侍中，机见朝政日非，叹曰：君疾可愈，国疾难医，遂挂冠遁去，隐少石山。"由此可见，张仲景一生淡于功名，不慕荣华权势，潜心医学而拯救黎民，因而表现出他赤诚济世的事业准则。

2. 虚心好学，拜众医为师

相传，张仲景在青少年时期，聪明诚朴，勤学好问，向来崇仰真才实学，当他读到《史记·扁鹊列传》时，深为扁鹊精湛之医术所感动，曾自忆云："余每览越人入虢之诊，望齐侯之色，未尝不慨然叹其才秀也。"他仰慕扁鹊"起死回生"之医术，而立志于终身救死扶伤的医事，故四处采访医方，拜访名医。始则"学医于同郡张伯祖"，由于他的勤奋好学，不仅"尽得其传"，且青出于蓝而胜于蓝，最终，仲景之医术精于伯祖。故《名医录》云：张仲景"始受术于同郡张伯祖，时人言，识用精微过其师。"

张仲景事医于伯祖，取得了一定的成就，但他并未满足于现状，在医事生涯中，他从不放过求学的机会。如他听说在襄阳城里，有一位长于治疗痈疽的名医，绰号"五神仙"，他便不辞劳苦，长途跋涉，去拜他为师。其后，又听说茅山有位道士，擅长医事，他立即登上茅山，又拜道士为师。又闻年已古稀的名医沈氏，深感后继乏人而加重了自身的痼疾，仲景便虚心受教，继承了沈氏的医技，等等。由于张仲景这种勤学好问的治学精神，因而使其医学造诣日深，其医术之精湛，博得了名家之称道，而且还不断传出了对他夸张的神话。如《针灸甲乙经·序》载："仲景见侍中王仲宣，时年二十余，谓曰：'君有病，四十当眉落，眉落半年而死，令服五石汤可免。'仲宣嫌其言忤，受汤勿服。居三日，见仲宣，谓曰：'服汤否？'仲宣曰：'已服。'仲景曰：'色候固非服汤之诊，君何轻命也！'仲宣犹不言。后二十年果眉落，后一百八十七日而死，终如其言。"又如《古琴疏》记载："一日入桐柏山觅药草，遇一病人求诊，仲景曰：'子之腕有兽脉，何也？'其人以实具对曰：'吾乃峰山老猿也。'仲景囊药予之，一服则愈。明日肩一巨木至曰：'此万年桐也，聊以相报。'仲景斫为二琴，一曰古猿，一曰万年。"

以上记载，虽不能全信，但也说明张仲景的医技已达到精湛的水平，同时也表达了他赤诚济世的精神。

3. 尊重科学，痛斥神巫之劣行

在我国奴隶社会中，最初医学是掌握在巫的手里。随着社会科学的发展，医学才逐渐从巫中分出。在东汉时期，虽然医学已经发展到一个较高的水平，特别是《黄帝内经》的问世，它标志着医学已脱离神学而逐步向无神论迈进，但是，在当时神权和巫觋仍有一定的市场，医学仍未完全摆脱神权巫觋的束缚，每逢大疫流行，仍有人装神弄鬼，玩弄术法，乘机搜刮民财，残害百姓。张仲景则敢于冲破当时神权的束缚，以科学的观点对待疾病，并明确指出"赍百年之寿命，持至贵之重器""降志屈节，钦望巫祝"，其结果只能是"告穷归天，束手受败"。与此同时，他还指责那些不学无术的俗医，不念思求经旨，以演其所知。旨在唤起民众，以科学的态度和神权巫觋作斗争。

通过上述，不难看出，张仲景有着严谨的治学精神和崇高的医德情操，他不愧是我国历史上一位伟大的医学家。今天，我们不但要继承和发扬张仲景的医学成就，而且更要认真学习他那种治学精神和崇高的医德医风，以更好地为人民服务。(《大同医学专科学报》1994 年第 1 期第 29 页)

 谈谈伤寒学派争鸣及其历史贡献

《伤寒论》原名《伤寒杂病论》，是东汉末年张仲景撰写的一部中医大作，距今约有 1700 余年。《伤寒杂病论》问世以后，历代医家都对其十分珍重，特别自宋代以来，对仲景学术思想的研习，竟趋于高峰，至明代逐渐形成了伤寒学派，出现了百花齐放、百家争鸣的局面。那么，这种学术争鸣，在仲景学说的发展中，究竟起到了什么作用？当如何给予评价？本文拟从以下几个方面，略述其一二，欠妥之外，敬请同道斧正。

1.《伤寒论》的产生

辩证唯物主义自然观认为，任何一门"科学的产生和发展，表现着特别明显的继承性，后一代人的科学研究，必须以前一代人已经走到的终点为起点，不能把现代科学同过去的研究成果割裂开来"。因此，一门新的科学的创立和发展，都有一定的继承性，都是在旧事物基础上的突变，是对原有科学的"扬弃"。

《伤寒杂病论》产生于东汉末年。当时中医学已经由远古的三世医学进入中医学的奠基阶段，旧的朴素的辩证唯物主义思想开始萌芽，并逐渐渗透到了医学领域，《黄帝内经》就是在这种朴素的辩证唯物主义思想指导下，创立了阴阳五行学说等，并以其基本观点，科学地揭示了人体内部的对立统一规律，分析阐述了疾病的产生、发展、传变和预后，并指导着临床的治疗，成为中医学理论的核心内容，中医学说、经络学说、病因学说、四诊八纲，以及辨证论治等体系已具雏形。据《史记》记载，扁鹊周游列国，时为"带下医"，时为"小儿医"，时为"耳目痹医"，证明当时中医学已经有了简单分科。在药物学方面，已有了《神农本草经》《蔡邕本草》和《子仪本草经》等书，特别是《神农本草经》，记载了 365 种中药，并详述了每一味药物的"四气五味""七情合和"等，提出了"疗寒以热药""疗热以寒药"的用药原则，这些足以说明，东汉早期，中医学已经发展到了相当高的水平。

张仲景的学术成就，就是在东汉以前医学成就的基础上产生的，正如他在自序中所云："撰用《素问》《九卷》《八十一难》《阴阳大论》《胎胪》《药录》，并凭脉辨证，为《伤寒杂病论》合十六卷。"其医理，《黄帝内经》对张仲景的学术思想影响最为深刻。诸如在《伤寒论》中广泛提到的气血津液、五脏六腑、六淫病邪、阴阳表里、寒热虚实等众多概念，无一不与《黄帝内经》渊源一辙，一脉相承。当然，张仲景继承《黄帝内经》的学术思想，并非简单抄录引证，更不是兼吞并蓄的照搬，而是密切结合临床实际，以科学的方法，分析和综合其医理，扬长避短，去芜取精，运用《黄帝内经》的医理加以概括，沿用《黄帝内经》的概念引申推广，使《黄帝内经》之精义融会贯通加以发展。比如就六经辨证而言，《伤寒杂病论》的六经辨证，固然以《素问·热论》为其张本，但《伤寒论》之六经，已远远超过了《素问·热论》六经的范围，张仲景依据《黄帝内经》的学理，结合临床实际，把外感病错综复杂的证候加以分析归纳，从而形成了一整套六经辨证大法，同时还把六经辨证，八纲辨证和脏腑辨证有机结合起来，不但使辨证内容丰富多彩，而且还使六经辨证言之有物，论之有据。正如程应旄所言："《素问》之六经，是一病共具之六经，仲景之六经，是异病分布之六经；《素问》之六经，是因热病而原及六经，仲景之六经，是设六经以赅尽众病。"仲景之所以能在医学上取得如此卓越的成就，部分原因当推究《伤寒杂病论》成书的社会历史背景。东汉末年，封建割据，诸侯混战，使生产力受到了严重破坏，灾荒频繁，民不聊生，疫病广泛流行。据曹植《说疫气》记载，公元 2 世纪末，曾发生过一次疫病大流行，当时造成一些地方，"家家有僵尸之痛，室室有号泣之哀，或阖门而殪，或覆族而丧。"张仲景在自序中也谈道："余宗族素多，向余二百，建安纪年以来，犹未十稔，其死亡者，三分有二，伤寒十居其七。"这种社会现实，极大地激发了张仲景著书立说，济世活人之志，正如他在《自序》中所云："感往昔之沦丧，伤横夭之莫救，乃勤求古训，博采众方，……为《伤寒杂病论》合十六卷。"其实在两汉隋唐之际，研究伤寒病的颇不乏其人，据王焘《外台秘要》记载，除仲景外，先后有华佗、王叔和、葛洪、巢元方等人，其中以仲景对伤寒病的研究最为突出，由此可见，任何科学的产生及发展，都离不开当时的社会历史背景，从这一点来说，《伤寒杂病论》是当时社会历史条件下的产物。

　　辩证唯物主义的自然观还认为，实践是自然科学产生和发展的源泉，离开了实践，就谈不到科学的产生和发展，因此，仲景学术思想的产生，除了上述条件之外，就是张仲景及千百万医家的实践。《黄帝内经》与《伤寒杂病论》相比，我们不难看出，对于热性病的病因病机的认识及诊断治疗，后者都取得了巨大的发展。比如在治法方面，《热论》对六经病的治疗只提出了汗、下二法，而《伤寒杂病论》则汗、吐、下、和、温、清、消、补八法俱备，同时还用大量的篇幅，论述了八法的运用禁忌，以及误治后所产生的变证，这些内容都是他对医疗实践的总结。

　　综上所述，《伤寒杂病论》是在《黄帝内经》基础上发展起来的一门临床科学，它确实奠定了中医学辨证论治的思想体系，推动了中医学的发展。但辩证唯物主义认为，任何一门科学的创立和产生，由于当时历史条件的限制，都不会是十全十美的，需要在实践中得到不断发展和提高，都有一个由低级到高级，从片面到全面，从简单到复杂，由不完善到逐步完善的循序渐进的发展过程，《伤寒杂病论》的发展过程就证实了这个道理。

　　2. 伤寒学派的争鸣及其历史贡献

　　在科学发展史上，学派的产生是学术发展进程的标志，不同学派的争鸣，又是推动科学发展的动力。《伤寒杂病论》也是在伤寒学派的争鸣中得以发展、日臻完善的，从而在中医学的发展过程中起到了推动作用。对于《伤寒杂病论》的研究，虽然始于唐盛于宋，但其流派则形成于明代，唐代以前注重于收集整理和注释，宋代对《伤寒论》的研究则进入了鼎盛时期，据统计有 700 多位学者，诸如成无己、庞安时、许叔微、郭雍、朱肱等人，皆以研究《伤寒论》成为大家，当时尊仲景为医圣，奉《伤寒论》为"活人书"和"医之四书"之一，这种研习之风，打破了往昔中医界那种"抱残守缺，墨守成规"的局面，从而使仲景学说得到了普遍公认，对中医学起到了推动作用。但是由于对仲景学说的过分尊重，有的医家甚至把《伤寒论》看作中医学发展的顶峰，认为其"字字金科玉律，不可增减一字"，甚至提出了"非仲景之书不读，非仲景之方不用"，把一本活脱脱的辨证论治的医著推向了僵化，形成了食古不化的弊端。进入明清以后，蜂拥而起的伤寒诸家，师法门户，沿袭成派，各派之论歧义互出，派内效尤，派间争鸣。其中以错简重订派与维护旧论派之争最为激烈，流风延及今日，所产生的重要学术见解，无疑推动了仲景学术的发展。如明代方有执认为《伤寒论》年湮代远，经王叔和的整理，已失仲景之原貌，成无己之论亦非仲景之本意，要研究《伤寒论》，首先要"心仲景之心，志仲景之志，以求合于仲景之道"。故力倡"错简重订"，重新考证移整，提出了"风伤卫，寒伤营，营卫俱伤大青龙"的三方分证的学术思想，以补伤寒之不足。后之喻嘉言，在方有执的基础上创立了"三纲鼎立"学说，并丰富发展了伤寒的内容，张路玉、吴仪洛、程应旄、黄元御等皆和而倡之，从而形成了错简重订学派。与之相对峙的是维护旧论派，他们认为王叔和不仅没有乱于仲景，而且把仲景的学说较完整地传承了下来，成无己不仅没有曲解仲景之说，而且还引经析义，实为后人之补足，因此王叔和、成无己实乃仲景之功臣，并坚决反对方、喻等人无根据地迁移更改，乱增乱改，并攻之为"仲师之罪人"。诸如张卿子、张志聪、陈修园等就是这一学派的中坚。他们旁征博引，以经考经，以复仲景之原貌。另有一些医家则认为，《伤寒论》是辨证论治之大经大法的张本，从辨证论治入手研究《伤寒论》，才能得其要领，因而他们从不同的角度进行了辨证论治方面的研究，如柯琴、徐大椿以方类证，重于方剂的研究，钱天来、尤在泾以法类证，重于治法的研究，陈修园、包诚分经审证，进行了经络方面的研究等。他们被认为是辨证论治派，以上是不同伤寒学派的争鸣，我们从辩证唯物主义历史观的角度出发，认为不同学派的争鸣，可以使科学的东西得以发扬，错误的东西被抛弃，从而促进了科学的发展。就伤寒诸派而言，尽管错简重订派对王叔和、成无己攻之过激，甚至对一些经文提出了毫无根据的怀疑，但从另一方面来看，这种敢于对古人置疑的治学精神，却开拓了人们的思路，打破了宋代以来那种"各承家技，终始顺旧"的尊古泥古的学风，从而推动了仲景学说的发展。维护旧论派虽然表现了某些尊古的观点，但他们应用考据的方法索隐发微，意欲对《伤寒论》穷究源委，这种治学精神，对于仲景学说的研究同样起到了推动的作用。再论其学术思想，尽管他们都执有不同程度的偏见，但是在不同的方面，从不同的角度都有不同的见地，这样，我们去其偏而得其全，熔各家之长于一炉，不仅使仲景学说得到了发展，对中医辨证论治的思想也必将是一个很大的提高。

综上所述，我们从辩证唯物主义与历史唯物主义的角度来看，认为《伤寒论》的产生及其学派争鸣，丰富发展了中医学辨证论治的思想体系，增加了中医理法方药的内容，从而推动了仲景学说，乃至中医学的发展。可以毫不夸张地说，《伤寒论》是一本在历史上影响最大的医学著作，正如明代王安道所云"其书足以为万世法"，清代《医宗金鉴》亦赞该书"理无不赅，法无不备。……启万世之法程，诚医门之圣书"。但是，自然科学史告诉我们，任何一门科学的产生和发展，虽然有其一定的自身规律，但终究要受到社会历史条件的限制，因此，科学永远没有终极，总是要在实践中不断地检验、完善和发展。同样，《伤寒杂病论》作为一门自然科学来说，它确实在中医学史上起到了巨大的推动作用，千百年来，为我国医疗保健事业，做出了巨大的贡献，但它绝不是一门完备无缺的"终极科学"。后辈学者应当继承，更应当发展，使这门古老的医学，在世界医林中，放出灿烂的光辉，为人类健康事业做出更大的贡献。（《大同医学专科学校学报》1995 年第 2 期 43 页）

三 中医学术理论发展之我见

当前，中医学术理论的发展，是大家所关心的一个热门问题，也是中医学迫需解决的一个重要课题。应该如何发展这门传统医学，应当采取什么手段和途径去发展它，一直是个争执不休的问题。有人认为，中医必须吸收现代科学知识，在理论体系上进行脱胎换骨。也有人提出，中医应当按照自身的规律去发展云云。对此，有必要进行探讨和研究。本文试从以下诸方面，略陈管见，冀正于名贤。

1. 中医学术理论的发展，必须注重传统中医的继承

辩证唯物主义自然观认为："任何一门科学的产生和发展，都存在着一个继承的问题，即后一代人的科学研究，必须以前一代人已经达到的终点为起点。不能把现代科学同过去的研究成果割裂开来。"一门新的科学的创立和发展，都有一定的继承性，都是在旧事物基础上的突破，是对原有科学的"扬弃"。

众所周知，《伤寒论》是中医的一部大经大作，它的问世，对中医理论体系的确立，产生了深远的影响。那么，汉代张仲景之所以能做出如此巨大的贡献，正是由于他继承了汉代以前的医学成就。据《汉书·艺文志》记载，早在汉代以前，中医学就有了《黄帝内经》《黄帝外经》《扁鹊内经》《扁鹊外经》等中医著作，从幸存的《黄帝内经》来看，当时的阴阳学说、五行学说，已全面渗透到中医学的各个领域，并成为中医基本理论的指导思想。中医的经络学说、脏象学说、病因学说、四诊八纲等已具雏形。在药物学方面，已经出现了《神农本草经》《子仪本草》《蔡邕本草》等专著，特别是《神农本草经》，已记载了365种药物，详述了药物的四气五味、君臣佐使等，并提出了"疗寒以热药""疗热以寒药"的用药原则。这些就足以看出，东汉早期，中医学理论已达到了可观的水平。《伤寒论》正是在这些医学成就的基础上产生发展而成的。究其医理，《黄帝内经》对其影响最深，诸如《伤寒论》中广泛提到的气血津液、脏腑经络、阴阳表里、寒热虚实等，无一不与《黄帝内经》理论一脉相承。可见，如果没有汉代以前的医学成就，就不会有《伤寒论》的问世，中医学就不会有如此巨大的发展。

当然，继承并非是全盘照搬，依样画葫芦，应当是有分析有选择地继承，

所谓的去粗取精、去伪存真，只有这样，才能有创新有发展。当然，从《伤寒论》的内容来看，张仲景继承《黄帝内经》的学术思想，并不是简单抄录引证，更不是原文照搬，而是密切结合临床实际，以科学的方法分析综合其原理，扬长避短，即沿用《黄帝内经》的概念而引申推广，运用《黄帝内经》的学理而加以概括，提取《黄帝内经》的精义而融会贯通。比如，《伤寒论》的六经辨证，固然是以《素问·热论》六经辨证其张本，而且还沿用了《热论》"三阴三阳"的六经分证方法。但是，究其六经辨证的内容，《热论》之六经，虽名为"三阴三阳"，实则有阳无阴，有热无寒，有实无虚，而且在治疗上只有汗下两法，所以它并不能全面反映外感热病发生发展的规律。而张仲景则在继承《热论》六经分证的基础上，把六经辨证、八纲辨证和经络脏腑辨证有机结合起来，创立了六经辨证的新理论、新体系。在六经病的治疗上，克服了《热论》的不足，创立了汗、吐、下、和、温、清、补、消八法，并根据少阳主枢的生理特点，提出了和解之法，纠正了《热论》"未满三日，可汗而已"，以汗法通治三阳的错误。可见《伤寒论》六经辨证，虽源于《热论》，而又不等同于《热论》。诚如程应旄所说："《素问》之六经，是一病共具之六经，仲景之六经，是异病分布之六经；《素问》之六经，是因热病而原及六经，仲景之六经，是设六经以赅尽众病。"

由此可见，继承和发展，是不可分割的两个方面，没有继承就没有发展，继承是发展的基础，发展是继承的继续。中医学如此，其他科学也同样是这样。试想在天文学中，如果没有托勒密的地心学说，就不会有哥白尼的日心说；在哲学史上，如果没有黑格尔的唯心主义辩证法和费尔巴哈的机械唯物主义，也很难创立形成马克思的辩证唯物论。因此，传统中医学理论要有创新和发展，必须努力做好中医的继承工作。

2. 中医学术理论的发展，必须注重实践

辩证唯物主义认为：实践是自然科学产生和发展的源泉。任何一门科学，如果离开实践就谈不到创新和发展。中医学已有几千年的历史，它之所以能够经得起如此长时期的考验，就是在于它的实践性，它来源于实践，反过来又指导实践，在实践中不断得到发展，没有实践，发展就是无本之木、无源之水，因此，它是一门实践性极强的科学。汉代张仲景在与外感和内伤杂病作斗争的实践中，撰写了《伤寒杂病论》这部不朽的典籍；清代温病学大家叶天士，一生忙碌于诊病，创立了卫气营血辨证，使温热病学自成体系；明代李时珍辛苦一生，"搜罗百氏，采访四方"，读万卷书，行万里路，出入深山险谷，走访民间百姓，历经30余年，著成了闻名中外的《本草纲目》，不仅丰富发展了中医中药学术理论，而且为世界植物学的发展做出了贡献。历史上这些科学家们的光辉成就，有哪一页不凝结着他们的汗水？有哪一项又能离开他们的辛勤实践？因此，实践是一切科学事业发展的源泉和动力。中医学术理论要想有一个新的突破和发展，就必须注重临床实践，离开临床实践，中医就失去了生命力，创新发展也只能是一句空话。

3. 开展学术争鸣，是中医学术理论发展的动力

自然科学的发展史告诉我们：任何一门科学的产生和发展，都离不开学术争鸣，不同学派间的争鸣是推动科学发展的动力。就《伤寒论》的发展过程，始终都存在着学术上的争鸣。《伤寒论》问世以后，由于历史条件的限制，在晋唐时期，人们只注重于收集整理，进入宋代，对于《伤寒论》的研究进入鼎盛时期，诸如成无己、朱肱、许叔微等人，皆以治学《伤寒论》而成家。毋庸置疑，这种研习风气，对《伤寒论》的发展起到了积极的作用，但是，由于对仲景学说过分的崇拜，甚至有人提出"非仲景之书不读，非仲景之方不用"，把《伤寒论》一本书当作是包罗万象的"百科全书"，甚至有人认为《伤寒论》字字金科玉律，不可增减一字，因而，把一本活脱脱的辨证论治的医著，推向了僵化的地步。时至明清时期，蜂拥而起的伤寒诸家，师法门户，沿袭成派，竞相著书立说，各树一帜，其中以错简重订派和维护旧论派之争最为激烈，其流风延及今日。以方有执、喻嘉言为代表的错简重订派认为：《伤寒论》年淹代远，经王叔和整理已失仲景之原貌，成无己注释的《伤寒论》亦非仲景之意，论中的《辨脉法》《平脉法》《伤寒例》等篇，是王叔和"述仲景之言，附己意以为赞经之辞，譬则翼焉，传类也"。提出对

《伤寒论》要重新考订移整，并力倡"三纲鼎立"学说。其后张路玉、吴仪洛等，皆和而倡之。与之相对峙的就是以张卿子、张志聪等为代表的维护旧论派，他们认为：王叔和整理的《伤寒论》并没有乱于仲景之学，而是较完整地将《伤寒论》保留了下来。成无己之注，符合仲景之意，能引经释义，实为后人之补足。他们不但不主张对条文进行迁移更改，而且还主张从论中的文间句中探求经义。更有辨证论治一派，他们认为：《伤寒论》是一部辨证论治的医学专著，学习研究《伤寒论》，应当从辨证论治入手，如此才能得其要领。诸如徐大椿、柯琴以方类证，着重于方剂学的研究，钱天来、尤在泾以法类证，注重于治法的探讨；陈修园、包诚分经审证，偏重于对经络的发挥，等等。

从上述伤寒各流派之间的争鸣来看，错简重订派尽管对论中条文主观臆断地进行了迁移重订，但是，他们敢于置疑古人的治学精神，不但打破了宋代那种尊古泥古的学风，而且开拓了后人治学《伤寒论》的思路。维护旧论派虽然表现出某些尊古泥古的观点，可是，他们利用考订的方法，以索隐发微，意欲穷究源委，同样对《伤寒论》的发展，做出了巨大的贡献。因此，我们认为不同学派之间的学术争鸣，是促进学术理论创新发展的动力。

4. 中医学术理论的发展，必须吸取现代多学科的知识

在自然科学领域中，各门科学之间，从来都是互相渗透互相影响的，无数事实证明，科学之间的互相渗透，有利于科学的创新和发展。《黄帝内经》之所以成为中医学的经典著作，就是由于它大量吸收了当时天文学、气象学、历法学、地理学、物理学等自然科学的新成就。中医学之所以能延续至今，也正是由于它在不同的历史阶段，不断地吸收着各项自然科学的新内容。由此可见，当前中医学术理论要创新要发展，也必须吸收现代自然科学的成果。近年来，有人应用分子生物学、电子计算机、原子物理学、光学等现代科学技术的最新成就，来研究和探讨中医学的基本理论和临床实践，这些具有探索性的工作，虽然起步不久，但意义深远。我们相信，它们将对中医学术理论的发展，产生不可估量的影响。

　　总之，我们认为：中医学术理论的发展，既要继承传统中医学的特点，又必须吸收现代自然科学中的知识，既要重视理论的探讨，积极开展学术争鸣，更应当注重中医临床实践。只有这样，才能使中医学术理论不断得到发展。(《大同医学专科学校学报》1989 年第 2 期 44 页)

第七章 养生防病

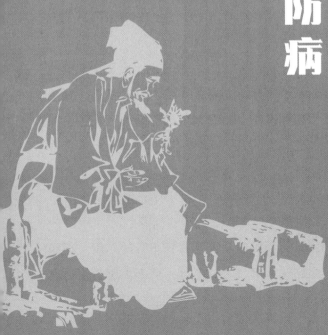

益寿延年，是当今人们普遍关注的一个热门话题。养生防病既是健康长寿的关键，又是中医学理论的重要内容。本章根据中医"天人相合"的理论，指出了传统中医养生防病的基本原则，以及四时养生防病的具体方法。并特别强调了人体脾、肾在养生防病中的重要作用。

一 论脾、肾在养生防病中的重要作用

养生防病，是中医学的重要内容，而养生防病尤重脾肾，这也是中医学的重要特征。本文拟就脾和肾在养生防病中的重要作用，做如下探讨：

（一）肾在养生防病中的作用

中医学认为，人的生命过程，就是人体内气血阴阳的对立统一、五脏六腑互相协调的过程，在此过程中，肾起着十分重要的作用。如《素问·上古天真论》云："女子七岁，肾气盛，齿更发长……三七，肾气平均，故真牙生而长极……""丈夫八岁，肾气实，岁长齿更，二八，肾气盛，天癸至，精气溢泻，三八肾气平均，筋骨劲强，故真牙生而长极……五八，肾气衰，发堕齿槁……"可见，在正常情况下，机体是随着自身肾气的充盛而成长，又因肾气的衰减而衰老，终至耗枯而死亡。肾为什么有如此重要的作用？这和肾的特殊生理功能是分不开的。

1. 五脏六腑之阴阳根于肾

人体健康取决于脏腑功能的正常，而脏腑功能则有赖于肾的作用。诸如肺气之治节，心气之运行，脾气之转输，肝气之疏泄等，莫不由于肾阳之温

化和肾阴之滋润，因而中医认为肾为牝脏，为"先天之本"，肾中之阴阳乃人体之元阴元阳，可见肾与脏腑、形神、气血、阴阳之间存在着密切关系，只有肾之功能正常，脏腑功能才能协调，机体才能健康无恙。

2. 命门寄居于肾

肾之所以与人体的强弱和寿夭有关，是由于肾中寄有命门。中医认为，命门乃性命之门，是生命活动的原动力，命门中藏有元精、元气、元神。精气是滋养温润五脏六腑的重要物质基础，气者，人生之根本，神又是人体生命活动的外在表现，故精、气、神，又称为人体之"三宝"。此外，古人还认为，命门中还寄有相火，此火又是人体生命的根本，"天非此火不能生物，人非此火不能有生"（《景岳全书·大宝论》）。因此又谆谆告诫人们："欲不可纵，纵则精竭，精不可竭，竭则真散。……故善养生者，必宝其精，精盈乃气盛，气盛则神全，神全则身健，身健则病少。"

3. 体质强弱禀赋于肾

中医学认为，人体体质的强弱，主要取决于先天的禀赋，亦即禀赋于父母之肾气。如果肾气足，则形体壮，就能健康长寿，反之，若禀赋不足，形体脆弱，则多病寿短。

正由于肾具备上述重要的作用，因此它直接影响人的健康和寿命。在《素问·上古天真论》中，特别强调肾气在养生防病中的作用，指出"以妄为常，醉以入房，以欲竭其精，以好散其真"，则"年半百而动作皆衰"。由此可见，肾在养生防病中的重要作用。现代医学研究也表明，纵欲过度，必然导致内分泌代谢紊乱，从而会引起高血压、动脉硬化等多种疾病，势必有损于健康与长寿。如此，临床通过补肾，常常使上述疾病得到改善。有一些学者还认为，肾虚的患者，其免疫功能低下，就容易产生疾病，故提出了"肾气→免疫→寿命"之设想，并制定出相应的益寿延年的法则："调补肾气→提高免疫机能→防病抗老。"实验证明，一些补肾的方药，确能提高或调节免疫功能，以发挥防病抗老的作用。

（二）关于脾在养生防病中的作用

脾为孤脏，在五行中属土，土生万物，为气血化生之源，五脏六腑之精气，皆受气于脾胃，故《黄帝内经》云："五脏皆禀气于胃，胃者，五脏之本也。"说明人体健康长寿，依赖于五脏六腑功能之正常，而五脏六腑之功能，又取决于脾胃之盛衰。脾胃健运，五脏自强；脾胃衰败，五脏则伤。故曰："脾胃为后天之本。"所以中医学在养生防病中，也同样十分重视脾胃的作用。

在《黄帝内经》中，养生防病重视脾胃的观点，对后世有极大影响。金元医学家李东垣，据此提出"内伤脾胃，百病由生"之学说，认为胃是元气之本，元气是健康之根，脾胃伤，则元气衰，元气衰则疾病所由生。故未病当需护胃，既病更需健脾，他所创之"补中益气汤""调中益气汤"等方，为后世养生防病学者所推崇。

根据一些学者研究，认为中医之"脾"的作用应包括现代医学胃肠道作用，而胃肠道是一个具有重要免疫活动性的淋巴网状组织，有保护机体、抵抗病邪入侵、防止疾病发生的作用。这些学说，同样在养生防病、抗衰延年中占有重要的地位。

（三）养生防病的方法

由于脾、肾在养生防病中的重要作用，古人提出了一整套固护脾肾，防病延寿的方法：

1. 节饮食，护中气

饮食物对于脾胃有直接的影响，因此《黄帝内经》提出要"饮食有节"。否则，"饮食自倍，肠胃乃伤"。在饮食物方面，认为过食肥甘，或偏食一味，都会损伤五脏，导致疾病的产生，故曰："高粱之变，足生大丁。"

2. 远帷幕，保真元

古人认为，任情肆意，纵欲过度则伤肾，因此日常摄养，尤重"狂席之上，饮食之间"。提出："上士别床，中士别被，服药百裹，不如独卧。"要人们"戒色欲以养精，养精以保肾。"从而达到养生防病的目的，可见节制房事是摄生防病的重要一环。

3. 培补脾肾

纵观古人许多养生防病的方药，大多以健脾补肾为主，均以熟地黄、枸杞、何首乌、白术、茯苓等药为君，使用这些药物，虽未必皆能"轻身不老"，但确可养生防病，延年益寿。

当然，人体是一个有机的整体，任何一个脏腑的病变，都会影响到人的健康和寿命，但在养生防病方面，脾肾实居其重要地位。因而从脾肾来探讨养生防病，无疑对发掘中医学遗产，是一个重大的课题，且对临床工作，具有一定的指导意义。(《中医药研究》1989 年第 3 期第 19 页)

二 小儿腹泻的预防与治疗

腹泻是小儿（尤其是婴幼儿）的常见病，在卫生条件较差的地区，是造成小儿营养不良及死亡的主要原因。小儿腹泻以大便次数增多、泻利清水或不全消化的食物为特征。

小儿腹泻的病因较复杂，除小儿本身生理因素导致腹泻较易发生外，目前认为细菌、病毒感染肠道是主要原因，不合理喂养也是常见原因之一。此外，护理不当、腹部受凉，也可造成小儿胃肠功能紊乱而发生腹泻。

由于小儿腹泻的病因各异，所以防治方法也不尽相同。良好的卫生习惯是预防小儿腹泻的关键。就感染性腹泻而言，病原微生物侵入机体的主要途径是口腔，而招致病原入侵的原因便是不良的卫生习惯，如乳头不卫生，奶瓶及食具不及时煮沸消毒，喝生水，食不洁食物等。此外，喂乳必须定时定量，绝不能让小儿食用冷乳。对于以乳汁为主食的婴幼儿，应该在两次喂乳之间，加喂一次温开水，以便使乳汁稀释而便于消化吸收。小儿腹泻，只要适当控制饮食，根据不同原因给予相应的治疗，预后是良好的。喂养不当所致消化不良性腹泻，只要调节或控制饮食，很快就能好转。服用多酶片可促进痊愈。腹部受凉所致腹泻，一般不太严重，腹部热敷就可使病情好转。若粪便含有黏液和脓或脓血，是痢疾的特征，可口服复方新诺明，每千克体重20～25毫克（一次量），早晚各服一次，连用5～7天。若大便呈蛋花样，有腥味，或含有黏液，常是急性肠炎的表现。可口服庆大霉素，每次每千克体重4千～6千单位，每日3次，连用5～7天。以上用药不应少于5天，但也不宜超过7天。疗程过短易复发或带菌，过长易致菌群失调，发生肠炎。若吐泻较重，可禁食6～10小时，喂服含盐的糖水（每千克开水加白糖40克、氯化钠35克、碳酸氢钠25克，氯化钾15克）。小儿腹泻煎服中药治疗效果较好。处方：炙黄芪6克，党参3克，白术3克，陈皮3克，当归2克，煨豆蔻4克，柴胡2克，升麻1.5克，炙甘草2克。上药可服3～6剂，每剂药煎煮两次，每次用水400毫升煎至100毫升，以温火煎煮30分钟左右，然后将两次汤液合并分成3等份，早、午、晚各服一次，加热服用。且服汤药时加服"婴儿素"（按说明用量）。如果腹泻比较严重，每日10次以上，有尿少、口干、囟门或眼窝凹陷等脱水症状；或有高热、精神不振或烦躁不安等表现，就应及时去医院就诊，千万不可延误，以免造成不良后果。（《家庭保健报》1987年7月16日刊）

三 传统中医养生

　　随着社会发展，人们生活水平不断提高，出则以车，入则以辇，生活富裕，营养过剩，活动量减少，因而产生了高血压、高血脂、肥胖、糖尿病、冠心病、动脉粥样硬化等"富贵病"，又称"现代文明病"，估算我国患者数以亿计。

　　据世界卫生组织（WHO）人群抽样调查，健康人仅占人群总数的5%，患病人群占人群总数的 20%，亚健康状态人群约占人群总数的 75%。由此推算我国亚健康人口高达 10 亿之多！

因此，注重养生保健，提高生命素质，已迫在眉睫。下面我们谈一谈传统中医养生的基本原则。

（一）养心态

所谓养生，又称摄生、颐养。在传统中医的养生中，非常重视心态的调养，所以在《黄帝内经》篇首就提出："虚邪贼风，避之有时，恬恢虚无，真气从之，精神内守，病安从来。是以志闲而少欲，心安而不惧，形劳而不倦，气从以顺，各从其欲，皆得所愿。"这就要求人们，要少思寡欲，不要贪得无厌，要经常保持一种良好的心态，以减少疾病的发生。

中国古代哲学家老子在《道德经》中亦指出："上善若水。水善利万物而不争，处众人之所恶，故几于道。居善地，心善渊，与善仁，言善信。"

一个把握养身修性的人，要像水一样滋润万物而不与之相争，停留在众人都不喜欢的地方，所以最接近于"道"。这样的人，最善于选择居处，善于保持心胸沉静而不浮不躁，善于待人真诚、友爱和无私，善于恪守信用。

唐代著名医学家孙思邈指出：善摄生者，要做到少思，多思则神怠；少念，多念则志散；少欲，多欲则志损；少事，多事则形疲；少语，多语则气争；少笑，多笑则脏伤；少愁，多愁则心摄；少乐，多乐则意溢；少喜，多喜则忘错昏乱；少怒，多怒则百脉不定；少好，多好则专迷不治；少恶，多恶则煎熬无欢。

孙思邈还强调指出"十二少"乃是养生之真谛，"十二多"则是"丧生之本也"，只有把"十二少"与"十二多"结合起来，才算是真正地掌握了养生的规律。否则，把握不好自己的心态，就会影响健康甚至危及生命。

《三国演义》中的周瑜，总觉得诸葛亮的才能胜过自己，对诸葛亮耿耿于怀，哀叹"既生瑜何生亮"！千方百计想害死诸葛亮，最后反被诸葛亮活活气死。

《红楼梦》中的林黛玉，终日忧虑重重，多愁善感，最后积虑成疾，英年早谢。古今中外，类似的事情举不胜举。可以说，他们的死都属心态失衡。

所以，良好的心态，是健康人生的保证。保持一种宽容、快乐、知足、像水一样清澈透明的心态，是长寿的关键。

（二）养睡眠

中医认为，人的睡眠是顺应自然界阴阳变化的生理现象。故曰："天有昼夜，人有卧起，此人与天地相应者也。"从生命学的角度来讲，睡眠是对人身心的调养，人的睡眠正常，就能保养精神，使身心得到放松而精力充沛。如果长期出现睡眠障碍就会使人精神萎靡，或烦躁不安，产生抑郁症、强迫症、焦虑症，甚至影响人的寿命。因此，睡眠和人的健康关系最为密切。所谓，生命在于运动，精神来自睡眠。

（三）择居处

中国古代有一门学问，叫作风水学。所谓"风水"，是人类赖以生存的微观和宏观条件，是人文环境与人们的身体、生活相互影响的一门学问。在风水学中有这样一句话："室大多阴，台高多阳。"此外还有"多阴生厥""多阳生痿"的说法。厥是四肢厥逆，痿是四肢无力。《吕氏春秋》中说："此阴阳不适之患也，是故先王不处大室，不为高台。"所以，古人很强调房屋的大小高低。

（四）保肾精

精是构成人体、维持生命活动的最重要的物质。精，有精粹、精华之意。人的精分为先天之精和后天之精，都藏之于肾，故称作肾精。如《素问·上古天真论》曰："肾者主水，受五脏六腑之精而藏之。"

肾精不但能维持人的生殖能力，同时还能滋润人体各个脏腑组织器官，维持人的生命活动。肾精的盛衰，可以影响到五脏六腑的功能。因此，中医传统的养生，特别注重保养肾精。《素问·金匮真言论》说："夫精者，身之本也，故藏于精者，春不病温。"因此，夫妻间的性生活，必须要有节制，不能放纵，否则就会损伤人的肾精，伤害人的身体。

并且在《黄帝内经》篇首举出上古之人与今时之人两种不同的生活方式和两种不同的寿命加以对比，阐述了养生的重要意义。指出欲得"尽终其天年，度百岁乃去"，就必须养成良好的生活习惯，保持正常的生活规律，以保养肾精。

如在《素问·上古天真论》指出："上古之人，其知道者，法于阴阳，和于术数，饮食有节，起居有常，不妄作劳，故能形与神俱，而尽终其天年，度百岁乃去。今时之人不然也，以酒为浆，以妄为常，醉以入房，以欲竭其精，以耗散其真，不知持满，不时御神，务快其心，逆于生乐，起居无节，故半百而衰也。"

孔子在《论语·季氏》中亦指出，君子有三戒：少之时，血气未定，戒之在色；及其壮也，血气方刚，戒之在斗；及其老也，血气既衰，戒之在得。在今天看来，孔子的"戒色、戒斗、戒得"的说法，对我们仍有一定的教育意义。

（五）调饮食

饮食是人们赖以生存不可缺少的条件，所以古人云："早起开门七件事，柴米油盐酱醋茶。"又说："民以食为天。"可见，饮食是人们生活中头等重要的大事。

有人曾粗略统计，按照当前平均年龄计算，人的一生平均要摄入 60 吨食物，这 60 吨食物中，有健康食物，也有垃圾食物；有健康的吃法，也有不健康的吃法。吃对了，就健康，就长寿；吃不对，就生病，就影响寿命。那么怎么样才算吃对？如何才能吃出营养、吃出健康了呢？我们结合传统中医理论，归纳出"五宜五不宜"。

1. 宜杂不宜单

早在《黄帝内经》就提出"五谷为养"，即以五谷养五脏之说。"五谷"一般是指黍、麦、稷、稻、菽五种粮食作物。"五谷为养"，即黍养肝，麦养心，稷养脾，稻养肺，菽养肾，五谷养五脏。

五谷中的黍是养肝的，有肝病的患者，应多食黍。

五谷中的麦养心，特别是冬小麦，秋天播种，夏天收割，具备了四季的精华，故称为五谷之贵。中医认为它能养心安神、除烦祛躁。用小麦熬粥，能消除烦躁情绪。女性更年期出现自汗盗汗时，可用浮小麦熬水服用。

五谷中的稷（谷）是养脾的，稷为五谷之首，能补益脾胃。脾胃为后天之本，要想把五脏养好，首先要把脾胃养好，所以小米是身体虚弱者进补的上品，可以补中益气、延年益寿。

五谷中的稻（大米）养肺，它具有滋阴润肺的作用，也兼有养胃的功效。故有肺热而见咳嗽气喘等症状时，可以喝一些大米汤。

五谷中的菽（豆）养肾，豆中的黑豆是肾之谷，中医认为它具有补肾强身、解毒、润肤的功效，特别适合肾虚患者。可做黑豆浆或煮黑豆粥食用。

总之，食物要粗细搭配，营养合理，吃五谷杂粮以补益五脏，切忌单调偏嗜。

2. 宜清（淡）不宜肥（厚）

中医认为嗜食膏粱厚味，可滋生痰浊，蕴热化火，损伤脾胃，致痰火扰心或痰阻血脉，心血运行受阻，引起心悸、怔忡、胸痹等病症。所以，应以清淡饮食为主，少食肥甘厚味，特别是动物内脏，胆固醇含量太高，定要少吃或不吃，否则就容易产生疾病。

早在《素问·生气通天论》提出"高粱之变，足生大丁。"《吕氏春秋》亦指出"肥肉厚酒"为"烂肠之食"。

3. 宜淡不宜咸

《素问·宣明五气》篇曰："五味所入，酸入肝，辛入肺，苦入心，咸入肾，甘入脾。"五味归五脏，咸入肾，味过于咸则伤肾，肾伤则见大骨气劳等病变。所以《素问·生气通天论》指出："味过于咸，大骨气劳，短肌，心气抑。"《素问·五脏生成》篇又曰："多食咸，则脉凝泣而变色。"

现代科学研究证明，盐是生活的必需品，人不能不食盐。盐中的钠离子，具有维持机体酸碱平衡，稳定组织间液的渗透压，维持肌肉神经正常的兴奋状态等独特的功能，所以人体离不开盐。但是盐的食入量并非多多益善，必须有一定的限制。

根据《中国居民膳食指南》推荐，盐的摄入量，每人每天不能超过6克，其中有2克是人们日常所进食物中包含的盐量，所以日常炒菜所用的盐量只有4克（约一啤酒瓶盖）。一些特殊人群盐的摄入量应更少，如高血压或糖尿病患者，每天盐的摄入量不宜超过3克，高血压和糖尿病并存的患者，或者是肾病患者，每天盐的摄入量不宜超过2克。

若食入盐过多，会导致渗透压增高，血压升高。摄入盐过多，肾脏对水和钠的排泄增大，损伤肾脏。通过对群体调查结果分析，高盐饮食人群（北方）高血压发病率远远高于低盐饮食人群（南方）。

另外，若食入盐过多，肾脏要把多余的钠离子排出体外，肾脏每排泄1000毫克的钠，同时要损耗大约26毫克的钙，排泄的钠越多，消耗的钙越多，最终会导致骨质疏松。

4. 宜少不宜多

饮食是人类生存不可缺少的条件，人的生命靠饮食而延续。但是，饮食要有节制，吃饭不可过饱，否则就会对身体造成危害，故《黄帝内经》提出要"饮食有节，起居有常"，并指出"饮食自倍，肠胃乃伤"。亦有民间谚语指出要"忍三分饥，吃七分饱""若要身体安，三分饥与寒"，等等。

5. 宜三（餐）不宜二（餐）

早在秦汉以前，人们一天只吃两顿饭。从汉代以后，一日两餐逐渐变为一日三餐，开始有了早、中、晚饭的分称。因此，一日三餐，是人类几千年来形成的一种科学的生活方式。人的消化吸收和排泄功能，以及胃肠道的生理反射反应规律，决定了人需要一日三餐，也决定了早、午、晚三餐的间隔规律。一日三餐是基础，根据不同情况还可以加餐。但是，绝不能一日两餐或一日一餐。现在的人们，特别是城市里的年轻人，往往因为上班时间紧而省略了早餐。

不吃早餐危害甚多，最常见的是易患胆囊炎、胆结石。胆囊储存胆汁，当人进食时，胆囊有规律地收缩，将胆汁排到十二指肠对食物进行分解消化。如果不食早餐，就不排泄胆汁，胆汁长期淤积在胆囊里容易形成胆囊结石，甚至造成胆囊炎。

有的人还认为不吃早餐可以减肥，这是极大的误会。不吃早餐，机体由于缺乏能量而长时间地处于饥饿状态，午饭就会吃得更多、吸收率更高，这样身体更容易肥胖起来。在国外有一项研究表明，不吃早饭的人比吃早饭的人，患肥胖症的风险高31%以上。其次，不吃早餐还易产生低血糖、高胆固醇等。

总之，一日三餐，食量合理。饮食既不可单调，更不能过饱，否则就成为烂肠之食，对身体有害。

（六）常运动

《吕氏春秋·尽数》指出："流水不腐，户枢不蠹。"原意是说，流动的水不会腐臭，常常转动的门轴不会被虫蛀蚀。比喻经常运动的事物不易受到侵蚀，可以保持很久。这句话形象地说明了"动"的重大意义。

对于人来讲，"生命在于运动"，动可延年，乐可长寿，足够的运动，适当的锻炼，不仅可以促进血液循环、加快新陈代谢，还可以使身心愉悦健康，任何年龄的人都应该做一些适量的运动。所以，WHO发表的《维多利亚宣言》将适量的运动称为人类健康四大基石之一。

运动的方法有很多，诸如游泳、散步、晨练等，每个人当根据自身情况加以选择。但是无论选择哪种运动，都必须持之以恒，适度合理，而且提倡有氧运动（运动时的最高心率控制在 180 减去自己的年龄。如：60 岁的人运动时心率最好是 180-60=120 次 / 分）。

（七）顺四时

人生宇宙之中，人的生命活动与大自然息息相关，所以《黄帝内经》说："天食人以五气，地食人以五味。"又说："天地之间，六合之内，其气九州、九窍、五脏、十二节，皆通乎天气。"这种把人体生理现象与自然界结合起来考察人类生命规律的观点，就是中国古代文化所特有的"天人相应"观。

中医四时养生就是在中国传统文化"天人相应"思想指导下提出的一条重要养生原则，也是中医预防学的重要内容。

如春天在人体应于肝，在五行属木，主温主生，故当养肝养生；夏天在人体应于心，在五行属火，主热主长，故当养心养长；长夏在人体应于脾，在五行属土，主湿主化，故当养脾养化；秋天在人体应于肺，在五行属金，主燥主收，故当养肺养收；冬天在人体应于肾，在五行属水，主寒主藏，故当养肾养藏。

所以四时养生，实际上就是在四季中养生、养长、养化、养收、养藏，即根据四时阴阳消长的变化，调养人的起居、饮食、情志等，使人体与外界自然环境的变化相适应，从而达到健康长寿的目的。

1. 顺四时调阴阳

中医认为，阴阳平衡，是人体健康的前提，故《黄帝内经》曰："阴平阳秘，精神乃治。"顺应四时调节阴阳，是保持人体阴阳平衡的关键。所以《黄帝内经》指出："春夏养阳，秋冬养阴。"

春夏养阳，秋冬养阴之阴阳，涵盖了很多内容，比如"冬病夏治""夏病冬防"等。就养生而言，春夏养阳，就是要顺应春夏气候的特点而养生养长。秋冬养阴，亦即顺应秋冬气候的特点而养收养藏。

再从四时饮食而言，春夏养阳，即春季要省酸增甘以养脾气；夏季要省苦增辛以养肺气，辛甘为发散为阳。秋冬养阴，秋季要省辛增酸以养肝气；冬季要省咸增苦以养心气，酸苦涌泄为阴。

从阴阳互根而论，春夏养阳是为温养秋冬之阴（收藏）而奠定基础（阴根于阳）；秋冬养阴是为奉养春夏之阳（生长）而奠定基础（阳根于阴）。故曰"冬不藏精，春必温病""夏伤于暑，秋生痎疟"，以示秋冬一定要保养阴精，春夏一定要保养阳气，否则就要生病。

2. 顺四时适寒温

一年之中，人们为了适应四时气候的变化，就要应时增减衣服，如春夏气候由温到热，人们逐渐减少衣服，秋冬气候由凉到寒，人们逐渐增穿衣服，这就叫顺四时适寒温。

如果违背了这个规律，就要产生疾病。所以《黄帝内经》提出：春伤于风，夏生飧泄；夏伤于暑，秋必痎疟；秋伤于湿，冬生咳嗽；冬伤于寒，春必温病。

民间有一谚语："春捂秋冻，不生杂病。""春捂"，是说初春时，气温刚刚转暖，不要过早减少衣服。否则，一旦气温下降，就难以适应，容易引发疾病。

另外，人们刚从严冬迈出，必然要有个适应过程，所以要"春捂"。尤其要捂人体的三个部位。

一是要捂肚脐，因肚脐归属任脉，对女性而言，风寒由此入侵，会发生痛经等妇科疾病。

二是要捂后背，后背为督脉所居，督脉有总督诸阳的作用，因此，养护阳气就要捂后背。

三是要捂双脚。俗话说"头对风，暖烘烘；脚对风，请郎中。"即头部可适宜保持相对低温，而足部则应保暖，因脚离心脏最远，是人体最薄弱的部位。

另外，脚部有很多穴位，是足三阳经和足三阴经的起止处，在体内络属肝脾肾等重要脏腑，足部受凉，就会影响这些脏腑的功能。所以，用热水泡脚可以治疗许多疾病，如失眠、腹痛、痛经、四肢厥冷等，所以民间有句话：

"有钱人吃药，没钱人泡脚。"

"秋冻"，是说初秋时，气温稍凉，不要过早过多地增穿衣服，适宜的凉爽刺激，有助于提高人体的耐寒能力。另外，季节刚开始转换时，气温尚不稳定，过早地增穿衣服，一旦气温回升，出汗着风，很容易感受外邪。

但是，"春捂秋冻"一是要把握分寸，即春天不能捂得太多，秋天不能穿得太少。二是要掌握好时间，"春捂"要在初春时捂，时间不能太长；"秋冻"要在初秋时冻，时间不宜过久。否则也要引发疾病。

3. 顺四时节饮食

凡饮食物，都有性味，根据食物的性味，在不同季节配制不同的饮食，就叫"四时饮食"。"春气温，宜多食麦以凉之，夏气热，宜食菽以寒之，秋气燥，宜食麻以润之，冬气寒，宜食黍，以热性治其寒"。

如春天气候逐渐转温，应该吃些性味清淡的食物，如糯米、黄豆、核桃、芝麻、鸡蛋、黑木耳、香菇、小白菜、黄豆芽等。民间习惯在立春当天吃用豆芽、韭菜、鸡蛋做成的春饼，以应春天生发之气。

夏季气候炎热，可选清淡爽口、易消化的食物，所以民间提出："夏食羹，秋食酱，冬饮酒。"平日宜食禽蛋、奶、豆制品等。其次，要多食蔬菜瓜果，如茄子、番茄、黄瓜、冬瓜、西瓜、荔枝等。

"夏省苦增辛，以养肺气。"夏时心火当令，苦味食物可清热泻火，但是，苦味入心，辛味入肺，过多食苦味之品，则助心火抑肺金，适当多吃些辛味的食物，如生姜、大蒜等，取其宣散的作用，以养肺气，故有"冬吃萝卜夏吃姜，不用医生开处方"之说。

长夏（小暑、大暑）主湿主化，气候特征是多雨，湿气弥漫。湿气通于脾，所以多吃些淡渗健脾类食物及蔬菜水果，有助于脾脏的保养，如绿豆、薏米、白扁豆、莲子、百合、红小豆、冬瓜、小白菜、莴笋、芹菜、番茄、黄瓜、苹果、香蕉等。

"长夏省甘增咸，以养肾气。"长夏属土，土旺乘水，故在长夏不可过食甘味食品，以免肾水受伤。适当吃些咸味食品，则有利保护肾气。

秋季主收主燥，燥易伤津耗气，故在秋季人常感到咽干鼻燥，口唇干裂等，宜多吃些生津润燥的如芝麻、蛋类食品。蔬菜瓜果类可吃豆荚、白菜、苹果、香蕉、菠萝、葡萄、梨等。

"秋省辛增酸，以养肝气。"辛入肺，酸入肝，少食辛味食品，有助于肺气的宣发，过食则会助金乘木而引发肝病。所以，秋季要控制辛味食品，如辣椒、尖椒等，适当多吃些山楂、橙子、柚子等酸性水果，有利于保养肝气。也可做点带酸味的西红柿鸡蛋汤食用，以生津止渴、健胃消食。

冬季万物封藏主蛰，人的气血趋于闭藏，饮食应注重于补养，故曰冬季"食补为先"。但是冬季施补，当因人而异。

阴虚体质，症见腰膝酸软、五心烦热、舌红少苔等。宜食清凉味甘之物，如兔肉、鸭肉、芝麻、银耳、梨、甘蔗等。

阳虚体质，症见四肢厥冷、面色㿠白、舌淡苔白等。宜食温热类的狗肉、羊肉、鹿肉、桂圆等食物。

气虚体质，常见面色苍白、少气懒言、舌淡苔白等。宜食补气类食物，如大枣、饴糖、山药等。

血虚体质，症见面色苍白、心悸失眠、妇女月经后期量少，舌淡苔白等。宜食桂圆、莲子、大枣等。

"冬省咸增苦，以养心气。"咸味入肾，苦味入心，过多吃咸味食品，就会助水乘火，使心阳减弱，而适当吃些芥蓝、苦丁茶、苦荞麦等苦味食品，可保养心气。

"冬季多吃黑"。黑为水之色而归于肾，凡黑色食品都有补肾的作用，如黑米、黑大豆、黑芝麻、黑枣、黑木耳、黑菇、海带、海参、紫菜、乌骨鸡、乌贼、甲鱼、乌龟等，在冬季可选择食用。

另外，张仲景论四季饮食时提出："春不食肝，夏不食心，秋不食肺，冬不食肾，四季不食脾。"其科学性有待探讨。但是，现代科学已经证实，凡动物内脏，胆固醇含量偏高，故不宜多食久食。

总之，饮食一定要根据四时气候的变化、食物性味的不同及自身体质的差异等，合理选择调配，才有益于健康。

4.顺四时养情志

情志是指怒、喜、思、悲、恐，又称五志。正常人的情志是由五脏所生，如肝生怒，心生喜，脾生思，肺生悲，肾生恐。故《黄帝内经》曰："人有五脏，化五气，以生喜怒悲忧恐。"

人的情志异常，则称七情，七情会影响气机、损伤五脏。如怒则气上而伤肝，喜则气缓而伤心，思则气结而伤脾，悲忧则气消而伤肺，惊则气乱、恐则气下而伤肾。

传统中医养生，要求人们顺应四时阴阳的消长变化而调养情志，以防止疾病的发生。如：

春三月，此为发陈，天地气生，万物以荣。人的情绪容易波动，故有"女子伤春"之说。要求人们的情志要内守，不能动怒，要有"生而勿杀，予而勿夺，赏而勿罚"的心态，思想形体要舒坦放松，以应春生之气，逆之则伤肝。

夏三月，此为蕃秀，天地气交，万物华实。人的情志要喜悦，要"若所爱在外"，切勿急躁发怒，这样，才能使情志舒坦，以应夏长之气，逆之则伤心。

秋三月，此为容平，天气以急，地气以明。气候渐转干燥，尤其深秋之时，草木凋零，一派肃杀之象，最易使人产生凄凉、垂暮之感，出现忧郁、烦躁等症状，故有"男子悲秋"之说。要求人们保持神志宁静，精神内守，以缓肃杀之气的刑罚，逆之则伤肺。

冬三月，此为闭藏，水冰地坼，无扰乎阳。人的情志更要安静内蓄，要"若有私意，若已有得""使志若伏若匿"。这样，才能避免寒冷之气的侵袭，逆之则伤肾。

总之，顺四时养情志，要求人们顺应四时阴阳的消长而调养情志，故叫"四气调神大论"，这样才能使人适应自然，防止疾病的发生。

5.顺四时应起居

在自然界，一年四季具有温、热、凉、寒，阴阳消长的特点，人体应顺应自然界阴阳消长的变化而调节自己的起居规律。如：

春三月（立春、雨水、惊蛰、春分、清明、谷雨），自然界是阴消阳长，人体新陈代谢最为活跃，人的起居养生应顺应春令生发的特点，即"夜卧早起"以养生气。逆之则伤肝，夏为寒变。

夏三月（立夏、小满、芒种、夏至、小暑、大暑），气候炎热，阳气最盛，而人体气血随之旺盛，当"夜卧早起，无厌于日"以养长气。逆之则伤心，秋为痎疟。

秋三月（立秋、处暑、白露、秋分、寒露、霜降），自然界是阳消阴长，气候渐次转凉，草木凋零，起居以养收为主，故要"早卧早起，与鸡俱兴"。逆之则伤肺，冬为飧泄。

冬三月（立冬、小雪、大雪、冬至、小寒、大寒），阴盛阳衰，气候寒冷，万物闭藏，冬季起居要养藏气。故要"早卧晚起，必待阳光"，去寒就温，保养阳气，以免寒气伤人。逆之则伤肾，春为痿厥。

四季起居有常，就能保养人的精神，所谓"起居有常，养其神也"。否则，影响人的健康而生病。

总之，四时养生，就是要求人们顺应四时阴阳消长的变化而建立起一种良好健康的起居方式和生活习惯，以达到健康长寿的目的。所以《黄帝内经》指出："故智者之养生也，必顺四时而适寒暑，和喜怒而安居处，节阴阳而调刚柔，如是则僻邪不至，长生久视。"又说："阴阳四时者，万物之终始也，死生之本也，逆之则灾害生，从之则苛疾不起，是谓得道。"（《大同晚报》2001 年 12 月 23 日第 28 版）